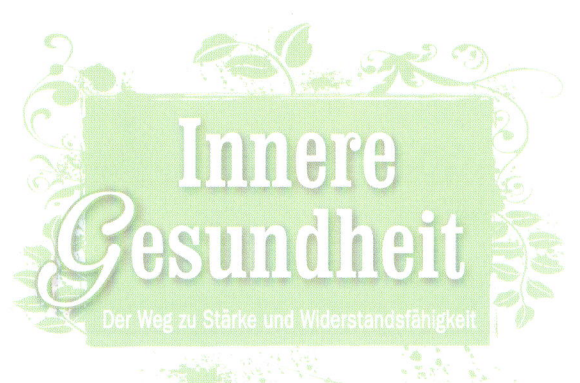

Innere Gesundheit

Der Weg zu Stärke und Widerstandsfähigkeit

tosa

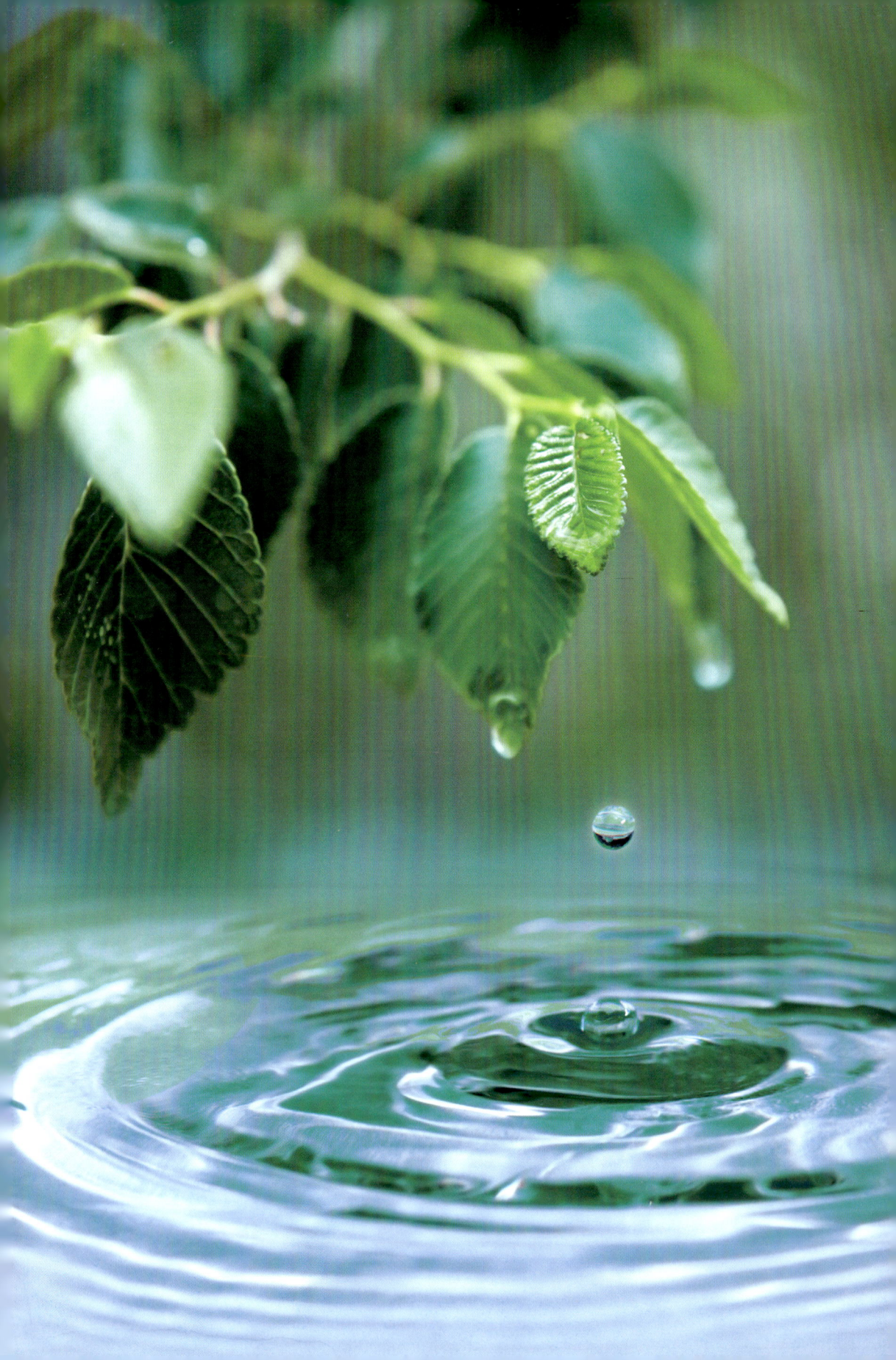

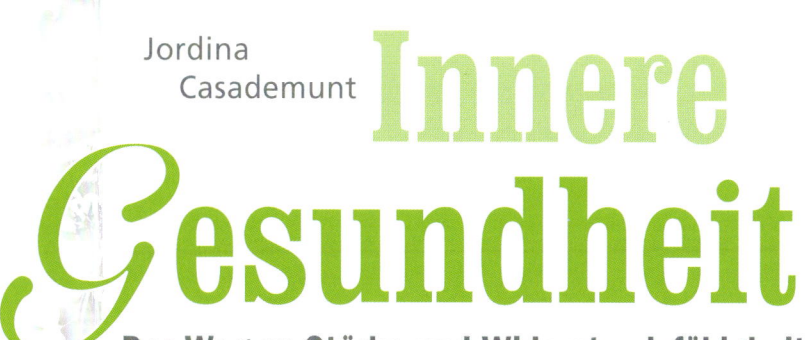

Jordina Casademunt

Innere Gesundheit

Der Weg zu Stärke und Widerstandsfähigkeit

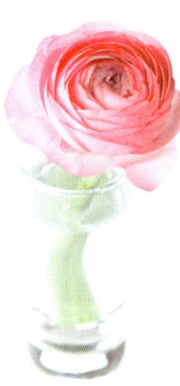

Inhalt

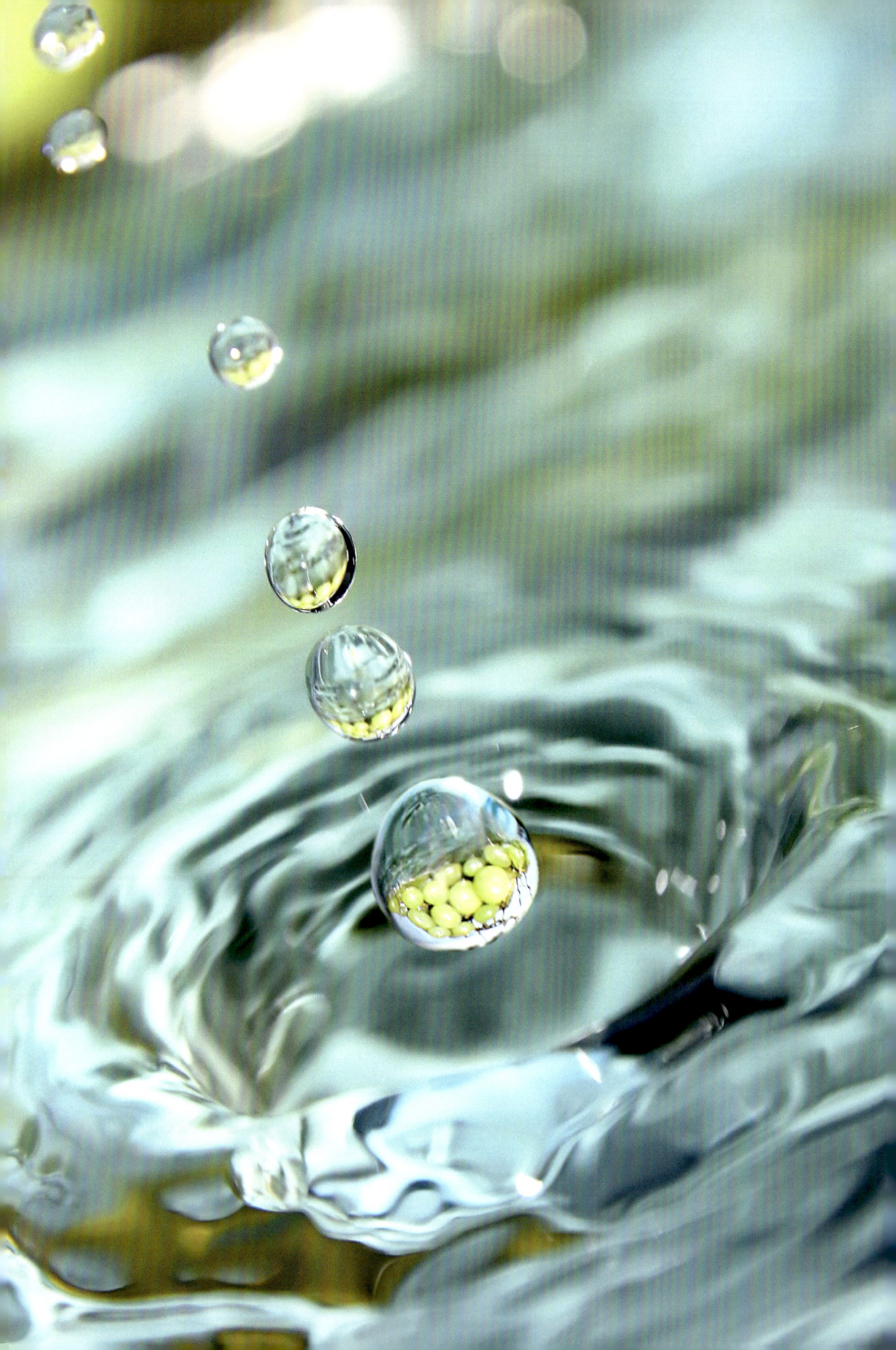

Der Fluss von Gesundheit und Krankheit

Die Verantwortung für unsere Gesundheit gründet sich auf eine Erkenntnis, die uns unsere Kultur vermittelt und die wir im Laufe unseres Lebens erfahren haben: Bereits unseren Vorfahren war bewusst, dass wir das sind, wovon wir uns ernähren – sowohl körperlich, als auch geistig und emotional.

Das hervorragende Buch von Jordina Casademunt begleitet uns auf diesem Weg und zeigt uns, was uns gut tut, wie unser Stoffwechsel und insbesondere unsere Verdauung damit umgeht.

Das vorliegende Buch ist umfassend. Es zeigt alle Aspekte einer ausgewogenen Ernährung auf und stellt dabei die neuesten wissenschaftlichen Erkenntnisse vor. Es ist leicht verständlich und richtet sich an alle, die sich für eine qualitativ hochwertige Ernährungsweise interessieren, egal auf welchem Wissensstand sie sich befinden.

Besonders gefällt mir die vorzügliche Darstellung schädlicher Ernährungsgewohnheiten, die in der westlichen Welt leider sehr weit verbreitet sind, und das Aufzeigen der Möglichkeiten, sich davon zu befreien. Ebenso wird die Aromatherapie erläutert, die bereits seit Tausenden von Jahren angewendet wird und deren Wirksamkeit und Nutzen mittlerweile wissenschaftlich erforscht worden ist. Zuletzt wird sinnvollerweise auf die Wechselwirkung zwischen Gefühlswelt und Verdauung hingewiesen, wobei das vegetative Nervensystem eine Schlüsselrolle spielt.

Durch Stress fehlt uns oftmals die nötige Zeit, um Entscheidungen zu treffen und um uns mit der nötigen Sorgfalt um das zu kümmern, was uns belastet. Wenn wir dem Stress entgegenwirken, wird er sich als das zeigen, was er wirklich ist: ein Hinweis unseres Alarmsystems, dass etwas anders werden muss.

In diesen unruhigen Zeiten sollten wir uns vom Drang zur Unfehlbarkeit nicht einholen lassen: Tun wir, was zu tun ist, lauschen wir auf unsere Atmung und hören wir auf unser Innerstes, durch Nachspüren oder Meditation, und handeln wir dementsprechend. Es geht nicht darum, um jeden Preis Harmonie zu erlangen und zu kanalisieren, was uns antreibt. Wir kommen nicht nur mit Ruhe und Frieden, sondern ebenso mit Krieg und Kampf in Berührung. Friede und Harmonie sind nicht das Ziel, sondern sie sind die Folge einer inneren Entwicklung.

Wenn wir mit unserem Körper, sowohl mit dem Geist als auch mit der Seele, in Kontakt sind, sind wir aufmerksam und beobachten, ob sich das Bezugssystem von Gesundheit und Krankheit in Ausgewogenheit befindet. Dann verstehen wir es, uns schnell wieder in einen harmonischen Zustand zu bringen. Wenn wir unseren Körper gut kennen und ihm die Aufmerksamkeit schenken, die er verdient, werden alle Systeme unseres Organismus auf erste Krankheitsanzeichen reagieren und uns alarmieren. Wenn wir unseren Gefühlen die Aufmerksamkeit schenken, die sie verdienen, wird es nicht nötig sein, dass sie auf unseren Organismus zurückgreifen, um uns auf sie aufmerksam zu machen. Wenn wir unser Wesen voranstellen, werden wir sein, wer wir wirklich sind und erreichen, was uns wichtig ist.

Sicherlich ist der Mensch nicht nur ein Tier mit Verstand und das menschliche Sein geht weit über die Erfahrung des Rationalen hinaus. Dies ist immer dann zu spüren, wenn es gilt, etwas Wichtiges zu erreichen. In dieser ganzheitlichen Perspektive stärkt die Fürsorge um Körper, Gefühlswelt, Geist und Wesen den Fluss von Gesundheit und Krankheit:

- Auswirkungen auf den Körper: eine bessere Ernährung, ein besseres Immunsystem, Unterstützung aller Organe und Systeme (das neurovegetative System, der Hypothalamus und die Hypophyse), eine gute Ausleitung von Giften über Leber und Nieren.

- Auswirkungen auf die Gefühlswelt und den Geist: die Herangehensweise an Konflikte im Hintergrund, die nicht zutage treten, wie auch mentale Abläufe, die durch verzweifelte Lebenssituationen ausgelöst werden.
- Auswirkungen auf spiritueller Ebene: Auswirkungen auf den Kontakt mit dem, was den Einzelnen in seinem Inneren transzendiert, der Einsatz von Atemtechniken zur Verbesserung der Person mit ihrem Wesen.

Alles, was zur Verbesserung dieser Bereiche beiträgt, ist sinnvoll und beugt unnötigen Krankheiten und Leiden vor. Das vorliegende Buch von Jordina Casademunt, der ich für die Möglichkeit danke, dieses Vorwort zu schreiben, ist ein wichtiges Bezugswerk und ein ausgezeichneter Begleiter, um mit unseren Energiequellen in Kontakt zu treten und uns auf natürliche Weise zu ernähren.

Dr. Joan Vidal-Jové
Direktor des IMBB
(Instituto de Medicina Biorreguladora Barcelona)
www.vidal-jove.net

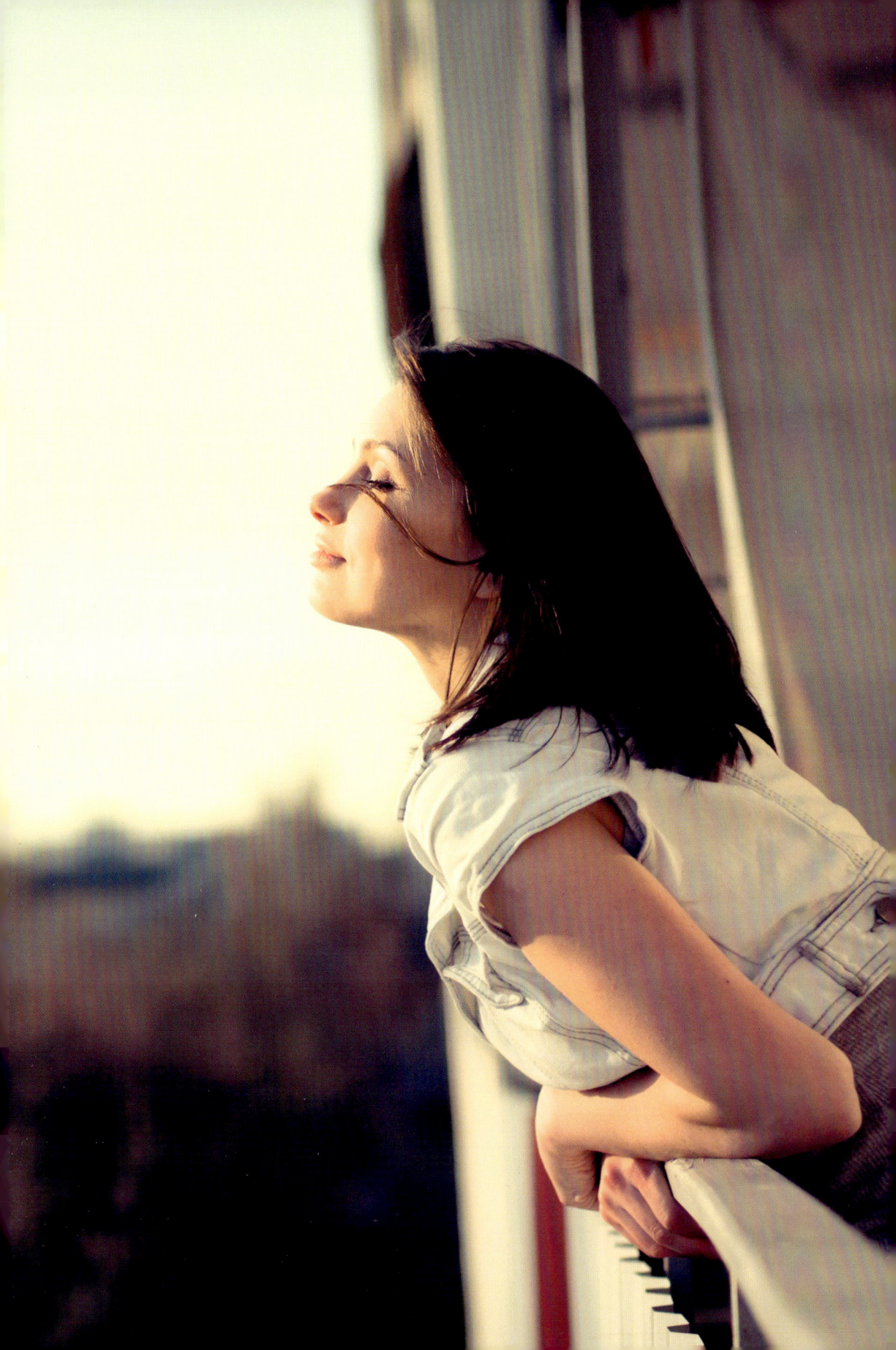

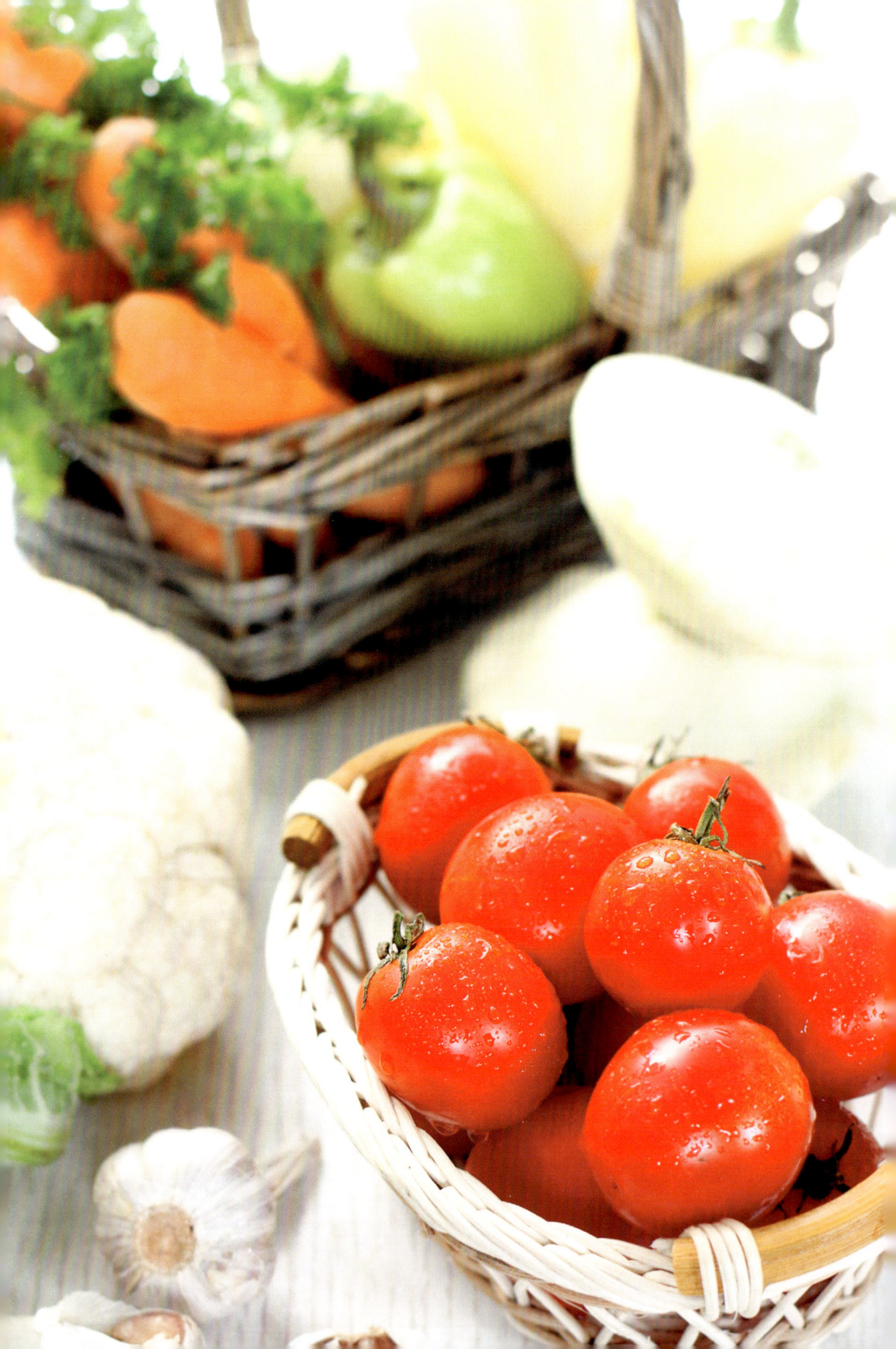

Wie sollten wir uns ernähren?

Das vorliegende Buch ist ein umfassender Ratgeber, um viele Fehlfunktionen unseres Organismus, die täglich auftreten können, besser zu verstehen. Es fasst alle Empfehlungen zu Ernährung und Nahrungsergänzungsmitteln zusammen, die zur Unterstützung des Körpers im Fall einer Erkrankung hilfreich sein können. Darüber hinaus wird darin genau erklärt, wie unser Körper die Nahrungsmittel verdaut und verwertet. Es ist ein ideales Handbuch für alle, die sich für eine gesunde Ernährung interessieren und sich darüber wissenschaftliche und zugleich leicht verständliche Informationen wünschen. Dem gerecht zu werden, ist nicht einfach. Die entsprechenden Artikel in den verschiedenen Zeitschriften wie auch die Massenmedien vermitteln zumeist keine wissenschaftlichen Fachkenntnisse und entsprechende Fachliteratur ist nur sehr schwer oder nur mithilfe von Nachschlagewerken verständlich. Dabei könnte das Gesundheitssystem von der Verbreitung von leicht verständlichen Informationen zum Thema profitieren.

Je mehr wir über die Vorzüge und die Gefahren bestimmter Ernährungsweisen wissen, umso besser können wir vorbeugen, umso gesünder sind wir und umso geringer sind die Ausgaben des Gesundheitssystems. Und vor allem haben wir eine bessere Lebensqualität und fallen nicht so leicht irgendwelchen Krankheiten zum Opfer. Wir essen gut und vor allem, wir wissen, was wir essen. Manch einer zieht sich aus der Affäre mit dem Argument, dass sich der Lebensstandard seit Beginn des 20. Jahrhunderts wesentlich verbessert hat. Doch dabei bleibt die Frage offen: Wenn wir mittlerweile ein höheres Alter erreichen, warum sollten wir dann nicht auch besser leben? Jordina Casademunt ist Ernährungswissenschaftlerin, Heilpraktikerin, Kommunikationswissenschaftlerin sowie Gesundheitswissenschaftlerin – eine perfekte Kombination, um uns die Informationen zu liefern, die wir so sehnlich erwarten!

Núria Coll, Journalistin
Direktorin des katalanischen
Online-Magazins *Ets el che menges*
(etwa: *Wir sind, was wir essen*)
www.etselquemenges.cat

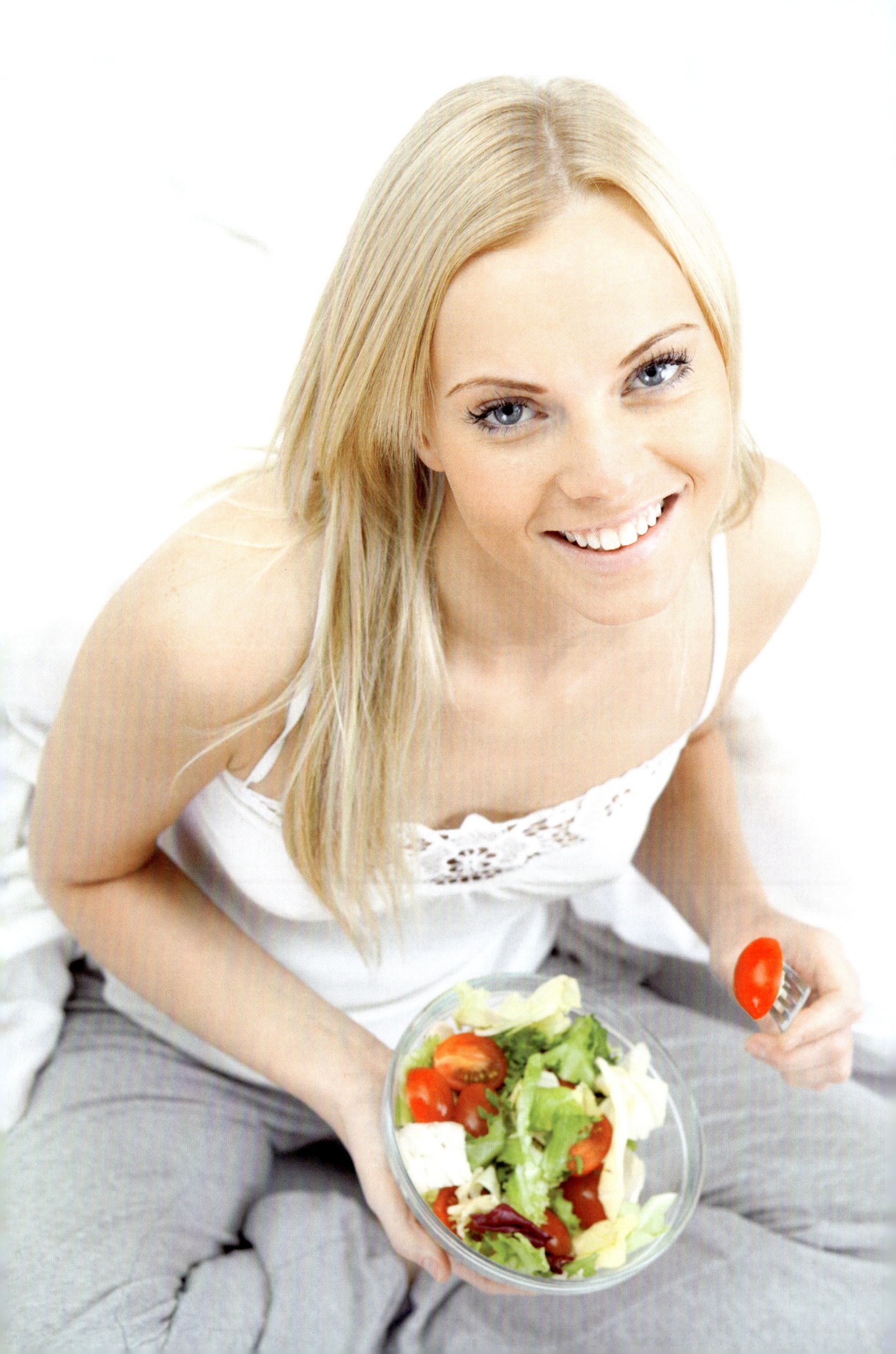

Einleitung

*„Ganz sicher sind wir das, was wir essen, mit noch größerer
Sicherheit sind wir das, was wir verdauen und aufnehmen."*
Deepak Chopra

Schlaflosigkeit, Verdauungsstörungen, Darmbeschwerden, Allergien ... All diese Symptome sind mit dem Gesundheitszustand unseres Verdauungssystems verbunden, mit der Frage, wie die Nährstoffe der Nahrungsmittel aufgenommen und verdaut werden sowie auch mit den Faktoren, die für eine gute Nährstoffaufnahme und Verfügbarkeit bedeutsam sind.

Es gibt sehr viele Bücher über Diäten und die optimale Kombination von Nahrungsmitteln, die sicherlich wissenschaftlich fundiert sind. Jedoch befassen sich viele davon lediglich mit der Ernährung (Kalorien und Nährstoffe in den einzelnen Nahrungsmitteln) und vermitteln den Eindruck, als hätten alle Nährstoffe, die in den Nahrungsmitteln enthalten sind, denselben Nutzen für unsere Gesundheit.

Oftmals verfallen wir dem Denkfehler, dass Lebensmittel mit einem hohen Gehalt an bestimmten Mineralstoffen und Vitaminen für unseren Organismus zu bevorzugen sind. Ein Glas Milch z. B. versorgt uns mit 248 mg Kalzium. Prinzipiell müssten wir dieses Mineral ohne größere Probleme aufnehmen können. Jedoch denken wir nicht daran, dass zur Kalziumaufnahme bestimmte andere Nährstoffe vorhanden sein müssen, die diese unterstützen. Ebenso enthält Milch beispielsweise viel Phosphor, was mit dem Kalzium in Konkurrenz tritt und die Kalziumaufnahme behindert. Ebenso wird oft vergessen, dass zucker- und kohlensäurehaltige Getränke die Nährstoffaufnahme erschweren. Wenn wir wirklich daran interessiert sind, wie die Kalziumaufnahme durch die Ernährung optimiert werden kann, müssen wir berücksichtigen, durch welche Nährstoffe diese unterstützt und durch welche sie behindert wird.

Gleichermaßen wichtig ist es herauszufinden, in welchem Zustand sich unser Verdauungssystem befindet. Abgesehen von der Zusammensetzung der Nahrungsmittel, muss ebenso ihre Wirkung auf unseren Organismus bedacht werden. Man sollte wissen, welche Faktoren eine gute Verdauung, Nährstoffaufnahme und -nutzbarmachung unterstützen. Bei Durchfall beispielsweise werden die in den Nahrungsmitteln vorhandenen Nährstoffe ganz sicherlich nicht umfassend aufgenommen.

Grundsätzlich sind ein optimaler pH-Wert des Organismus und wirkungsvolle Enzyme sowie eine gute Bakterienflora von großer Wichtigkeit, damit unser

Organismus alle Schritte des Stoffwechselprozesses möglichst effektiv vollziehen kann.

In diesem Buch werden folgende Themen behandelt:

- Der Verdauungsvorgang und die Nährstoffaufnahme
- Die Wechselwirkung und Wirkungshemmung bestimmter Nährstoffe untereinander sowie mit Arzneimitteln
- Die Bedeutung des pH-Wertes unseres Organismus, der Verdauungsenzyme und der Darmflora für einen reibungslosen Nährstoffwechsel
- Praktische Richtlinien zur Vorbereitung und Wiederherstellung unseres Organismus, um eine verbesserte Nährstoffaufnahme zu ermöglichen
- Ernährungshinweise zur Unterstützung eines gesunden Verdauungssystems
- Die wichtigsten Krankheiten, die mit einer gestörten Nährstoffaufnahme verbunden sind
- Die Verbindung unserer Gefühlswelt mit unserem Verdauungssystem

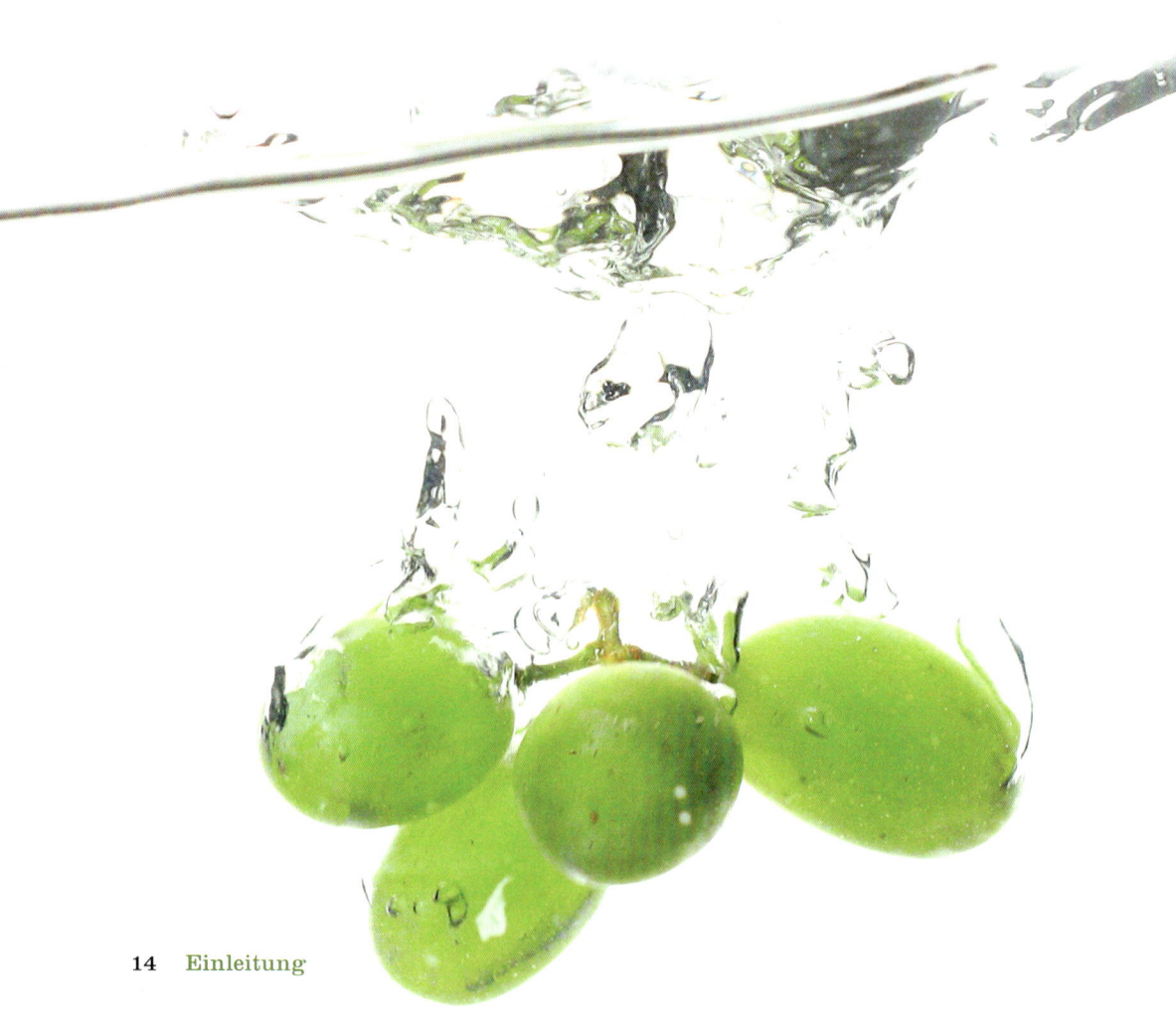

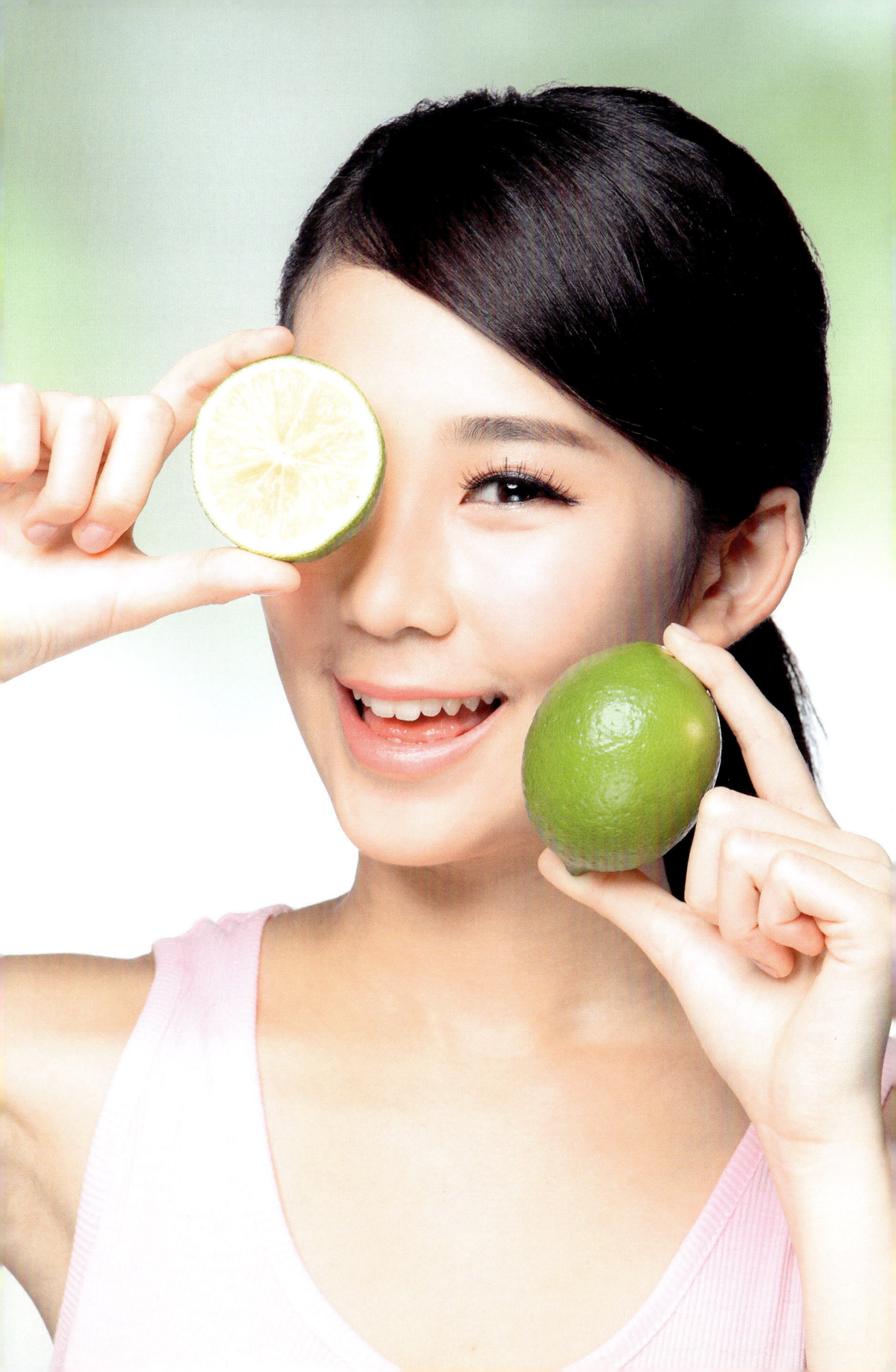

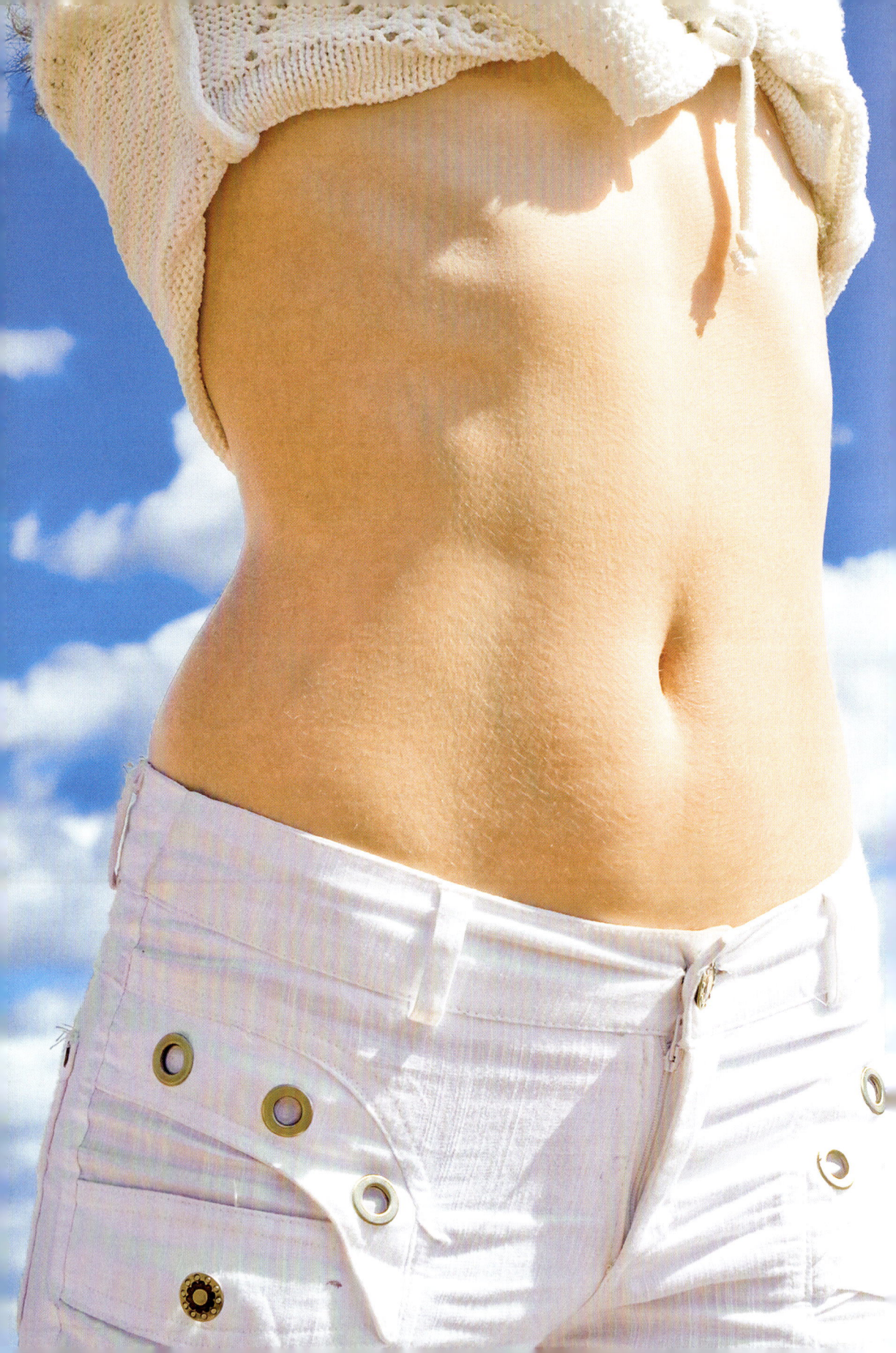

Das Verdauungssystem:
Eine gute Verdauung ist die Grundlage für eine gute Gesundheit

„Die Verdauung ist die Schnittstelle zwischen dem Körper und der Außenwelt."
Dr. Kousmine

Viele Menschen leiden an Blähungen, Verdauungsstörungen, Nahrungsmittelunverträglichkeiten, Durchfall oder Verstopfung. Oftmals betrachten wir solche Symptome als normal, während sie hingegen Anzeichen für einen gestörten Verdauungsvorgang sind.

Vielleicht haben Sie sich schon einmal gefragt, was im Inneren Ihres Organismus geschieht? Was macht Ihr Körper mit all den Nahrungsmitteln, die er im Lauf des Tages aufnimmt? Wie baut er sie in andere kleinere Bausteine um, damit sie in Form von Energie nutzbar gemacht werden können? Werden dabei alle Nährstoffe verwertet? Wo werden sie gespeichert? Wofür werden sie gebraucht? Was geschieht in unserem Organismus, wenn wir Medikamente einnehmen? Gibt es eine Wechselwirkung zwischen Arzneimitteln und Nährstoffen oder zwischen Nährstoffen untereinander? Welche Heilmittel sind sinnvoll und in wieweit sollten Sie Ihre Ernährung eventuell umstellen? Gibt es natürliche Methoden, um deren Wirksamkeit zu steigern?

Ganz sicher kann dieses Buch dazu beitragen, die inneren Abläufe im Organismus zu erklären und Sie damit vertraut zu machen, welche Nahrungsmittel gesund und welche schädlich sind, wie auch mit welchen Heilmitteln Sie Ihre Gesundheit optimal unterstützen können.

Um alle diese Fragen zu beantworten, sollten wir uns mit der Funktionsweise und der Physiologie unserer Verdauung vertraut machen.

Die Verdauung stellt eine wichtige Kontrollinstanz unseres Körpers dar, denn durch sie erfolgt ein Großteil der Nährstoffzufuhr wie auch deren Umwandlung. Damit beschäftigte sich Jean Seignalet in seiner Ernährungslehre, die er auch als „Dritte Medizin" bezeichnete.

Verdauung und Nährstoffaufnahme

Unser Verdauungssystem hat hauptsächlich die Aufgabe, die Nährstoffe in den Lebensmitteln in kleinere Moleküle aufzuspalten, damit sie von unserem Organismus leichter aufgenommen werden können. Die dadurch verfügbare Energie wird von unseren Zellen gebraucht, um den Körper wiederherzustellen und am Leben zu erhalten.

Die Nährstoffaufnahme ist eng verbunden mit der Verdauung. Die Nährstoffe, die uns Energie liefern, liegen in den Lebensmitteln in Form von

Makromolekülen vor. Damit unser Körper daraus den maximalen Nutzen ziehen kann, müssen diese Makromoleküle während des Verdauungsvorgangs mittels Enzymen in kleinere Moleküle zerlegt werden, die dann leichter aufgenommen und verarbeitet werden können.

Letztendlich dienen Verdauung und Nährstoffaufnahme dazu, lebenswichtige Stoffe in den Lebensmitteln für den Körper nutzbar zu machen, um ihn zu erhalten.

Für eine gute Verdauung

1. Sorgfältige Zerkleinerung der Nahrung beim Kauen. Vergessen Sie nicht, dass die Verdauung bereits im Mund beginnt!
2. Zerkleinerung der Makromoleküle in kleinere Bestandteile (Kohlenhydrate in Einfachzucker, Proteine in Aminosäuren und Fette in Fettsäuren).
3. Gute enzymatische Verarbeitung der Nährstoffe durch die Verdauungsflüssigkeiten im Magen und im Darm (Glucosidasen, Lipasen und Peptidasen).

Die einzelnen Schritte der Verdauung

Um das Verdauungssystem richtig zu verstehen, muss man sich zunächst mit seinen einzelnen Bestandteilen vertraut machen.

Der Mund

Die Verdauung von Lebensmitteln beginnt im Mund. Die Zähne zerkleinern die Nahrung in kleinere Bestandteile. Beim Kontakt mit dem Speichel entsteht daraus eine Masse, die auch Speisebrei genannt wird. Durch den Schlund gelangt der Speisebrei durch einen bewusst gesteuerten Impuls in die Speiseröhre. Von da an ist der Prozess nicht mehr bewusst gesteuert.

Der Speichel: eine wichtige Komponente für eine gute Verdauung

Der Speichel dient nicht nur dem Benetzen der Nahrung, damit diese besser hinuntergeschluckt werden kann. Er ist unabdingbar für eine gute Verdauung von kohlenhydrathaltigen Lebensmitteln. Außer zur Bildung des Speisebreis trägt er darüber hinaus durch die Absonderung von Antikörpern (Immunoglobulin A, *IgA*) wesentlich zum Schutz der Mundhöhle vor Infektionen und gegen die Entstehung von Karies bei. Ebenso schützt der Speichel die Mundhöhle vor zu heißen bzw. zu kalten Temperaturen.

Woraus besteht der Speichel?

Hauptsächlich besteht der Speichel aus Wasser (98,7 %). Der Bestandteil an Enzymen beläuft sich auf nur 0,5 %. Die wichtigsten Enzyme sind die Alpha-Amylase, das Ptyalin sowie die Muramydase, auch Lysozym genannt. Sie haben die Aufgabe, schädliche Bakterien zu bekämpfen. Ein weiteres Enzym ist die Lipase, die an der Verdauung von Lactoferrin beteiligt ist, einem eisengebundenen Protein, das in der Milch enthalten ist. Der Speichel besteht zu einem gewissen Teil ebenso aus Salzen (0,8 % des Gewichts der Speichelflüssigkeit).

Im Vergleich zum Blutplasma enthält der Speichel weniger Natrium (Na+), mehr Kalium (K+), weniger Chlorid (Cl-) und mehr Hydrogenkarbonat (HCO^{3-}).

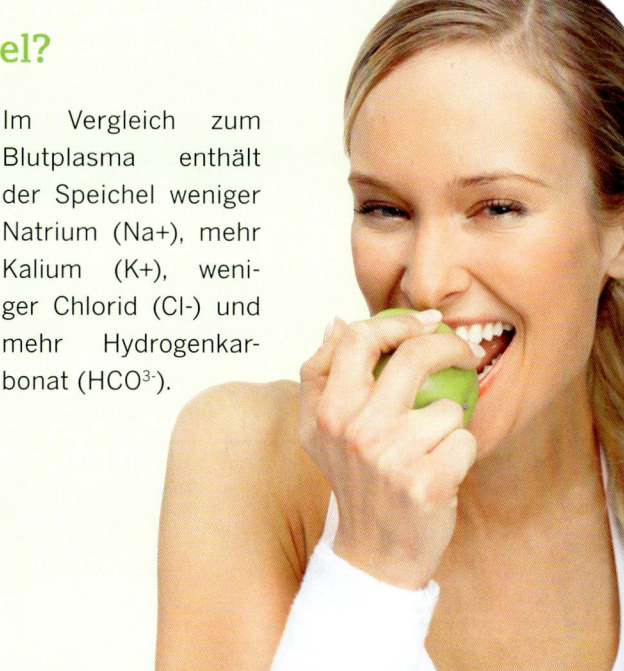

Wussten Sie schon, dass ...

- ... schnelles Essen, ähnlich wie Ärger oder Aufregung, zu Verdauungsstörungen führen kann?
- ... eine Mahlzeit aus vorwiegend sauren Lebensmitteln, wie z. B. Obst und Zitrusfrüchte, die Entleerung des Magens wesentlich verlangsamt und damit für eine längere Verdauung sorgt?
- ... eine schlechte Verdauung von Proteinen allergische Reaktionen oder Nahrungsmittelunverträglichkeiten hervorrufen kann?
- ... die optimale Flüssigkeitsmenge beim Essen bei 1 bis 2 Gläsern liegt? Dadurch wird die Funktion von Magen, Bauchspeicheldrüse und Darm optimal unterstützt. Eine größere Menge kann zu Verdauungsstörungen führen.
- ... geruchlose Verdauungswinde lediglich aus Wasserstoff und Methan bestehen? Unangenehm riechende Verdauungswinde hingegen sind ein Anzeichen für eine unzureichende Verdauung von schwefelhaltigen Proteinen wie Zwiebel, Knoblauch, Eier, Bohnen, Fleisch usw., deren Nährstoffe nicht vollständig aufgenommen werden konnten. Ebenso kann in diesem Fall eine unvollständige Aufspaltung von Zucker, wie z. B. Milchzucker, vorliegen.

Der Speichel wird von verschiedenen exokrinen Drüsen produziert, die in der Mundhöhle zu finden sind. Die wichtigsten darunter sind: die Ohrspeicheldrüsen, die sich im Bereich der Backen befinden; die Unterkieferspeicheldrüse, die im hinteren Unterkiefer sitzt; die Unterzungenspeicheldrüse, die vorne unter der Zunge gelegen ist. Jede dieser Drüsenarten produziert eine Speichelflüssigkeit von unterschiedlicher Zusammensetzung und Konsistenz. Die Ohrspeicheldrüsen stellen ein Speichelsekret her, das eine höhere Konzentration des Enzyms Ptyalin enthält, welches zum Umbau von Stärke notwendig ist. Die Unterkieferspeicheldrüse produziert eine ganze Speichelmischung und das Sekret der Unterzungenspeicheldrüse enthält einen hohen Anteil an Muzin, das der Speichelflüssigkeit seine viskose Konsistenz gibt. Außerdem befinden sich im Mundbereich noch die Gaumendrüsen und weitere kleinere Drüsen, die ebenso an der Speichelproduktion beteiligt sind. Sie sitzen in der Zunge und in der Mundschleimhaut.

VERDAUUNGSTRAKT

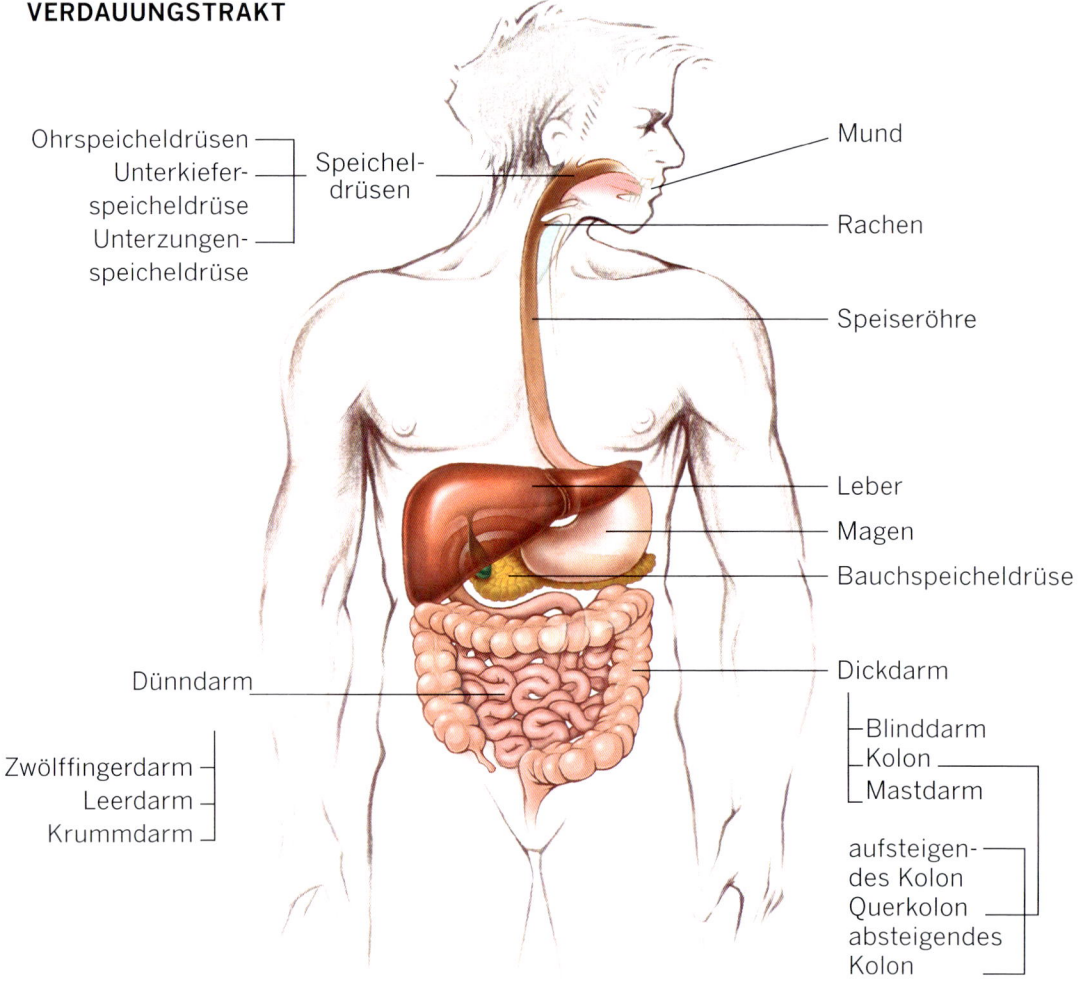

Ohrspeicheldrüsen
Unterkiefer-
speicheldrüse
Unterzungen-
speicheldrüse

Speichel-
drüsen

Mund

Rachen

Speiseröhre

Leber

Magen

Bauchspeicheldrüse

Dünndarm

Dickdarm

Zwölffingerdarm
Leerdarm
Krummdarm

Blinddarm
Kolon
Mastdarm

aufsteigen-
des Kolon
Querkolon
absteigendes
Kolon

Die Speiseröhre

Vom Mund aus gelangt der Speisebrei über die Speiseröhre in den Magen. Die Speiseröhre hat ein Länge von 25 bis 26 cm. Die hier befindlichen Drüsen stellen ein Gleitsekret her, das den Transport des Speisebreis mittels peristaltischer Bewegungen in den Magen unterstützt.

Der Magen: die Küche des Verdauungssystems

In diesem Behälter, der in der Bauchhöhle unterhalb des Zwerchfells sitzt, wird der Speisebrei zunächst einmal nur gesammelt. Verdauungsenzyme und Magensäfte kommen ins Spiel, um die Nährstoffe weiter umzuwandeln und die anschließende Aufnahme und Weiterverarbeitung zu unterstützen. Der Speisebrei wird in Chymus umgewandelt, eine dickflüssige Mischung, die zu 50 % aus Wasser besteht. Der Chymus entsteht durch die Einwirkung der Verdauungssäfte, die von den Magenwänden abgesondert werden. Ihre Zusammensetzung hängt von den im Magen ankommenden Nahrungsmitteln ab.

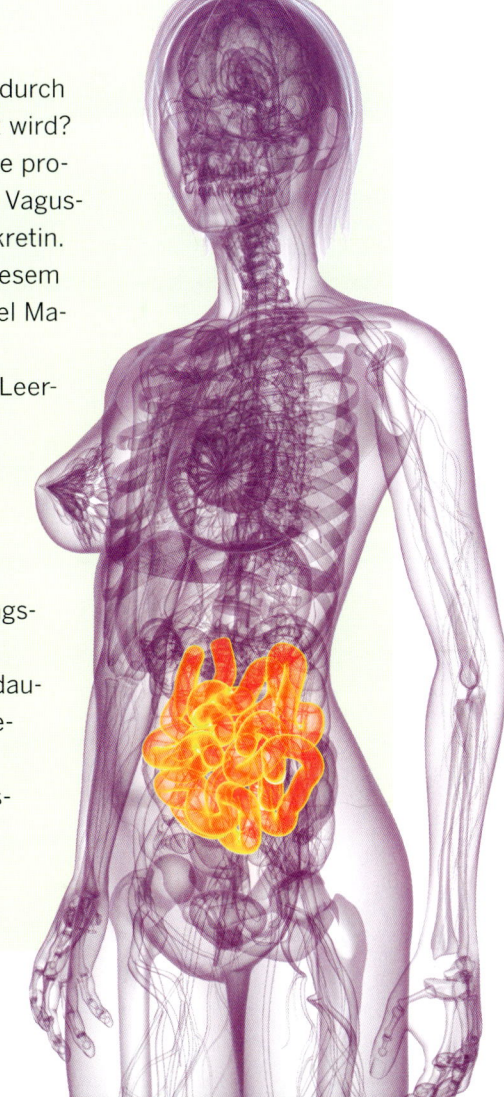

Wussten Sie schon, dass ...

- … die Produktion der Bauchspeichelflüssigkeit durch Fette oder Chymus im sauren Bereich angeregt wird? Sie wird im unteren Teil der Bauchspeicheldrüse produziert und steht dabei unter der Kontrolle des Vagus-Nervs sowie des Zwölffingerdarm-Hormons Sekretin.
- … Natriumhydrogenkarbonat (Natron), das in diesem Verdauungsabschnitt mitwirkt, dazu dient, zu viel Magensäure zu neutralisieren?
- … die meisten Proteine im oberen Bereich des Leerdarms aufgenommen werden?
- … die Leber täglich 700 ml Galle produziert und in der Gallenblase speichert?
- … die Gallensalze die Fetttröpfchen emulgieren, d.h. eine innige Verbindung mit ihnen eingehen und sie damit Enzymen die weiteren Verarbeitungs- und Resorptionsschritte erleichtern.
- … die Darmschleimhaut winzige Mengen an Verdauungsenzymen und Immunoglobulinen (in den Lieberkühn-Krypten) produziert?
- … der Darm 80 % unseres Immunsystems ausmacht?
- … der Darm die Schnittstelle zwischen dem Körper und der Außenwelt ist?

Hauptmerkmale des Magens

Der Magen sitzt in der Bauchhöhle, direkt unterhalb des Zwerchfells. Sein Fassungsvermögen beträgt 1200 cm³ und kann sich je nach den Ernährungsgewohnheiten des Einzelnen vergrößern. Eine Mahlzeit verweilt im Magen ca. 3 – 4 Stunden. Abhängig vom Fettgehalt der aufgenommenen Nahrung verlängert sich dieser Zeitraum. Die wichtigsten im Magen vorzufindenden Enzyme und Hormone sind:

- **Gastrin:** ein Hormon, das von der Magenschleimhaut abgesondert wird. Es erhält die Funktionen der Drüsen im Magen aufrecht.

- **Pepsin:** ein Enzym zur Spaltung von Proteinen bis hin zu Aminosäuren (die einzelnen Bausteine, aus denen Proteine bestehen).
- **Pepsinogen:** eine Vorstufe des Pepsins. Es wird in den Drüsen der Magenschleimhaut produziert.
- **Salzsäure:** wandelt das Pepsinogen in Pepsin um und zerkleinert die Proteine. Die Salzsäure reguliert den pH-Wert des Magens und gewährleistet dadurch eine optimale Reaktionsfähigkeit der Enzyme. Darüberhinaus dient die Salzsäure der Desinfektion.

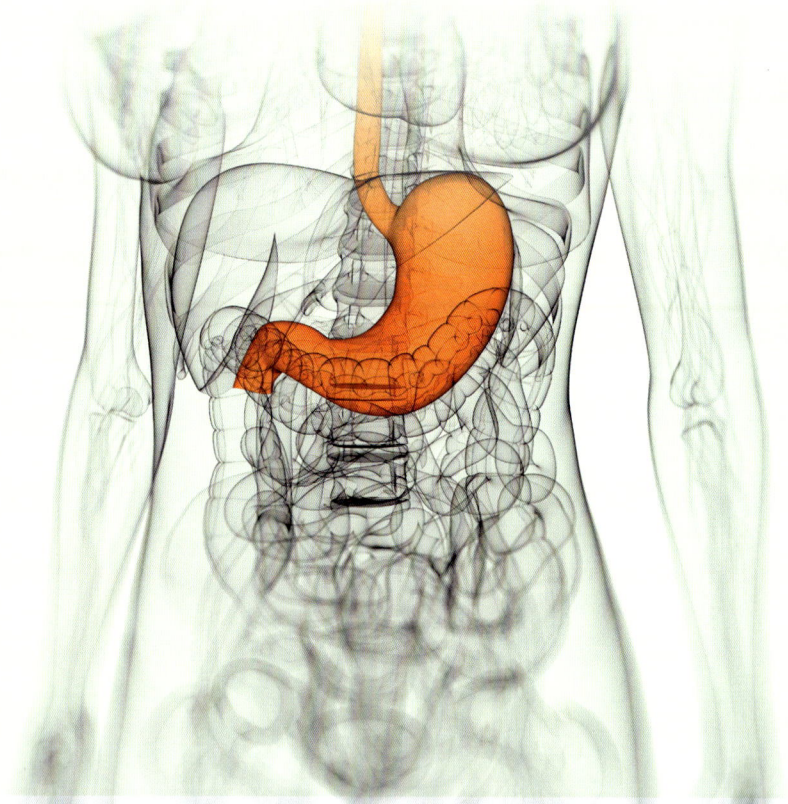

Aufbau des Dünndarms

Dieses Organ hat eine Länge von 6,80 m. Der Dünndarm verfügt über zahlreiche Krümmungen und Zotten, wodurch seine Oberfläche zur Aufnahme von Nährstoffen erheblich vergrößert wird. Innen ist er von Zotten bedeckt, die wiederum mit einer Epitheldecke aus mikroskopisch kleinen, zylinderförmigen Zellen ausgekleidet sind. Er hat eine grundlegende Bedeutung für eine reibungslose Nährstoffaufnahme.

Der Dünndarm besteht aus drei Teilen:

- **Zwölffingerdarm:** Er bildet den ersten Abschnitt des Dünndarms. Die Bauchspeicheldrüsenflüssigkeit und die in der Leber produzierte Galle greifen an dieser Stelle in den Verdauungsvorgang ein. Gemeinsam mit den Sekreten der Zwölffingerdarmschleimhaut (produziert in den Brunner-Drüsen und den Lieberkühn-Krypten) schließen sie die Aufschlüsselung des Chymus ab.

- **Leerdarm:** Er ist mit sehr vielen Zotten ausgestattet, über die ein Großteil der Nährstoffe aufgenommen wird.

- **Krummdarm:** In diesem Teil des Darms sind die meisten Zotten zu finden, die ebenfalls der Nährstoffaufnahme dienen. Er ist durch die Ileozäkalklappe mit dem Dickdarm verbunden.

DÜNNDARM

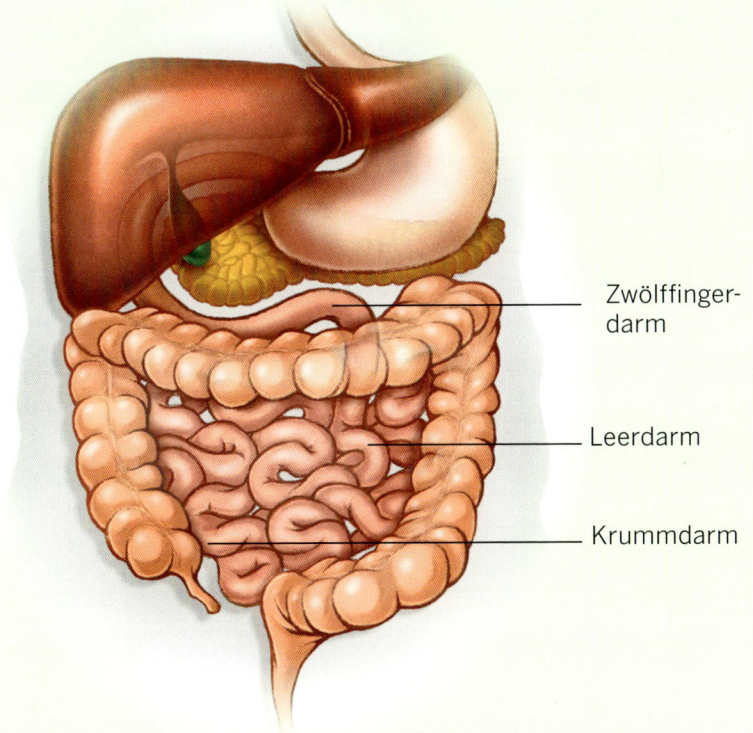

Zwölffinger-
darm

Leerdarm

Krummdarm

Der Dünndarm: Hier werden die meisten Nährstoffe aufgenommen

Der Dünndarm ist ein wahres Labor zur Aufnahme von Nährstoffen. Über eine Klappe, die auch „Magenpförtner" genannt wird, gelangt der Chymus in den Dünndarm. Mithilfe der Bauchspeicheldrüsenflüssigkeit, der Galle und der Sekrete aus der Schleimhaut dieses Darmabschnitts wird die Verdauung zu Ende gebracht. Außerdem werden in diesem Teil des Gastrointestinaltraktes fast alle Nährstoffe aufgenommen. Über die Darmzotten gelangen sie in den Blutkreislauf und ins Lymphsystem, über die sie zu allen Organen des Körpers transportiert werden.

Der Dickdarm

Im Dickdarm werden hauptsächlich Wasser und in geringeren Mengen auch einige Verdauungsendprodukte aufgenommen. Ebenso werden hier Gift- und Abfallstoffe ausgeschieden. Dieser Teil des Darms wird von Mikroorganismen besiedelt, die eine große Rolle spielen und in ihrer Gesamtheit allgemein als „Bakterienflora" bezeichnet werden. Ob dieses Ökosystem ausgeglichen ist, hängt ab von der Ernährung und vom Lebensstil des Einzelnen, wie wir im Folgenden sehen werden.

Hauptmerkmale des Dickdarms

Er hat eine Länge von nahezu 1,80 m. Seine Hauptfunktion besteht in der Aufnahme von Wasser und im Abtransport von unverwertbaren Nahrungsmittelbestandteilen. Der Dickdarm besitzt keine Zotten. Mithilfe der Bakterienflora unterstützt er die Produktion von Vitaminen und die Aufnahme von Flüssigkeiten.
Er ist unterteilt in:

- **Aufsteigendes Kolon:** steigt vom Blinddarm hinauf bis zur Leber
- **Querkolon:** verläuft quer unterhalb der Leber
- **Absteigendes Kolon:** steigt vom unteren Rand der Milz hinab bis zum Beckenkamm
- **Sigmaschlinge (*Colon sigmoideum*):** verbindet das absteigende Kolon mit dem Mastdarm durch eine kleine Schlinge
- **Mastdarm:** stellt die Öffnung nach außen dar (durch den analen Schließmuskel)

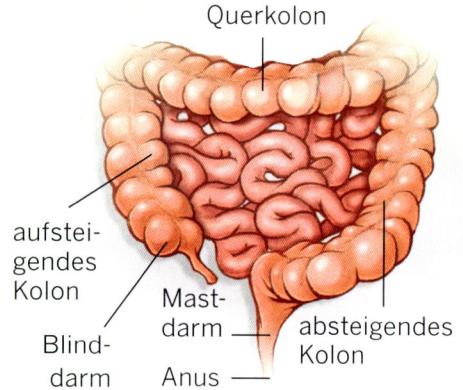

DICKDARM

Querkolon

aufsteigendes Kolon

Blinddarm

Mastdarm

Anus

absteigendes Kolon

Aufbau der Darmwand

Die Darmwand besteht aus vier Schichten:

- **Schleimhaut:** Sie bildet die Kontaktfläche zwischen innen und außen. Ihre Epithelschicht hat eine Schutzfunktion, bildet Sekrete und nimmt Nährstoffe auf. Die darunter liegende stützende Schicht, auch *Lamina propria* genannt, führt Blut und Lymphe bis in die durchbluteten Bereiche. Die dritte Schicht besteht aus glatten Muskelfasern, die außen längs und innen kreisförmig verlaufen.
- **Bindegewebsschicht:** auch *Tela submucosa* genannt. Sie liegt direkt unter der Schleimhaut und ist von Lymph- und Blutgefäßen sowie einem Nervengeflecht durchzogen.
- **Muskelschicht:** Sie besteht aus geschichteten Muskelzellen. Zwischen den einzelnen Muskelschichten befindet sich ein Nervengeflecht, durch das die peristaltischen Bewegungen des Darms gesteuert werden (*Plexus myentericus* oder Auerbach-Plexus). Dieses Nervengeflecht steuert den Transport des Darminhalts in Richtung Darmausgang. Es ist ein Teil des vegetativen Nervensystems.
- **Serosa:** ein dünner Hautüberzug, der mit dem Bauchfellgewebe verbunden ist. Es ist die äußerste Gewebsschicht.

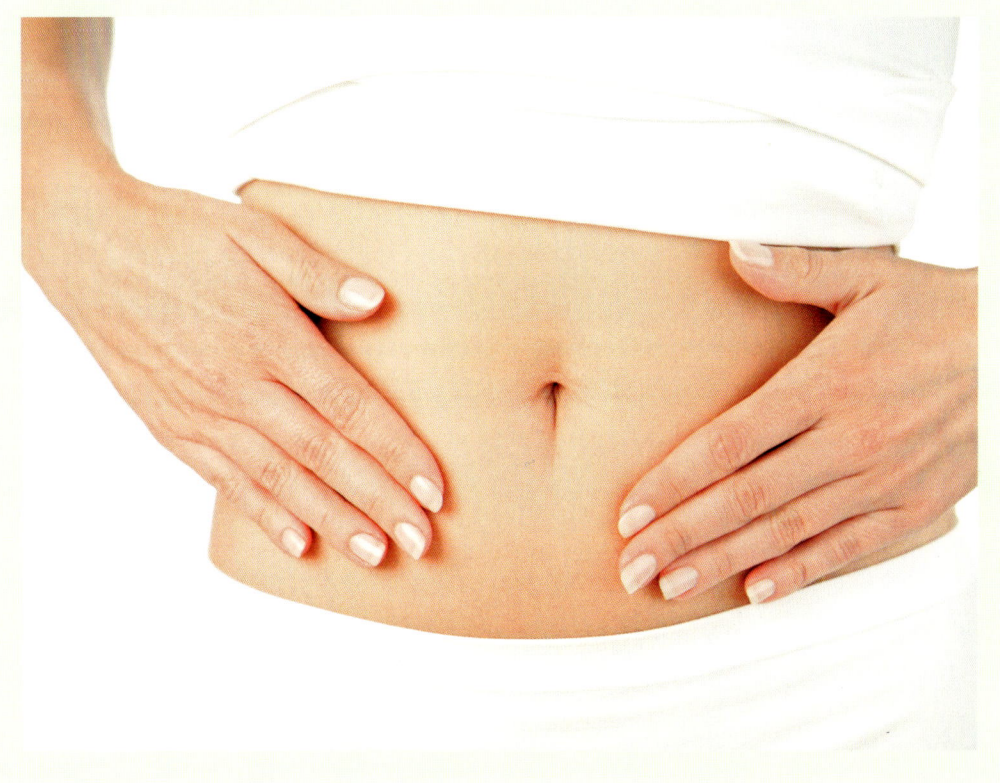

Die sieben Hauptsünden, die Darmkrankheiten auslösen

1 Schlechte Ernährung: wenig natürliche Lebensmittel und Grundnahrungsmittel, viel gesättigte Fette und Raffinadezucker.

2 Hohe Aufnahme von anregenden Genussmitteln, die den Körper übersäuern: Kaffee, Tee, Alkohol, Schokolade. Sie haben auf den Darm eine reizende Wirkung.

3 Zeitmangel: unzureichendes Kauen, schnelles Essen, im Stehen und in Eile.

4 Künstliche Küche statt Kochkunst: Industrielle Lebensmittel, Fertiggerichte und Fast Food belasten den Darm.

5 Bewegungsmangel: Zu häufiges Sitzen hemmt die Bewegungsfähigkeit und stört den reibungslosen Ablauf der Darmfunktionen.

6 Andauernder Stress: Der Darm reagiert mit Durchfall, Verstopfung, ja selbst mit Geschwüren.

7 Abführmittel- und Arzneimittelmissbrauch: Andauernde Einnahme von Abführmitteln macht den Darm träge und er reagiert nur noch, wenn er stimuliert wird.

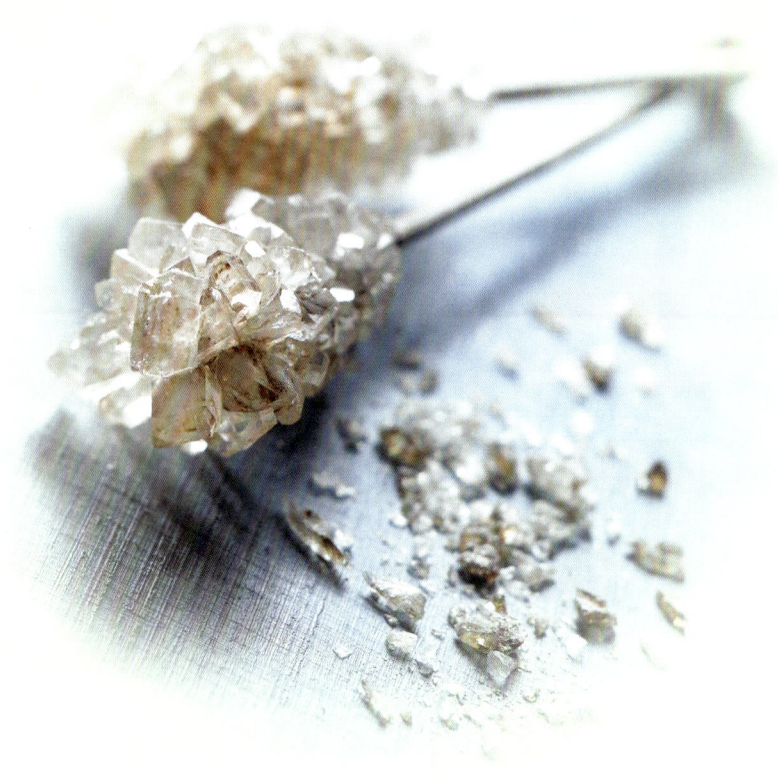

Zusammenfassung des Verdauungsprozesses

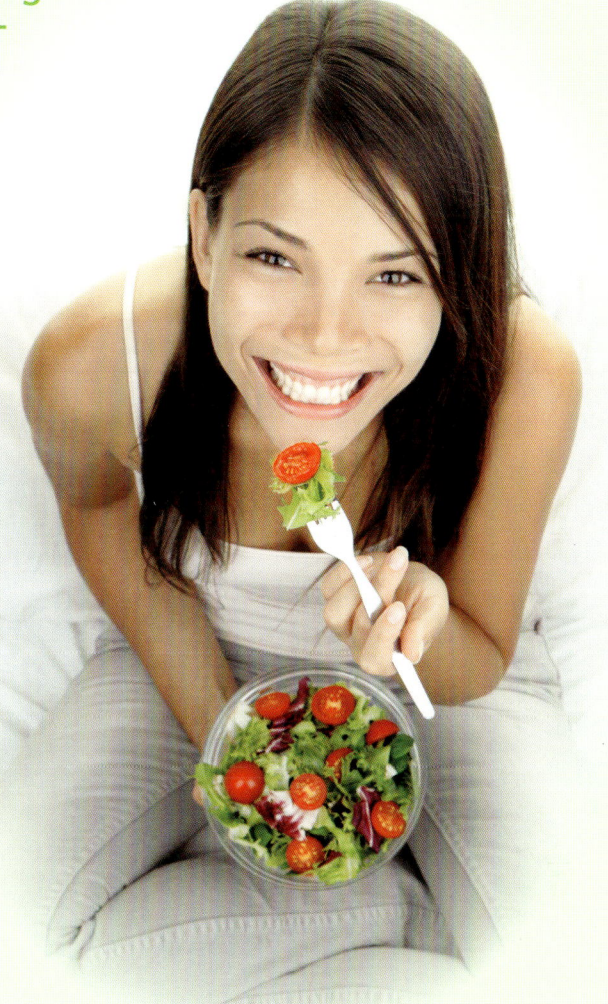

1. Die Verdauung wird durch visuelle und geschmackliche Impulse angeregt.
2. Der Speichel wird in der Mundhöhle produziert.
3. Die Produktion von Verdauungsflüssigkeiten wird durch den Vagus-Nerv gesteuert.
4. Der Speisebrei gelangt in den Magen und regt die Produktion der Verdauungssäfte im Magen an.

   Die Magenschleimhaut sondert das Hormon Gastrin ab, wodurch die Drüsen im Magen angeregt werden.
5. Die Verdauungsenzyme beginnen zu wirken.
6. Wenn die Nahrung den Zwölffingerdarm erreicht, sondert seine Schleimhaut das Hormon Sekretin ab. Dadurch wird die Produktion von Bauchspeicheldrüsen- und Gallenflüssigkeit in Gang gesetzt.

Das Verdauungssystem aus der Sicht der chinesischen Medizin

Nach der chinesischen Medizin sind die Milz und die Leber Yin-Organe. Ihre hauptsächlichen Funktionen sind die Produktion, Umwandlung, Regulierung und Speicherung des Qi (Energie), des Blutes, des Jing (oder auch Lebensessenz: das gesamte Potenzial eines Lebewesens ruht bereits im Jing), der Körperflüssigkeiten (Flüssigkeiten von grundlegender Bedeutung) und des Shen (oder auch Geist). Z. B. äußert sich das Shen der Leber als dynamische Kraft, die Impulse freisetzt, um Pläne und Wünsche zu realisieren. Das Shen der Lunge ist der Lebenserhaltungstrieb. Die Funktionen jedes einzelnen Organs werden beeinflusst durch ihren viszeralen – den Eingeweiden zugehörigen – Geist, der wiederum durch Emotionen und Verhaltensweisen bestimmt wird. Die Grundlage all dessen ist das Qi in all seinen Erscheinungsformen.

Dem gegenüber stehen die Yang-Organe Magen, Dünndarm und Dickdarm. Ihre hauptsächlichen Funktionen sind die Aufnahme und die Zersetzung der Nahrungsmittel, die später die essenziellen Körperflüssigkeiten bilden, wobei all das ausgeschieden wird, was vom Organismus nicht verwendet wird.

Nach der Chinesischen Medizin wird der gesamte Umwandlungsprozess wie auch der Transport der Nährstoffe zu Qi und Blut von der Milz beherrscht. Sie ist verantwortlich für die Gewinnung von Nährstoffen aus den Lebensmitteln.

Eine harmonisch arbeitende Milz ist mit einer guten Verdauung verbunden. Befindet sich die Milz oder auch „die Mitte des Körpers" im Ungleichgewicht, äußert sich dies in Verdauungsproblemen,

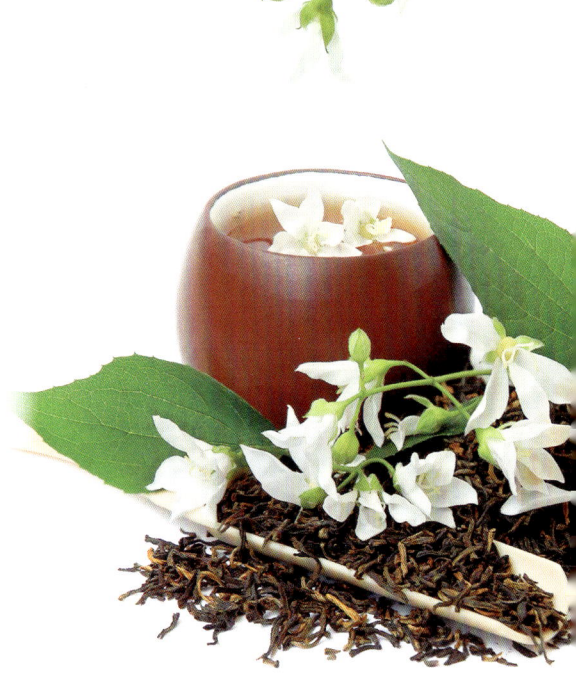

wie z. B. Blähungen, einem gespannten Bauch, Schmerzen, Durchfall oder Ähnlichem.

Um herauszufinden, in welchem Zustand sich die Milz befindet, genügt es, die Lippen und den Mund zu betrachten. Die Lippen sollten eine rote Farbe haben und feucht sein, der Mund muss die fünf Geschmacksrichtungen (süß, salzig, bitter, scharf und sauer) unterscheiden können. Ist das nicht der Fall, ist die Milz angeschlagen.

Die Leber kontrolliert den Fluss der Körpersäfte sowie die Körperfunktionen. Sie ist verantwortlich für das Gleichgewicht des gesamten Organismus. Wenn die Leber nicht einwandfrei funktioniert, kann sich dies in Form von Verdauungsproblemen äußern und es kommt zu Bauchschmerzen, Durchfall oder anderen Symptomen. Die Leber regelt die Absonderung der Galle, die für eine gute

Verdauung der Nahrungsmittel notwendig ist. Ist der Fluss der Galle nicht ausgewogen, kann dies einen bitteren Geschmack im Mund oder Appetitlosigkeit nach sich ziehen.

Nach der chinesischen Medizin besteht ein Zusammenhang zwischen einem gestörten Energiefluss der Leber und der Gefühlswelt eines Individuums. Gefühle wie Ärger und Frustration sind eng mit diesem Organ verbunden.

Auch die Nieren haben einen starken Einfluss auf die anderen Organe. Sie stehen in Wechselwirkung mit anderen Organen und beeinflussen deren Funktionalität in entscheidendem Maß.

Zusammenfassend sei nochmals bemerkt, dass die Nahrung nach ihrem Eintreffen im Magen in kleinere Bestandteile zerlegt wird. Mit der Milz ist er die Mitte des Verdauungssystems. Die Milz steht dabei als Synonym für die Verteilung der aufgenommenen lebensnotwendigen Nährstoffe. Im Darm werden die Nährstoffe weiter zerkleinert. Was nicht verwertet werden kann, wird über die letzten Segmente des Dickdarms ausgeschieden. In diesem Abschnitt des Verdauungstrakts wird die Aussonderung von nützlichen Inhaltsstoffen und Unverwertbarem abgeschlossen. Außerdem wird hier Wasser aufgenommen.

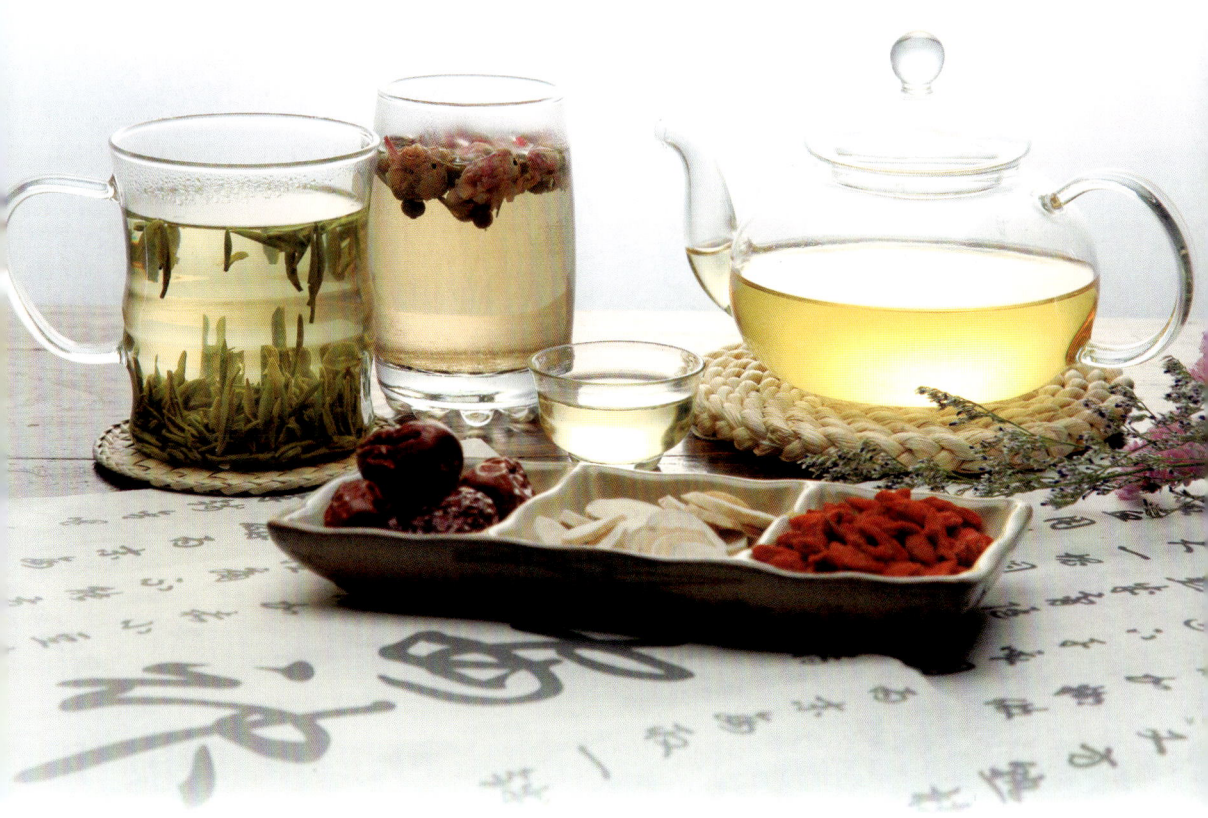

Die wichtigsten Organe im Überblick

Gallenblase:

– **Aufgaben:** Speicherung und Absonderung der Galle
– **Organzuordnung:** Yang
– **Fehlfunktion:** bitterer Auswurf, bitterer Geschmack im Mund, Appetitlosigkeit
– **Nahrungsmittel zur Unterstützung der Gallenblase:** Gemüse von grüner Farbe (Stangensellerie, Lauch, grüne Kohlsorten, Brokkoli, Rosenkohl, Spargel usw.), Keimlinge, eingelegtes Gemüse, Obst, pflanzliche Proteine (Tempeh, Tofu, Hülsenfrüchte)

Magen:

– **Aufgaben:** Aufnahme und Steuerung der absteigenden Energie, Reifung der Nahrungsmittel
– **Organzuordnung:** Yang
– **Fehlfunktion:** Völlegefühl, aufgeblähter Bauch, Verdauungsstörungen. Die Milz und der Magen sind eng miteinander verbunden und arbeiten zusammen.
– **Nahrungsmittel zur Unterstützung des Magens:** Nahrungsmittel mit natürlicher Süße wie runde Gemüsesorten und Wurzelgemüse (Kürbis, Pastinake, Rüben), Getreidesorten wie Hirse oder Quinoa, Hülsenfrüchte

Dünndarm:

– **Aufgaben:** Reguliert die Trennung von rein und trüb (Trennung und Aufnahme).
– **Organzuordnung:** Yang
– **Fehlfunktion:** Bauchschmerzen, laute Verdauungsgeräusche, Durchfall, Darmträgheit
– **Nahrungsmittel zur Unterstützung des Dünndarms:** Vollkornreis, Basmatireis, Couscous, Polenta, pflanzliche Proteine, Gemüse, Salate, Keimlinge, Algen (Nori, Wakame), frische Kräuter (Dill, Koriander, Schnittlauch, Petersilie usw.)

Dickdarm:

– **Aufgaben:** Wasseraufnahme und Entsorgung von Abfallstoffen
– **Organzuordnung:** Yang
– **Fehlfunktion:** Bauchschmerzen, laute Verdauungsgeräusche, brüchige Nägel
– **Nahrungsmittel zur Unterstützung des Dickdarms:** Reis, Hülsenfrüchte, Wurzelgemüse (Karotten, Rüben, Pastinaken), runde Gemüsesorten (Kohl, Brokkoli), Algen (Hiziki, Arame, Kombu), Algen- und Misosuppen, Fisch, Früchtekompott, Ingwer, Gewürze (Zimt, Muskatnuss)

Leber:

– **Aufgaben:** Reguliert den Fluss der Körperflüssigkeiten, stiftet Gleichgewicht im ganzen Körper.
– **Organzuordnung:** Yin
– **Fehlfunktion:** Verdauungsprobleme, Bauchschmerzen, Übelkeit, Aufstoßen, Durchfall, laute Verdauungsgeräusche, brüchige Nägel
– **Nahrungsmittel zur Unterstützung der Leber:** Sonnenblumenkerne oder Kürbiskerne, Trockenfrüchte, Teeaufgüsse (Brennnessel, Löwenzahn), Gemüse (Romana-Salat, Brokkoli, Kohl, Steckrüben, Rosenkohl, Radicchio, Knoblauch, Basilikum, Algen, Sellerie, Paprika, Daikon-Rettich, Rote Beete, Spargel, Kresse, Zwiebel), Früchte (blaue Trauben, Brombeeren,

Erdbeeren, Heidelbeeren, Himbeeren, Zitronen), Getreide (Amaranth, Hirse, Quinoa), Gewürze (Kardamom, Cumin, Dill, Ingwer, Lorbeer, Senf, Rosmarin), Umeboshi-Pflaumen

Nieren:
– **Aufgaben:** Verleihen allen Organen Lebensenergie. Sie bilden die Wurzel des Qi.
– **Organzuordnung:** Yin
– **Fehlfunktion:** Haarausfall
– **Nahrungsmittel zur Unterstützung der Nieren:** Gerste, Quinoa, Azuki-Bohnen, Feuerbohnen, Mung-Bohnen, Sesamsamen, Nüsse, Fenchel, Zwiebel, Schnittlauch, Rote Beete, Petersilie, Sellerie, Meeresalgen, Knoblauch, Ingwer, Brombeeren, Erdbeeren, Gewürze (Nelken, Zimt, Bockshornklee), Löwenzahn.

Lunge:
– **Aufgaben:** Sie ist das Fundament des Qi und verantwortlich für die Atmung. Die Lunge reguliert das Qi im gesamten Körper.
– **Organzuordnung:** Yin
– **Fehlfunktion:** Husten, Kurzatmigkeit, Asthma
– **Nahrungsmittel zur Unterstützung der Lunge:** Reis, Gemüse- und Misosuppen, Algen (Kombu, Hiziki), runde Gemüsesorten und Wurzelgemüse. Gemüse, die dem Kalten und Feuchten zugeordnet sind (roh, als Saft, kalte Getränke), sollten nicht verzehrt werden.

Milz:
– **Aufgaben:** Reguliert die aufsteigende Energie. Wichtigstes Organ zur Unterstützung der Verdauung. Beherrscht den Stoffwechsel.
– **Organzuordnung:** Yin
– **Nahrungsmittel zur Unterstützung der Milz:** Hirse, Quinoa, Hülsenfrüchte, runde und süßliche Gemüse (Zwiebel, Kürbis, frischer Mais, Kohl usw.), Wurzelgemüse (Karotten, Pastinaken, Rüben), süße Früchte (Trauben). Unterstützende Garmethoden sind Dampfgaren, kurzes Kochen oder Anbraten sowie die Verarbeitung zu Cremes und Pürees.

Hauptfunktionen der Yang-Organe: Aufnahme von Nahrung und Nährstoffen, Ausscheidung von Unverwertbarem. Dünndarm, Dickdarm, Magen.

Hauptfunktionen der Yin-Organe: Erzeugen, umwandeln, regulieren und speichern. Milz, Leber, Nieren.

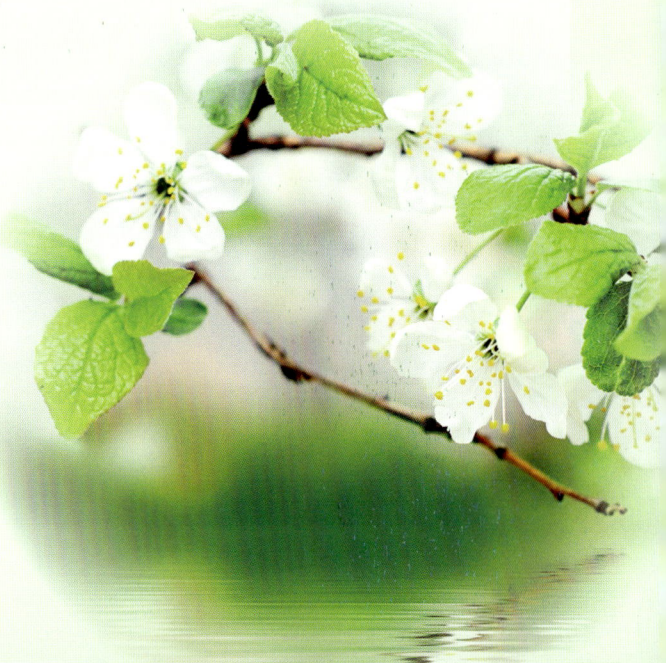

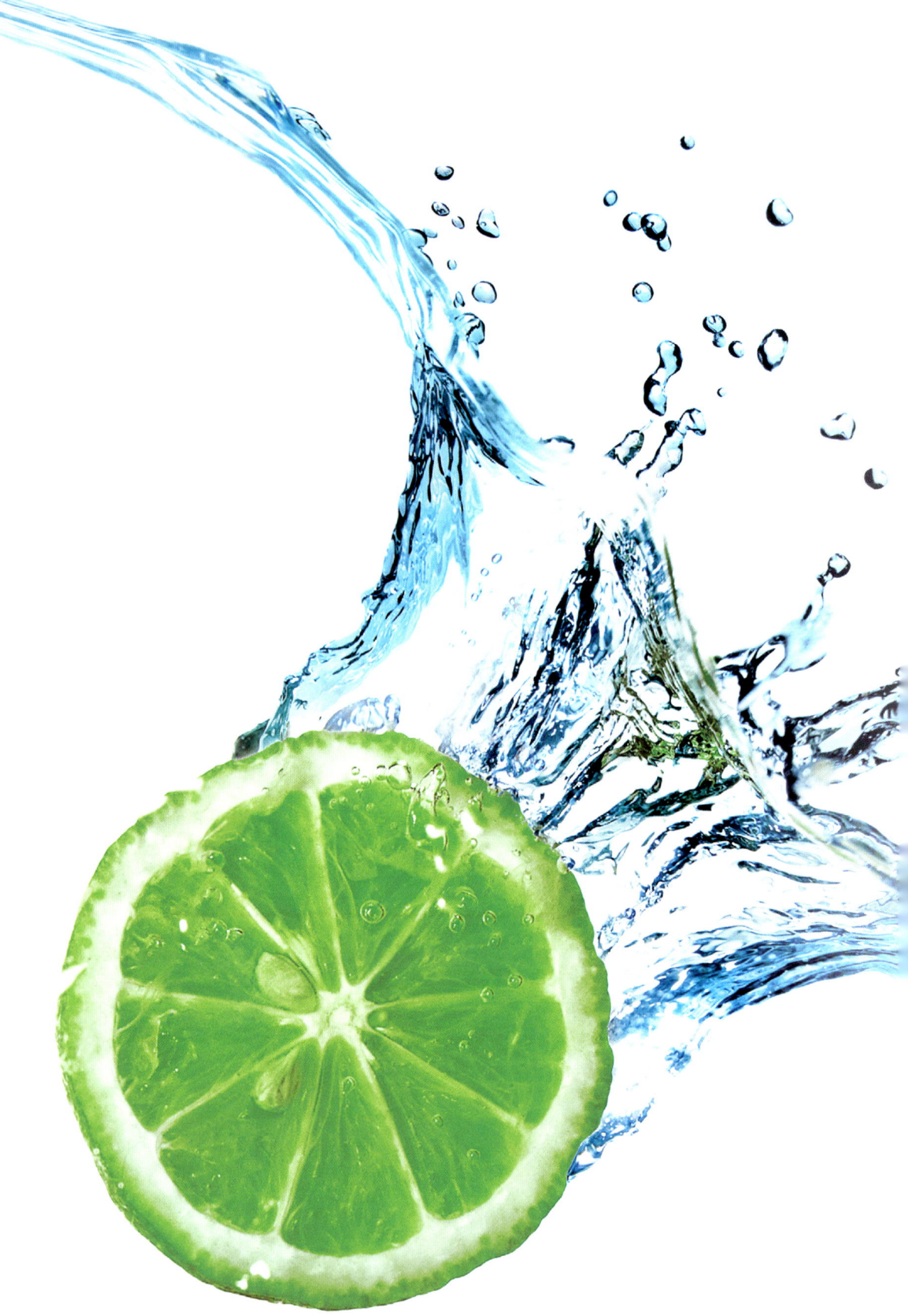

Die Nährstoffaufnahme:
Wir sind das, was wir aufnehmen

„Nicht alle Lebensmittel, die wir verzehren,
werden auch aufgenommen."
Deepak Chopra

Wie wir gesehen haben, ist es hauptsächlich die Aufgabe des Dünndarms, Nährstoffe aufzunehmen. Möglich ist dies dank seines besonderen physiologischen Aufbaus. Der Darm ist mehrmals um sich selbst gewunden und benötigt dadurch im Bauchraum nur wenig Platz. Die Darmwand ist von Darmzotten und Mikrozotten besetzt. Dort befinden sich ebenso Drüsen, die enzymhaltige Verdauungssäfte produzieren. Sie machen die Aufnahme von Nährstoffen möglich. Insgesamt verfügt der Dünndarm über eine Aufnahmefläche von mehr als 250 m².

Die Nährstoffe, die von den Darmzotten aufgenommen werden, gelangen auf direktem Wege in den Blutkreislauf und ins Lymphsystem. Jede Zotte ist mit einem Netz von Blutgefäßen sowie einem Lymphgefäß ausgestattet. Von hier aus werden die Nährstoffe über die Darmvenen und die Pfortader zur Leber transportiert. Fettsäuren und wasserunlösliche Vitamine (fettlösliche Vitamine) gelangen in das Lymphgefäß und anschließend in den Blutkreislauf.

Die Nährstoffaufnahme

Die Aufnahme von Vitalstoffen aus den Lebensmitteln hängt von der Durchlässigkeit der Darmwandoberfläche ab, die

Wussten Sie, dass ...

- ... der Dünndarm eine wichtige Rolle beim Flüssigkeits- und Elektrolythaushalt unseres Organismus spielt?
- ... das Verdauungssystem täglich bis zu 8 l Flüssigkeit absondert, von denen der Großteil vom Körper aufgenommen wird? Hinzu kommen ca. 2 l Flüssigkeit, die durch die Nahrung in den Körper gelangen und die ebenfalls absorbiert werden.
- ... Mineralstoffe vom Dünndarm aufgenommen werden?
- ... wasserlösliche Vitamine, Kohlenhydrate und Proteine im Leerdarm aufgenommen werden?
- ... fettlösliche Vitamine, Fette, Cholesterin und Gallensalze im Krummdarm aufgenommen werden?

Was versteht man unter Absorption?

Der Transport von Nährstoffen durch die Darmwand in den Blutkreislauf wird als Absorption bezeichnet. Dieser Vorgang ist abhängig vom Zustand der Darmschleimhaut, deren Kontakt- und Absorptionsfläche aufgrund ihrer Faltung verdreifacht wird. Die Darmzotten, mit denen die Darmschleimhaut besetzt ist, verzehnfachen diese Fläche und die Mikrovillen, mit denen wiederum die Darmzotten ausgestattet sind, vergrößern die Absorptionsfläche um das 600-fache.

dank der Darmzotten eine große Oberfläche hat. Der Verdauungsvorgang unterstützt die Spaltung der Nährstoffmoleküle, wodurch kleinere Bausteine gewonnen werden. Dieser Schritt wird mithilfe von Enzymen vollzogen, die man auch als „Funken des Lebens" bezeichnen könnte.

Während dieses vernetzten Vorgangs kann möglicherweise nur eine verminderte Menge an Vitalstoffen aufgenommen werden. Dies ist z. B. bei Durchfallerkrankungen der Fall, da hierbei die Nahrung nur kurz in Kontakt mit der Darmschleimhaut kommt. Im Verlauf des Buches werden wir sehen, dass noch weitere Faktoren die Absorptionsfähigkeit der Darmwand herabsetzen und zu einer verringerten Nährstoffaufnahme führen können. Am bekanntesten sind, abgesehen von Durchfällen und Verstopfung, Zöliakie, Nahrungsmittelallergien und -unverträglichkeiten wie auch Kandidose (Infektionskrankheiten durch Pilze der Gattung *Candida*, häufig *Candida albicans*).

Der Ablauf der Nährstoffaufnahme: aktiver Transport und passive Diffusion

Stellen wir uns vor, in einem Fluss mit starker Strömung zu schwimmen. Wenn wir uns gegen die Strömung bewegen wollen, benötigen wir Hilfe von außen – irgendeinen Mechanismus (verbunden mit Energieaufwand), der uns den nötigen Schub verleiht, um dem Druck des Wassers entgegenzuwirken (als Gegenkraft). Wenn wir uns mit der Strömung bewegen wollen, können wir uns von ihr mitreißen lassen und brauchen nur abzuwarten, bis uns dieselbe Strömung an unser Ziel gebracht hat. Nach einem ähnlichen Prinzip werden die Nährstoffe von der Darmwand aufgenommen. Die Nährstoffaufnahme kann klassifiziert werden in aktiven Transport und passive Diffusion.

Der aktive Transport (mit Energieaufwand)

Über die Zellen der Darmschleimhaut oder auch Enterocyten genannt geschieht der aktive Transport. Die Nährstoffe, die auf diese Weise aufgenommen werden, nutzen ein Protein zur Beförderung (z. B. wird auf diese Art das Vitamin B_{12} aufgenommen). Es bedarf eines Ernergieaufwands, damit proteingebundene Stoffe eine Zellmembran von einem niedrigeren Konzentrationsniveau zu einem höheren passieren können. Viele Nährstoffe nutzen denselben

Transportmechanismus und treten dadurch bei der Absorption untereinander in Konkurrenz. Dieser Konkurrenzfaktor spielt bei der Absorptionsfähigkeit von Nährstoffen eine wesentliche Rolle.

Hin und wieder ist das Transportprotein auch gesättigt und kann keine weiteren Nährstoffe mehr aufnehmen. Dann können die Nährstoffe nur langsam aufgenommen werden.

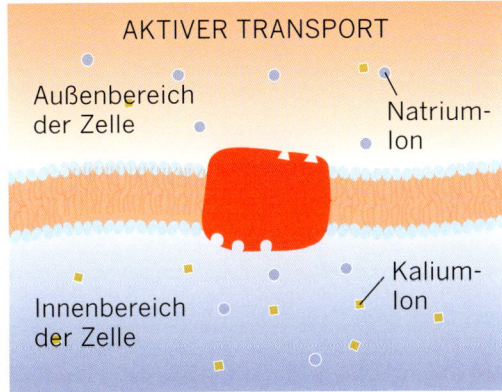

Passive Diffusion (durch Konzentrationsunterschied)

Die Nährstoffe gelangen mithilfe der Enterocythen (den häufigsten Zellen in der Darmschleimhaut) in den Blutkreislauf. Dabei nutzen sie Proteinkanäle (Selbstdiffusion, d. h. ohne äußeren Energieaufwand) oder Transportproteine (Tracerdiffusion). Diese Form des Transports geschieht von Zelle zu Zelle (mithilfe von Kanälen zwischen den Zellen) durch das Epithel hindurch.

Der Großteil der Moleküle an Zucker, Aminosäuren, Folsäure, Vitamin B_1 und der Mineralstoffe wie Eisen oder Kalzium gelangt unter Energieaufwand mithilfe von Transportproteinen, also durch aktiven Transport, in den Blutkreislauf. Fruktose, Riboflavin (Vitamin B_2) und andere Nährstoffe hingegen werden durch Selbstdiffusion absorbiert.

Absorption und Bioverfügbarkeit von Kohlenhydraten

Die Verdauung von Kohlenhydraten beginnt bereits im Mund unter Einwirkung der Enzyme im Speichel. Wenn sie im Dünndarm ankommen, werden sie mithilfe von Enzymen der Bauchspeicheldrüse (Amylasen) und der Dünndarmschleimhaut (Disaccharidasen) in ihre kleinsten Bauteile Glukose, Fruktose und Galaktose zerlegt. Diese passieren die Darmschleimhaut und gelangen ins Blut, das sie dorthin transportiert, wo sie gebraucht werden.

Die Zucker werden von den Enterozyten der Darmzotten im ersten Abschnitt und in der Mitte des Dünndarms aufgenommen. Glukose und Galactose gelangen durch aktiven Transport mittels Natrium durch die Epithelzellen. Einige Glucose-Moleküle sammeln sich im Inneren der Enterozythen, während andere für das Passieren der Membran

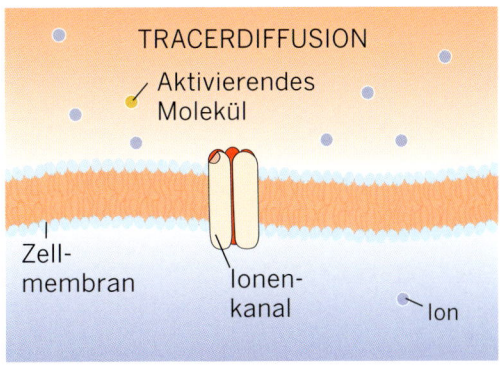

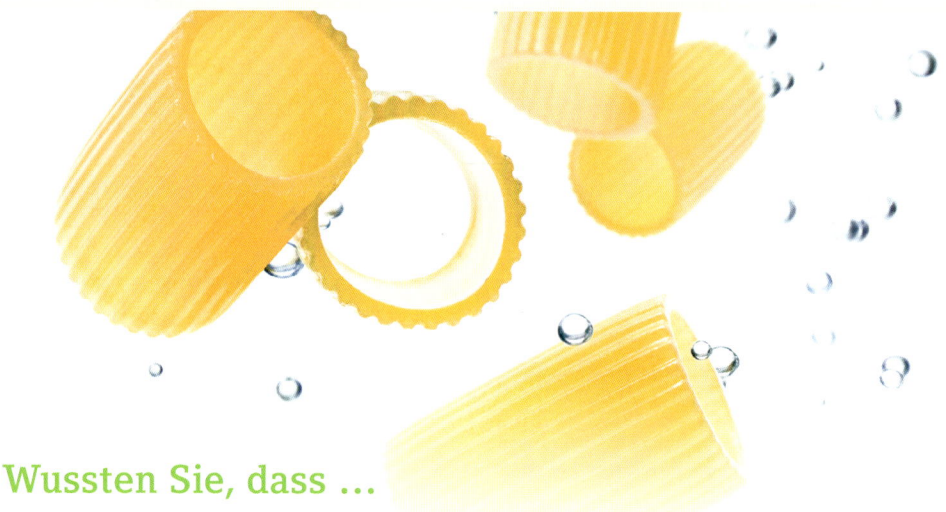

Wussten Sie, dass ...

- ... sowohl Erwachsene als auch Jugendliche nur eine begrenzte Menge an Fruktose aufnehmen können? Ein übermäßiger Fruktoseverzehr kann zu Verdauungsproblemen führen und dabei Magenschmerzen, Blähungen oder andere Symptome auslösen.
- ... Cellulose und Hemicellulose auf direktem Weg zum Dickdarm gelangen und von unserem Organismus nicht verdaut werden können?

Energie liefern. Fructose hingegen wird durch Selbstdiffusion völlig unabhängig von Glucose oder Galactose absorbiert.

Eine schlechte Kohlenhydrataufnahme kann folgende Ursachen haben:

- gestörte Funktion der Bauchspeicheldrüse (z. B. durch Mukoviszidose)
- mangelhafte Funktion der Disaccharidasen (Laktoseintoleranz durch Laktasemangel)
- mangelhafte Funktion der Enterozyten (z. B. Zöliakie)
- Verringerung der Oberflächenkapazität der Darmschleimhaut (z. B. Kurzdarmsyndrom)

Die Unterstützung durch Ballaststoffe

Ballaststoffe bestehen aus komplexen Kohlenhydraten. Man findet sie in den Zellen von Pflanzen, wo sie die Funktion haben, diese zu stabilisieren. Lebensmittel pflanzlichen Ursprungs passieren die Verdauungsorgane, ohne wirklich verdaut zu werden. Sie können viel Wasser aufnehmen und sorgen für einen guten Stuhlgang. Im Vergleich zu Fetten, Kohlenhydraten und Proteinen, stellen die Ballaststoffe dem Körper kaum Nährstoffe oder Energie zur Verfügung. Dennoch unterstützen sie den Organismus in seiner Funktionsfähigkeit, vor allem in bezug auf regelmäßigen Stuhlgang.

Wussten Sie, dass ...

- ... beim Raffinieren von Weizenmehl zu weißem Mehl außer Kleie und Keimen mehr als 15 verschiedene Nährstoffe stark vermindert werden?
- ...bei einer ballaststoffarmen Ernährung die aufgenommene Kost viel länger im Darm verbleibt? Das kann Verdauungsprobleme, eine Anreicherung von Giftstoffen sowie eine unzureichende Nährstoffaufnahme zur Folge haben.
- ... unlösliche Ballaststoffe wie z.B. Kleie Zuckerstoffe enthalten, die eine zähflüssige Gallerte bilden und dadurch im Dünndarm Wasser binden? Pektine und Schleimstoffe lagern Wasser ein, quellen dadurch auf und wirken abführend. Der Kot gewinnt an Volumen und Gewicht.

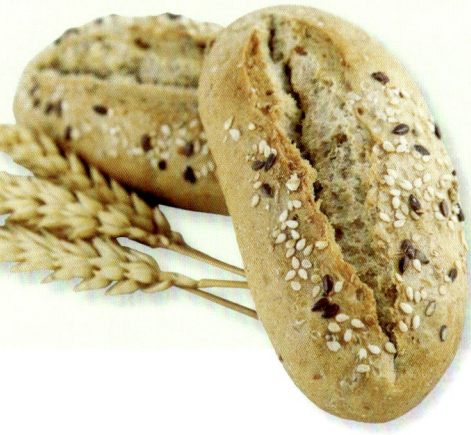

Lösliche Ballaststoffe

Lösliche Ballaststoffe können auch nicht verdaut werden. Sie nehmen Wasser auf und bilden eine gallertartige Masse, die die Absorption mancher Nährstoffe verlangsamt oder z.B. Abbauprodukte des Cholesterins bindet, damit sie ausgeschieden und nicht nochmals verwertet werden können. Lösliche Ballaststoffe...

- ... verhindern Schwankungen des Blutzuckerspiegels,
- ... senken den Cholesterinspiegel im Blut,
- ... verringern das Risiko für Herzerkrankungen,
- ... regulieren den Blutdruck,
- ... unterstützen die Vermehrung der guten Darmbakterien.

Lösliche Ballaststoffe sind beispielsweise Pektin, Lignin und Schleimstoffe. Man findet sie in Zwiebeln, Knollengemüse, Lauch- und Spargelgewächsen. Die meisten Früchte, auch in getrocknetem Zustand, enthalten lösliche Ballaststoffe.

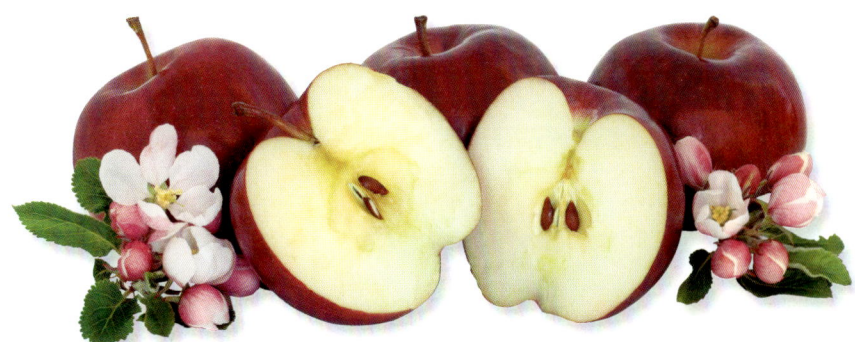

Unlösliche Ballaststoffe

Die unlöslichen Ballaststoffe werden größtenteils nicht verdaut und verkürzen die Verweildauer der Kost im Darm.

Unlösliche Ballaststoffe ...

- ... reinigen den Darm und regen die Peristaltik an,
- ... sammeln Giftstoffe sowie schädliche Hormone und sorgen für deren bessere Ausscheidung,
- ... unterstützen eine gute Darmentleerung,
- ... verringern das Risiko von Darmerkrankungen.

Unlösliche Ballaststoffe bestehen hauptsächlich aus Cellulose und Hemicellulose. Cellulose ist unverdaulich. Es ist in den äußeren Pflanzenteilen zu finden, vorwiegend in Stängeln, Halmen, in der Rinde und in härteren oder verholzten Pflanzenabschnitten. Getreidekleie und -keime enthalten ebenfalls unlösliche Ballaststoffe. Die Fasern der Hemicellulose können auf ihrem Weg durch den Verdauungstrakt größere Mengen Wasser aufnehmen. Das vergrößert das Stuhlvolumen und beschleunigt die Darmpassage, wodurch Darmträgheit sowie Hämorrhoiden vermieden werden.

Die nordamerikanische und europäische Ernährung ist tendenziell ballaststoffarm. Eine ballaststoffarme Ernährungs-

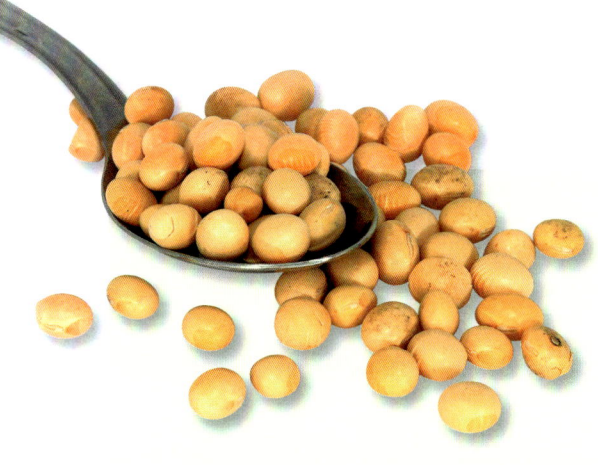

Wussten Sie, dass ...

- ... einige Aminosäuren für die Herstellung von Darmenzymen und neuen Zellen benötigt werden?
- ... das wichtigste Enzym zur Verdauung von Proteinen das Trypsin ist? Es wird von der Bauchspeicheldrüse als Proenzym (Enzymvorstufe) abgesondert. Durch die Einwirkung des Enzyms Enterokinase

wird das Trypsin aktiviert und kann sich an der Zerkleinerung der Proteine beteiligen. Seine Funktion ist vorwiegend die Aufspaltung in Aminosäuren und Dipeptiden (Bausteine bestehend aus zwei Aminosäuren). Außer dem Trypsin sind an der Verdauung im Darm noch weitere Enzyme beteiligt: Carboxypeptidasen sowie Aminopeptidasen.

- ... in einigen Lebensmitteln natürliche Proteasehemmer enthalten sind (d.h. sie können den Abbau von Proteinen verhindern)? In Hülsenfrüchten, beispielsweise in Soja, liegen Hämagglutinine (die die roten Blutkörperchen verklumpen lassen können) und Trypsinhemmer vor, die durch den Garvorgang jedoch ihre Wirkung verlieren.

weise kann sich physiologisch negativ bemerkbar machen: ein erschwerter und zu fester Stuhlgang, eine längere Verdauung sowie Verstopfung sind meist die Folgen. Der Verzehr von zu wenig Ballaststoffen kann sogar zu Blinddarmentzündung, Darmkatarrh, Darmkrebs, Verstopfung, Erkrankungen der Herzkranzgefäße, Morbus Crohn, Divertikulitis, Gallenkrankheiten, Gallensteine, einem erhöhten Cholesterinspiegel, Reizdarm, Diabetes, Adipositas oder Krampfadern führen.

Absorption und Bioverfügbarkeit von Proteinen

Die Verdauung von Proteinen beginnt im Magen mithilfe von Pepsin. Die strukturell gelockerten Proteine gelangen in den Dünndarm, wo sie mit Verdauungsenzymen aus der Bauchspeicheldrüse bis auf die Stufe der Aminosäuren gespalten werden. Die Aminosäuren werden im letzten Abschnitt des Leerdarms aufgenommen. Daran sind vier verschiedene Transportsysteme beteiligt, eines für jede Gruppe von Aminosäuren (neutral, basisch, sauer sowie für Prolin und Hydroxyprolin). Ähnlich wie bei der Absorption von Zucker erfolgt auch die Proteinaufnahme mithilfe von Natrium. Danach gelangen die Aminosäuren über die Pfortader bis zur Leber, wo sie für den Aufbau von körpereigenen Proteinen zur Verfügung stehen.

Absorption und Bioverfügbarkeit von Fetten

Nachdem die Fette aus der Nahrung in den Magen gelangt sind, werden sie mithilfe der Enzyme, die in den Magensäften vorliegen, für die weitere Verdauung im Zwölffingerdarm vorbereitet. Dabei werden spezielle Enzyme aktiv, und zwar die Lipasen und die Esterasen der Bauchspeicheldrüse. Die zusammengesetzten Fette werden mithilfe dieser Enzyme in freie Fettsäuren und Glycerol aufgespalten. Diese freien Fettsäuren werden mit Hilfe von Gallensalzen emulgiert. In dieser Form können sie leichter die Darmwand passieren und ohne weitere Probleme absorbiert werden. Nachdem die freien Fettsäuren diese Hürde überwunden haben, kehren die Gallensalze in den Darm zurück. Über den sogenannten enterohepatischen Kreislauf können die Gallensalze rückresorbiert und nochmals „verwendet" werden.

Nachdem die freien Fettsäuren in die Zellen der Darmschleimhaut gelangt sind, werden sie zu Triglyzeriden umgebaut. Weil sie in Wasser nicht löslich sind, benötigen sie ein Transportmittel, die Chylomikronen, die sie über die Lymphe in den Blutkreislauf bringen. Dieses Transportmittel besteht aus besonderen Proteinen, den Apolipoproteinen, die mit den Triglyzeriden die Lipoproteine bilden. Durch sie gelangen die Triglyceride aus der Nahrung über die Lymphgefäße und den Blutkreislauf in die äußeren Gewebsschichten (z. B. Fettgewebe).

Eine gestörte Aufnahme von Fetten kann folgende Ursachen haben:
- ein übermäßiger Säuregehalt im Körper, wodurch das Reaktionsvermögen des Enzyms Lipase gehemmt wird
- eine gestörte Funktion der Galle in Folge einer Lebererkrankung

- eine Erkrankung des Krummdarms, was die Rückführung des Gallensekrets hemmen kann

- eine seltene Erbkrankheit, die die Bildung von Chylomikronen herabsetzt (Abetalipoproteinämie)

Vier verschiedene Typen von Lipoproteinen

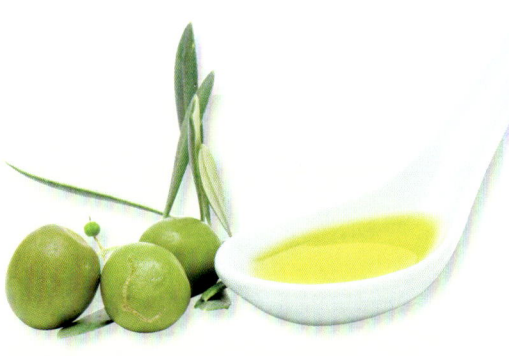

- Chylomikronen: Sie transportieren die Triglyzeride aus der Nahrung in den Blutkreislauf und von dort in die äußeren Gewebe.
- LDL (*low density lipoproteins* – Lipoproteine niederer Dichte): Sie transportieren Cholesterin in die Gewebsschichten. Es handelt sich dabei um das „schlechte Cholesterin".
- HDL (*high density lipoproteins* – Lipoproteine hoher Dichte): Sie nehmen das überschüssige Cholesterin

im Gewebe auf und transportieren es zur Leber. Es handelt sich um das „gute Cholesterin".
- VLDL (*very low density lipoproteins* – Lipoproteine sehr geringer Dichte): Sie transportieren hauptsächlich Triglyzeride in die äußeren Gewebe.

Essenzielle Fettsäuren und ihre Bedeutung für ein gesundes Verdauungssystem

Essenzielle Fettsäuren sind mehrfach ungesättigte Fette, die unser Organismus nicht selbst herstellen kann. Sie müssen mit der Nahrung aufgenommen werden. Sie sind als Bausteine für den Aufbau der Zellmembrane in allen Geweben für den menschlichen Organismus von großer Bedeutung. Ein Mangel an essenziellen Fettsäuren kann Gewebsveränderungen zur Folge haben. Deshalb sind sie auch für die

Unversehrtheit der Magen-Darm-Wände sehr wichtig, wo sie die Entstehung von Entzündungen vermeiden. Tatsächlich sind die essenziellen Fettsäuren die Vorstufe für eine Gruppe von hoch reaktiven und nur sehr kurzlebigen Molekülen, die Prostaglandine und die Leukotriene, die wie Hormone als chemische Botenstoffe und Regulatoren verschiedene Prozesse im Organismus steuern.

Unter den essenziellen Fettsäuren sind insbesondere die Gruppen der Omega-6- und der Omega-3-Fettsäuren zu nennen. Eine Omega-6-Fettsäure ist die Linolsäure, die wiederum die Vorstufe von weiteren essenziellen Fettsäuren ist; andere sind die Dihomogammalinolensäure, die

Arachidonsäure sowie die Gamma-Linolensäure (GLA). Natürliche Bezugsquellen für Omega-6-Fettsäuren sind Weizenkeime, Vollkorngetreide, Kabeljau-Lebertran und kaltgepresste Pflanzenöle, allen voran Sonnenblumenöl, Sojaöl, Maiskeimöl, Leinöl und insbesondere das Öl aus den Samen der Nachtkerze und des Borretsch. Omega-3-Fettsäuren hingegen sind in Fischölen enthalten, ebenso im kaltgepressten Öl von Weizenkeimen, von Nüssen, in Leinöl sowie im Öl der Hanfsaat und im Rapsöl.

Die Wirkungsweise der Fettsäuren

Die Fettsäuren repräsentieren die Vorstufe für die Produktion von Prostaglandinen und verwandten Verbindungen: die Leukotriene und Thromboxane. Die Produktion dieser Verbindungen erfolgt mithilfe von Metaboliten (Stoffwechselzwischenprodukte) und Aktivatoren (sie fördern die Aktivität von Enzymen). Auf diese Weise werden die Ketten der Fettsäuren verlängert und gesättigt. Dabei entstehen neue Fettsäuren mit neuen Eigenschaften.

Untersuchungen haben gezeigt, dass der Aufbau von Omega-3- und Omega-6-Fettsäureketten aufgrund eines Enzymmangels (an Delta-6-Desaturase) gestört sein kann. Die Ursachen dafür können Stress oder auch eine über längere Zeit unausgewogene Ernährung sein, wodurch der Enzymmangel ausgelöst werden kann. Um die Enzymherstellung aufrecht zu erhalten, ist eine direkte Zufuhr von GLA (Gamma-Linolensäure), EPA (Eicosapentaensäure, die sich in fettem Seefisch, wie z. B. Lachs und Hering, findet) und DHA (Docosahexaensäure, ebenfalls in Lachs und Hering enthalten) notwendig. Auch die Aktivatoren dieser Fettsäureketten spielen eine wichtige Rolle,

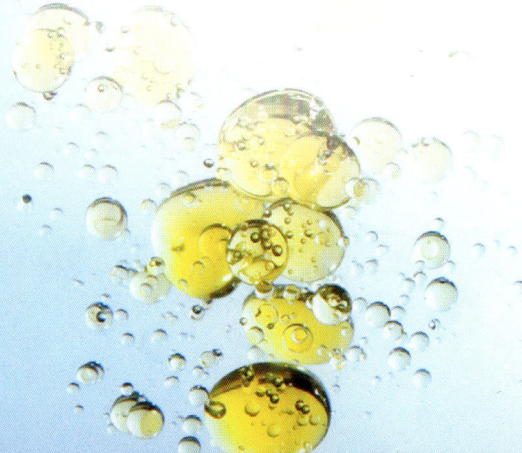

da sie die Richtung vorgeben und den Ausgang des Prozesses bestimmen. Außer dem Enzym Delta-6-Desaturase sind ebenso Zink, Magnesium, Vitamin B$_6$ und Ähnliches erforderlich. Auch blockierende Faktoren müssen dabei berücksichtigt werden: die Aufnahme von gesättigten Fetten, ein hoher Cholesteringehalt, Zinkmangel, Magnesiummangel oder ein übermäßiger Konsum von raffiniertem Zucker. Da beide Gruppen von Fettsäuren die Einwirkung derselben Enzyme benötigen, können sie untereinander in Konkurrenz treten. So kann erklärt werden, dass bei einer Ernährung, in der eine der beiden Fettsäuren dominiert (z. B. die Linolensäure), die Bildung der anderen Gruppe an Fettsäureketten unterdrückt wird. Daher ist es wichtig, die Ernährung auf ein Gleichgewicht zwischen beiden Sorten von Fettsäuren auszurichten.

Die Reaktions- und Sättigungsprodukte bei der Kettenbildung sind nicht besonders langlebig. Im Organismus von älteren oder kranken Menschen zerfallen sie sehr schnell, ferner wird ihre Bildung in Stresssituationen und durch den Hormonstoffwechsel bei Depressionen gehemmt. Auch Alkohol, Zucker, bestimmte Viren, Strahlung und gewisse gesättigte Fettsäuren blockieren die Kettenverlängerung. Aus diesem Grund sollte bei der Ernährung darauf geachtet werden, dass die Zufuhr sowohl von Omega-3, als auch Omega-6-Fettsäuren ausgewogen ist.

Die Zufuhr von Fettsäuren sollte folgendermaßen aussehen:
– ⅓ gesättigte Fettsäuren,
– ⅓ einfach ungesättigte Fettsäuren,
– ⅓ mehrfach ungesättigte Fettsäuren, die ca. 30 % der Kalorienzufuhr ausmachen sollten.

Absorption und Bioverfügbarkeit von Wasser

Wasser ist der wichtigste Grundstoff für uns alle. Ca. 60 % unseres Körpers besteht aus Wasser. Bei fast allen Stoffwechselvorgängen spielt das Wasser eine Schlüsselrolle. Man findet es sowohl innerhalb als auch außerhalb der Körperzellen und es ist darüber hinaus grundlegend für den Transport der gesamten Nährstoffe im Organismus.

Wasser wird sowohl in Reinform als auch mit verschiedenen Lebensmitteln aufgenommen. Es wird durch Diffusion sehr rasch von den Wänden des Dickdarms aufgenommen. Im Laufe des Tages absorbiert der Darm ca. 9 Liter Flüssigkeit, 2 Liter davon entstammen der Nahrung, der Rest wird vom Verdauungssystem selbst abgesondert.

Wie wir unserem Körper sehr schnell Flüssigkeit zuführen können

Die Flüssigkeitszufuhr ist für alle Gewebe und Organe unseres Körpers von grundlegender Bedeutung. Sie ist ganz besonders wichtig für Menschen, die Sport treiben, da sie bereits durchs Schwitzen sehr viel Wasser verlieren. Auch bei Durchfall besteht die Gefahr der Dehydrierung, da dabei viel Wasser und Elektrolyte über den Darm ausgeschieden werden.

In diesen Fällen ist das Trinken von Wasser wichtig für die Flüssigkeitszufuhr. Dadurch werden die Darmentleerung und somit die Wasseraufnahme begünstigt, wodurch die Versorgung des Blutes und der Gewebe mit Flüssigkeit schneller erfolgen kann.

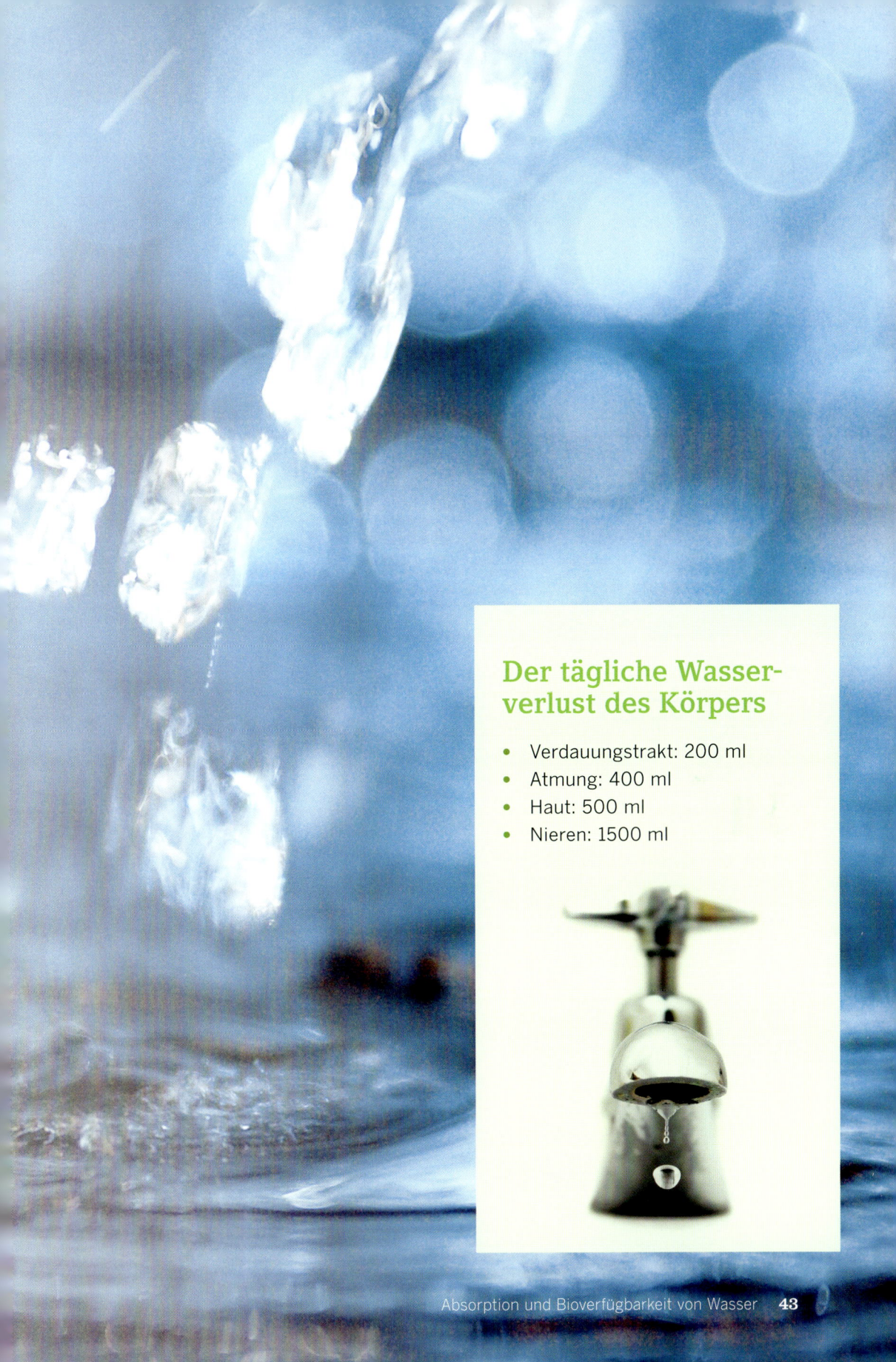

Der tägliche Wasser-verlust des Körpers

- Verdauungstrakt: 200 ml
- Atmung: 400 ml
- Haut: 500 ml
- Nieren: 1500 ml

Faktoren, die eine schnelle Entleerung und Flüssigkeitszufuhr unterstützen:

- Der Mineralstoffgehalt im Wasser beeinflusst die Darmentleerung. Alkalische Inhaltsstoffe wirken begünstigend.
- Ein Mineralstoffgehalt von 8 % unterstützt die Darmentleerung, liegt er bei 10 % wird die Entleerung verlangsamt.
- Zur schnellen Flüssigkeitsaufnahme sollte das Wasser 50–80 mg/l Natrium enthalten.

Weitere Getränke und ihr Mineralstoffgehalt:

- **Isotonische Getränke**: mit mittlerem Mineralstoffgehalt. Sie unterstützen eine rasche Flüssigkeitszufuhr und werden schnell absorbiert. Für Sportler sind sie ideal.
- **Hypertonische Getränke**: mit einem hohen Mineralstoffgehalt. Sie verlangsamen die Darmentleerung und die Flüssigkeitsaufnahme. Es kann zu Verdauungsproblemen kommen.
- **Hypotonische Getränke**: mit einem geringen Mineralstoffgehalt.

Meerwasser – für ein natürliches Wohlbefinden

Jeder weiß, wie wohltuend es ist, ein Bad im Meer zu nehmen, doch nur wenigen ist bekannt, wie dieses körperliche, geistige und emotionale Wohlgefühl zustande kommt. Zwei Drittel unseres Organismus bestehen aus Wasser, das in seiner Zusammensetzung dem Meerwasser sehr ähnlich ist. Es ist für die Körperzellen von lebenswichtiger Bedeutung und man könnte fast meinen, dass die Zellen des menschlichen Körpers in einer meerwasserähnlichen Flüssigkeit gebadet werden, was auf die Gesundheit des Organismus einen großen Einfluss hat. Nur trinken darf man es nicht. Dann würde der Körper vertrocknen und wir würden verdursten, weil die Nieren für die Ausscheidung seines hohen Salzgehaltes dem Organismus Wasser entziehen müssten. Ausnahme sind speziell aufbereitete Produkte im Handel.

Eigenschaften von Meerwasser:

- Es hat eine stärkende Wirkung auf die Zellen und unterstützt somit das Immunsystem in seinem Kampf

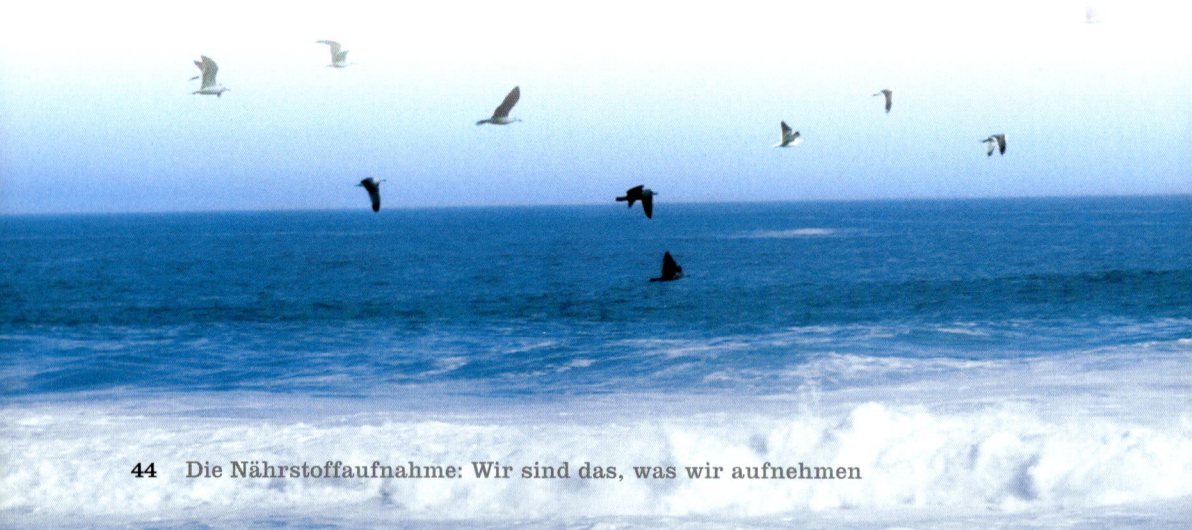

Wertvolles Meerwasser

Meerwasser bietet nicht nur Mineralstoffe. Darin sind ebenso alle grundlegenden Vitalstoffe in optimaler Konzentration enthalten, die vom Körper direkt verwendet werden können. Meerwasser ist nährstoffreich und das Baden darin belebt die Körperzellen.

gegen Viren, Bakterien und andere Krankheitserreger.
• Es bringt den Organismus in Gleichgewicht, indem es seine Vitalität unterstützt.

Vitamine

Unter Vitaminen versteht man eine Reihe von organischen Substanzen, die die Abläufe in unserem Körper am Laufen halten. Sie haben verschiedene Funktionen. Viele sind an der Bildung von Enzymen beteiligt, durch die wichtige chemische Reaktionen im Körper in Gang gesetzt werden. Andere Vitamine sind an der Umwandlung von Kohlenhydraten, Proteinen oder Fetten beteiligt, damit diese in Form von Energie für den Körper verfügbar sind. Eine wichtige Rolle spielen

sie auch für die Abwehrkräfte, für eine ausgeglichene Verdauung und die Nährstoffaufnahme sowie für die Stabilität der Knochen, für eine einwandfreie Atmung, für eine optimale Zusammensetzung des Blutes und für die Vitalität der äußeren Organe.

Fettlösliche Vitamine

Die fettlöslichen Vitamine (A, D, K und E) werden mithilfe der Galle und der Verdauungssäfte der Bauchspeicheldrüse absorbiert. Sie gelangen über die Leber ins Lymphsystem und werden von den Lipoproteinen im Organismus verteilt.

Vitamin A (Retinol) und die Karotinoide

Vitamin A beinhaltet verschiedene fettlösliche Substanzen, die auch als Retinole bezeichnet werden. Auch der Name

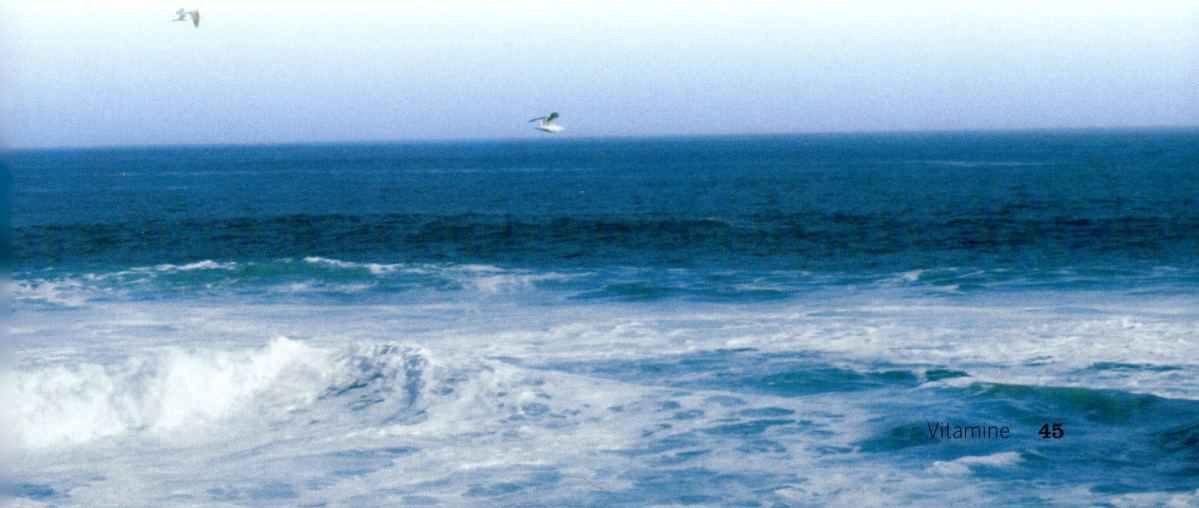

Wussten Sie, dass …

- … Nährstoffe miteinander in Wechselwirkung treten können, durch die ihre Aufnahme, ihr Transport und ihre Weiterverwendung unterstützt oder behindert werden kann?
- … die Bioverfügbarkeit eines Vitamins der aufgenommenen und vom Körper verwendeten Menge entspricht? Es ist wichtig, die Verfügbarkeit der Vitamine in den Nahrungsmitteln zu kennen, denn davon hängt die Menge der Vitamine in dem jeweiligen Nahrungsmittel sowie seine Bioverfügbarkeit für den Körper ab.
- … wasserlösliche Vitamine sehr empfindlich gegen Wärme, Licht und Feuchtigkeit sind?
- … Vitamin C (fast zu 100 %), Vitamin B (zu ca. 40 %) und Folsäure (auch Vitamin B_9 genannt) durch den Garvorgang zerstört werden?
- … fettlösliche Vitamine im Darm in Form von Mizellen (kleine Klümpchen) aufgenommen werden und über das Lymphsystem in den Blutkreislauf gelangen, durch den sie zu allen Geweben gebracht werden, die sie benötigen?
- … wasserlösliche Vitamine nach ihrer Absorption frei im Körper zirkulieren und keine Transporthilfe benötigen?
- … die fettlöslichen Vitamine D und E in fetthaltigem Gewebe und in den Muskeln gespeichert werden? Die Vitamine E, A und die wasserlöslichen Vitamine B_{12} und Folsäure werden außerdem in der Leber gespeichert.
- … die Vitamine A und D in zu hoher Konzentration giftig sein können?

Axerophtol ist dafür gebräuchlich, da es die Xerophtalmie (Austrocknung des äußeren Auges) zu verhüten vermag. Vitamin A kann aus pflanzlichen Karotinoiden gewonnen werden, die als Vorstufen für das Vitamin A in der Nahrung vorliegen. In tierischen Lebensmitteln sind die Vorstufen des Vitamin A in der Milch sowie in Leber und Nieren zu finden.

Vitamin A kann auch aus den Karotinoiden Betakarotin und – in geringerem Maße – Alphakarotin gewonnen werden. Die Karotinoide bilden eine Familie von rund 700 fettlöslichen Molekülen, die überall in der Natur zu finden sind. Es handelt sich um orange-rote Pigmente, die in pflanzlichen und tierischen Geweben vorhanden sind. Manchmal wird ihre Farbe durch das Chlorophyll überdeckt. Nicht alle haben die Eigenschaft als Provitamin A. Sie besitzen ebenso antioxidative Eigenschaften.

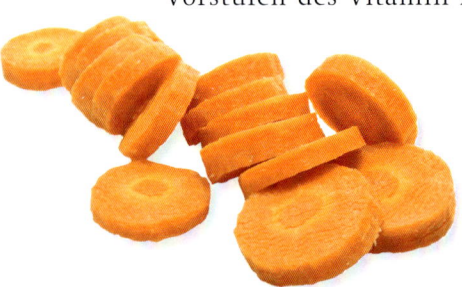

Wussten Sie, dass …

- … Vitamin A zu fast 90 % aufgenommen wird? Die Karotinoide hingegen werden zu rund 40–60 % aufgenommen. Ihre Aufnahme hängt von der Menge an verfügbaren Fetten und der Bekömmlichkeit der Nahrung ab.

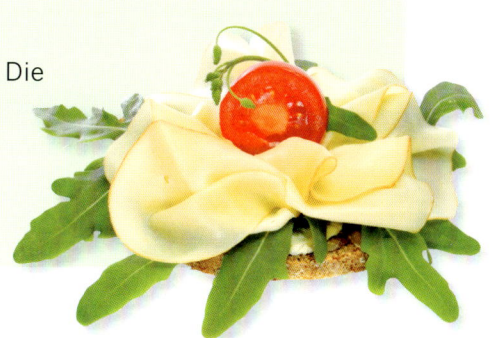

- **Aufnahme und Bioverfügbarkeit von Vitamin A**

  Die Verdauung von Vitamin A erfolgt im Dünndarm. Es wird in freier Form aufgenommen (als Retinol) und verbindet sich mit den Fettsäuren, die in der Darmschleimhaut verfügbar sind. Von hier gelangt es ins Lymphsystem und mithilfe der Chylomikronen (Lipoproteinpartikel als Transportmittel) in die Blutbahn.

  Mehr als 90 % der Reserven an Vitamin A werden in der Leber gespeichert. Sie werden dem Körper bei Bedarf mithilfe von Zink und unter Einwirkung des Retinol-Transportproteins (RBP, Retinol-bindende Proteine) zugeführt. Bei einer gestörten Nährstoffaufnahme (z. B. durch Zöliakie, Morbus Crohn) kann es zu Vitamin-A-Mangelerscheinungen sowie im Fall einer Lebererkrankung zu einer verstärkten Zerstörung oder Ausscheidung von Vitamin A kommen. Auch bei der künstlichen Ernährung können Vitamin-A-Mangelerscheinungen auftreten.

- **Mengenentsprechungen**

  1 mg RE = 1 µg Retinol oder Vitamin A = 3,33 IE Retinol oder Vitamin A

Mengenangaben für die Vitamin-A-Aufnahme

Um die empfohlene Tagesdosis anzugeben, sind verschiedene Einheiten üblich:

- RE: Retinol-Entsprechung, bezieht sich auf die Menge an Vitamin A, die dem Retinol entspricht
- IE: Internationale Einheit, eine Maßeinheit zur reproduzierbaren Dosierung von Präparaten anhand ihrer Wirkung. Festgelegt werden die Internationalen Einheiten von der Weltgesundheitsorganisation.
- RDA: *Recommended Daily Allowance* = empfohlene Tagesdosis, ein von der Europäischen Union festgelegter Bezugswert für den menschlichen Bedarf an essenziellen Nährstoffen. Er nennt die empfohlene Nährstoffmenge für einen gesunden Erwachsenen.

1 mg RE = 6 µg Betakarotin = 10 IE Betakarotin
1 µg Retinol oder Vitamin A = 3,33 IE Retinol oder Vitamin A
1 µg Betakarotin = 1,66 IE Betakarotin
1 IE Retinol oder Vitamin E = 3,33 IE Betakarotin

- **Empfohlene Dosen**
  RDA: 800 µg (2667 IE)
  Ernährungsergänzung: Betakarotin: 1500 – 4500 µg (entspricht der Wirkung von 5000 – 15 000 IE Vitamin A). Zur Nahrungsergänzung werden meistens 25 000 IE (15 mg) pro Tag empfohlen.
  Vitamin A: 5000 – 10 000 IE
  (1500 – 3000 µg)

- **Vitamin-A-Quellen**
  Kabeljau-Lebertran, blauer Fisch, Eier, Fleisch, fetthaltige Milchprodukte

- **Betakarotin-Quellen**
  Süßkartoffeln, Karotten, grüne Blattgemüse, Pollen, Algen (z. B. *Dunalliela salina*)

- **Wofür Vitamin A gebraucht wird**
  Eine der Hauptfunktionen des Vitamin A ist die Verbesserung der Darmschleimhaut. Daher ist es sehr nützlich im Fall einer Erkrankung

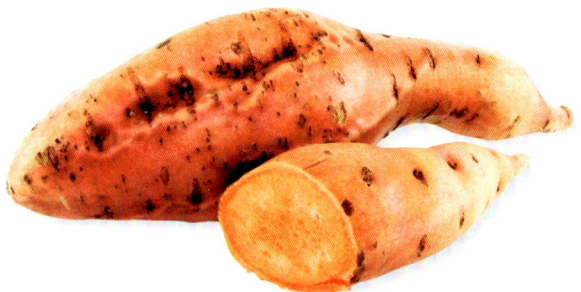

an Morbus Crohn, *Colitis ulcerosa* (Entzündung der Darmschleimhaut) sowie Zöliakie. Außerdem ist Vitamin A hilfreich zur Vermeidung und Behandlung von Magengeschwüren. Es leistet wichtige Dienste beim Sehvorgang und ist darüber hinaus ein gutes Antioxidationsmittel. In Verbindung mit Zink und Eisen hat es sich bei Blutarmut gut bewährt.

- **Wofür Betakarotin gebraucht wird**
  Betakarotin ist ein effektives Antioxidationsmittel.

- **Wechselwirkungen**
  – Die Bioverfügbarkeit des Betakarotins nimmt ab, wenn die Ernährung vorwiegend fettarm ist.
  – Wer über längere Zeit Betakarotine aufnimmt, sollte ebenso Vitamin E zu sich nehmen, da das Betakarotin das Vitamin-E im Körper reduziert.

- **Vitamin-A-Antagonisten**
  – Eine fettarme Ernährung vermindert die Aufnahme und die Bioverfügbarkeit von Vitamin A.
  – Vitamin-E-Mangel oder -Überschuss (bei einer Zufuhr von mehr als 400 IE) kann die Verfügbarkeit von Vitamin A beeinflussen.
  – Produkte mit Mineralölgehalt (als Abführmittel bei Verstopfung) vermindern die Vitamin-A-Aufnahme.
  – Eine Vitamin-E-Zufuhr von mehr als 400 IE vermindert die Vitamin-A-Aufnahme.
  – Kälte, Licht, Sauerstoff, direkte Sonneneinstrahlung
  – Verschiedene Arzneimittel: Oral verabreichte Verhütungsmittel

bewirken einen Anstieg von Vitamin A im Blutplasma, weshalb in diesem Fall kein zusätzliches Vitamin A eingenommen werden sollte. Der Resorptionshemmer Colestyramin reduziert die Aufnahme von Betakarotin und Lycopin (das ebenfalls zu den Carotinoiden zählt). Colestipol, ein Mittel zur Senkung des Blutfettes, beeinflusst ebenfalls die Aufnahme von Vitamin A und Neomycin, ein Breitband-Antibiotikum, hat zudem eine Auswirkung auf die Absorption von Betakarotin. Besondere Vorsicht gilt bei der Einnahme von Antibiotika der Tetracyclin-Gruppe, die in Wechselwirkung mit einer Vitamin-A-Zufuhr Bluthochdruck im Gehirn auslösen können.

- **Zur Unterstützung der Vitamin-A-Aufnahme**
  - Vitamin C erhöht die Verfügbarkeit von Vitamin A.
  - Vitamine der B-Gruppe unterstützen die Haltbarkeit von gespeichertem Vitamin A.
  - Vitamin C und E schützen das Vitamin A vor der Oxidation.
  - Zink unterstützt die Verfügbarkeit von Vitamin A.

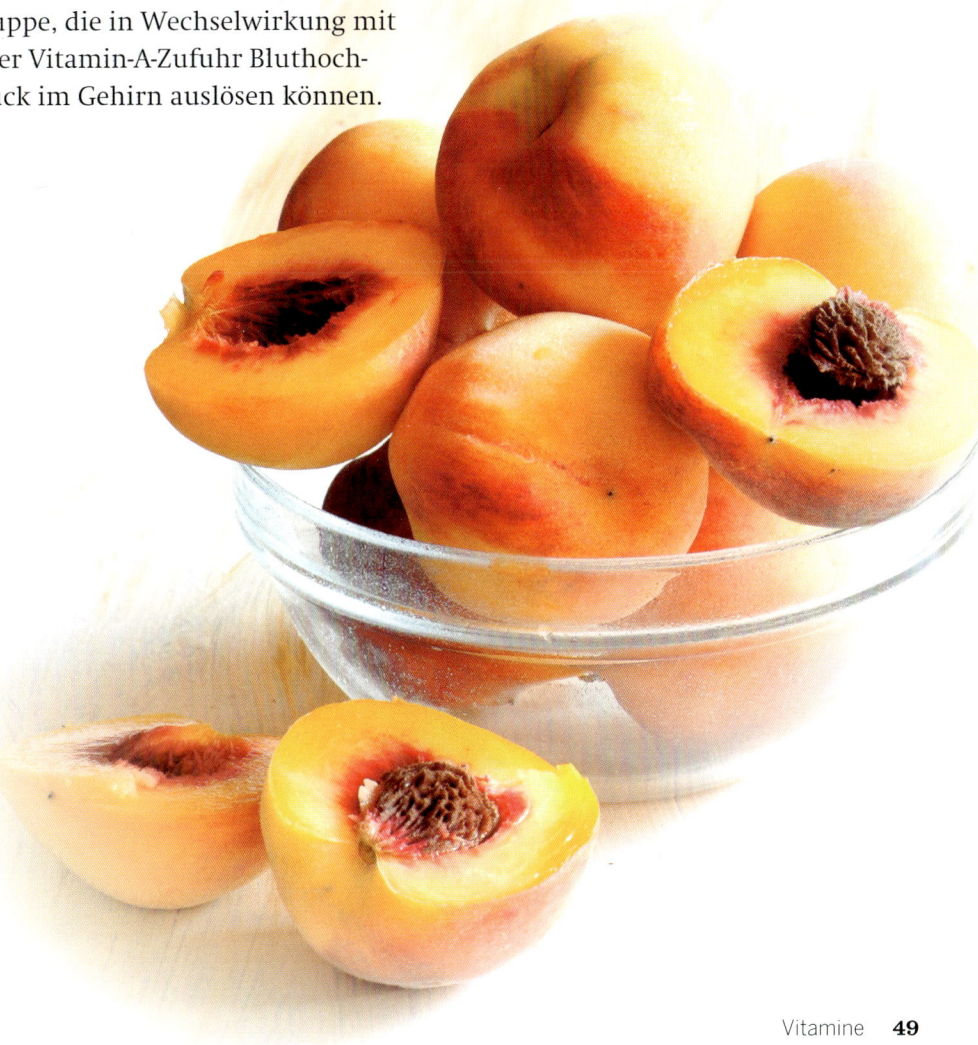

Vitamin A als Nahrungsergänzung

Bei der Unterstützung der Ernährung durch die zusätzliche Einnahme eines Vitamin-A-Präparates sollte am besten auf Betakarotine zurückgegriffen werden, da Vitamin A in zu hoch dosierter Form giftig ist.

Natürliches Betakarotin wird aus *Dunaliella salina*, einer einzelligen Meeresalge, gewonnen, die verschiedene Betakarotine enthält. Weitere sinnvolle Quellen hierfür sind: Karotten, Spinat und Pfirsiche.

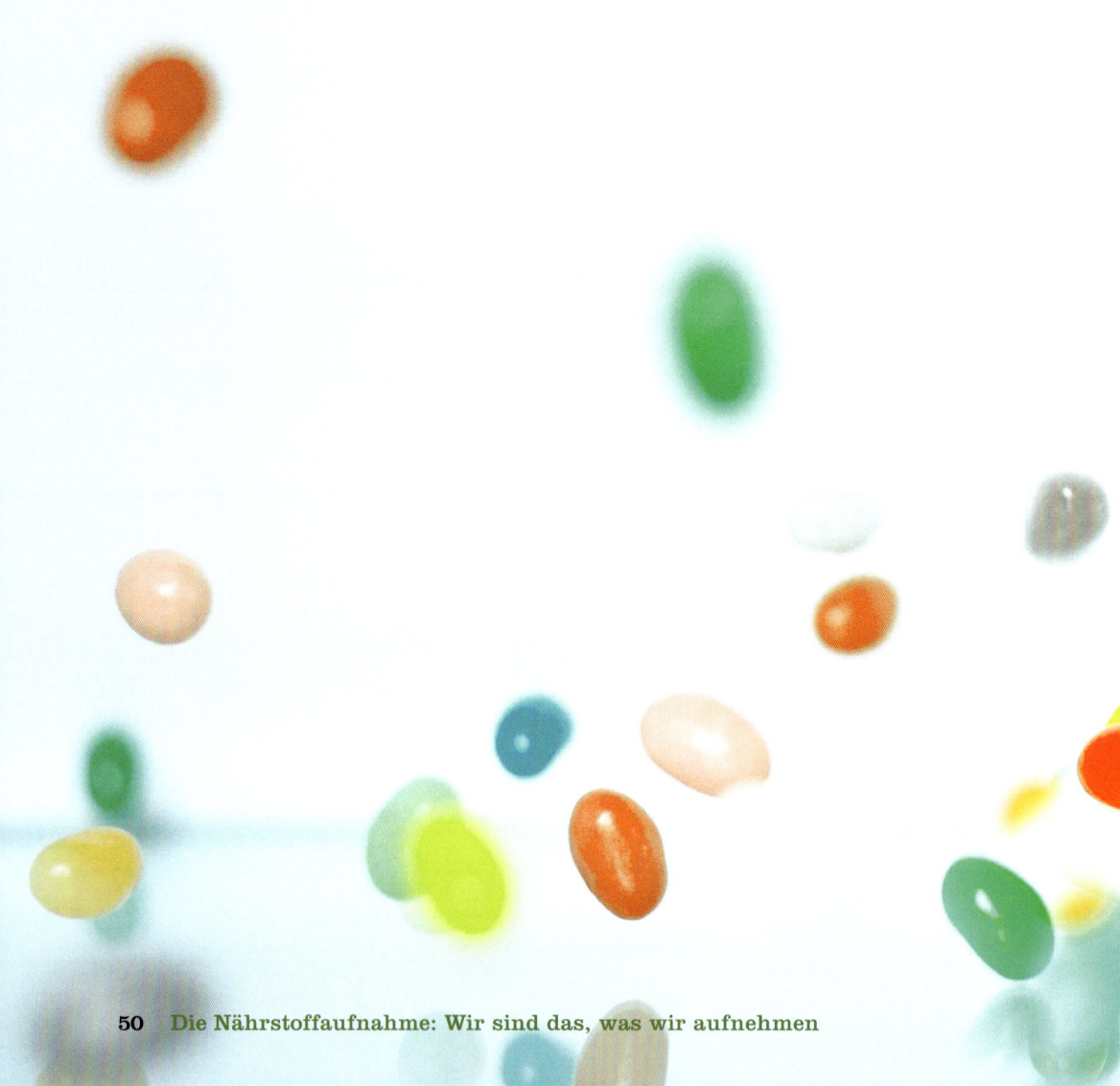

Die Bedeutung von Nahrungsergänzungsmitteln für die Gesundheit unseres Organismus

Unser aktuelles Gesellschaftssystem ist zerstörerisch und bringt das Individuum in Stresssituationen, die für unsere Gesundheit bedrohlich sind. Dabei steigt der Bedarf an verschiedenen Nährstoffen (wie z.B. Vitamine der B-Gruppe und Zink) wie auch die Gefahr für psychische Beschwerden wie Depressionen, Angstzustände sowie Stimmungsschwankungen mit den entsprechenden körperlichen Auswirkungen. Bereits Hippokrates sagte: „Wir sind, was wir essen." Die Nahrung führt dem Körper die Nährstoffe zu, die er für die biochemischen Prozesse benötigt, um den Organismus gesund und aktiv zu erhalten. Aus mehreren Gründen (verarbeitete Nahrungsmittel, geringe Nutzung von Vollkornprodukten, ausgelaugte Anbauflächen, Fertiggerichte, erhöhter Nährstoffbedarf ...) deckt die moderne Ernährung nicht mehr alle Bedürfnisse des Organismus ab. Der heutigen Ernährung, angereichert mit Lebensmittelzusatzstoffen, mangelt es an den nötigen Nährstoffen und an unverzichtbaren Bestandteilen.

Darüber hinaus lösen etliche Konservierungsmittel und Farbstoffe Allergien aus. Ein übermäßiger Verzehr von ungesunder und moderner Kost führt zu einem Überangebot an gesättigten Fetten und Kalorien.

In Anbetracht dessen ist es notwendig, bei den Bemühungen zur Gesunderhaltung des Körpers auf zwei grundlegende Faktoren zu achten: Lebensstil und Ernährung. Nahrungsergänzungsmittel können für das körperliche Wohlbefinden einen sinnvollen Beitrag leisten. Sie verbessern die Verfügbarkeit von Nährstoffen für den Organismus und helfen dadurch mit, den Körper in einem guten Gesundheitszustand zu erhalten – mit anderen Worten können sie dazu beitragen, eine angemessene Ernährungsweise zu optimieren. Dabei muss sorgfältig bedacht werden, welche Bereiche der Nährstoffzufuhr unterstützt werden sollten. Nicht alle Nahrungsergänzungsmittel sind wirklich sinnvoll. Holen Sie sich den Rat eines Spezialisten. Das spart Geld und steigert Ihr Wohlbefinden!

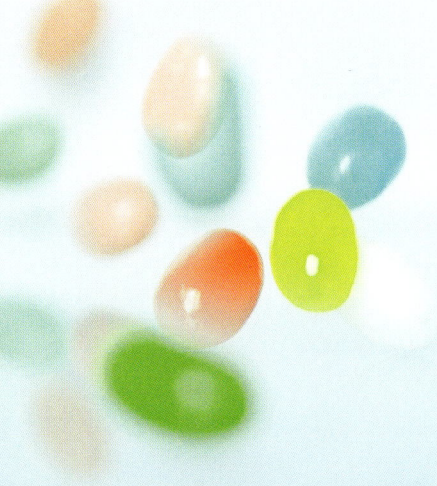
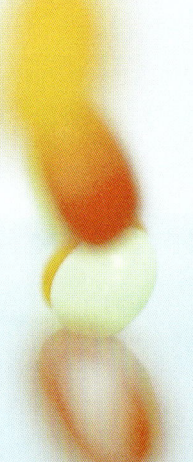
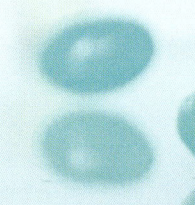

Vitamin D

Das im Körper verfügbare Vitamin D_3 wird unter Einwirkung von UV–Strahlung in Vitamin D umgebaut, weshalb es auch das „Sonnen-Vitamin" genannt wird. Dieses fettlösliche Vitamin ist bekannt für seine Wirksamkeit gegen Rachitis, sowohl zur Vorbeugung als auch zur Behandlung. Es gibt zwei verschiedene Verbindungen: das Cholecalciferol (Vitamin D_3) und das Ergocalciferol (Vitamin D_2). Die biologisch aktive Form des Vitamin D ist das 1,25-Dihydroxycholecalciferol oder auch Calcitriol. Vitamin D_3 ist ein Hormon, das der menschliche Körper unter der Einwirkung von Sonnenlicht selbst produziert. Nur 10 % des Bedarfs kann über die Nahrung abgedeckt werden (Fischöl und Eier).

Wenn die Haut dem Sonnenlicht ausgesetzt wird, findet die Umwandlung von Provitamin D, ausgehend von 7-Dehydrocholesterol, in seine biologisch aktive Form Cholecalciferol (Vitamin D_3) statt.

Das Vitamin D_2, oder Calciferol,

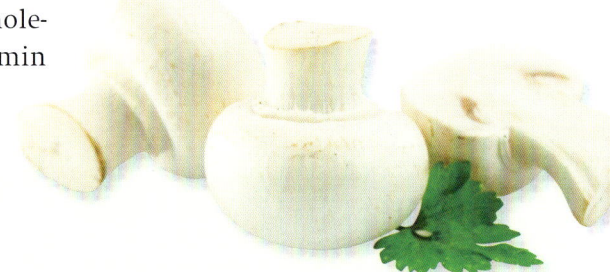

Vitamin D

Schritt 1

Vorstufe	Vitamin	Quellen
Ergosterol	D_2 (Calciferol)	Hefen und Pilze
7-Dehydrocholesterol	D_3 (Cholecalciferol)	tierische Gewebe

Zu ihrer Aktivierung ist ultraviolette Strahlung notwendig.

Schritt 2

Vitamin	Bioaktive Form	Aktivierungsorgan
D_3	25-Hydroxycholecalciferol	Leber

Schritt 3

Vitamin	Bauform mit maximaler Bioaktivität	Aktivierungsorgan
D_3	1,25-Dihydrocholecalciferol	Nieren

Hauptdurchgangsstufen des Vitamin D:

1. Die Aktivierung des Vitamin D_3 geschieht in der Leber. Dabei entsteht 25-Hydroxycholecalciferol (oder Calcidiol).
2. 25-Hydroxycholecalciferol gelangt in den Blutkreislauf, wo es in Verbindung mit einem Protein (ein Globulin zur Stabilisierung des Vitamin D) im Körper verteilt wird.
3. Die letzte Aktivierungsstufe vollzieht sich in den Nieren. Dabei entsteht 1,25-Dihydrocholecalciferol (Calcitriol).

Interessant!

Vitamin D ist eigentlich ein Hormon. Darunter versteht man einen Botenstoff, der an verschiedenen Stellen des Körpers produziert wird, um ein anderes Organ zu steuern. Vitamin D erfüllt alle Kriterien eines Hormons. Es kann vom Körper selbst produziert werden und muss nicht über die Ernährung aufgenommen werden. Darüber hinaus arbeitet Vitamin D mit zwei anderen Hormonen zusammen: mit Parathormon, das in der Nebenschilddrüse gebildet wird, und mit Calcitonin, einem Hormon der Schilddrüse. Gemeinsam mit dem Vitamin D erhalten sie einen reibungslosen Kalzium- und Phosphorstoffwechsel aufrecht.

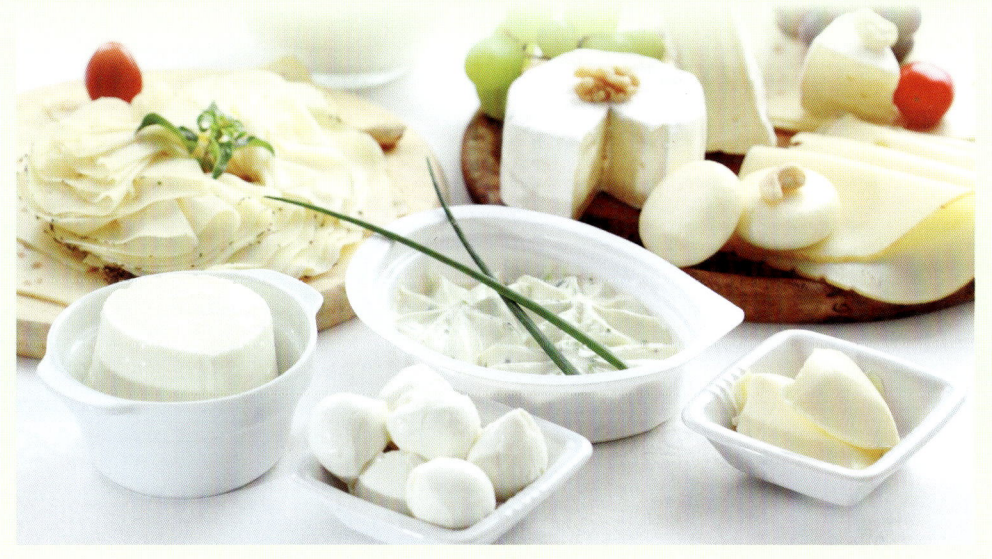

bildet sich unter Einwirkung von ultravioletter Strahlung, die das Provitamin D umwandelt. Das biologisch aktive Provitamin D liegt ebenso in Pflanzen und Pilzen vor. Man findet es in kommerziell verarbeiteten Nahrungsmitteln wie Brot oder Milch.

- **Aufnahme und Bioverfügbarkeit von Vitamin D**
  Die Absorption des fettlöslichen Vitamin D erfolgt im Dünndarm.

Damit es vollständig aufgenommen werden kann, ist die Galle sehr wichtig. Nach der Aufnahme wird das Vitamin D von den Chylomikronen (Transportpartikel) ins Lymphsystem transportiert. Von dort gelangt es mithilfe eines speziellen Proteins, dem Alphaglobulin, in den Blutkreislauf. In der Leber wird das Vitamin D_3 in eine bioaktivere Form umgebaut, in 25-Hydroxycholecalciferol (Calcidiol), das im Vergleich zu

Vitamin D₃ die fünffache Wirkungskraft besitzt. In dieser Bauform wird das Vitamin D im Körper verteilt. Die Nieren wandeln es in 1,25 Dihydroxycholecalciferol (Calcitriol) um, als das es im Hinblick auf seine aktive Wirkungskraft in der stärksten Form überhaupt vorliegt (zehn Mal stärker als Vitamin D₃). Als solches hat das Vitamin D im Dünndarm die Aufgabe, Kalzium und Phosphor aufzunehmen (die Hauptbestandteile der Knochen).

Im Fall einer zu geringen Verfügbarkeit von Kalzium und Phosphor wird das Hormon Parathormon (PTH) ausgeschüttet, das die Produktion von 1,25 Dihydroxycholecalciferol stimuliert.

Leber- oder Gallenerkrankungen können die Vitamin-D-Aufnahme stören, was in Folge zu Steathorroe (Fettstuhl) führen kann.

- Mengenentsprechungen
  1 IE Vitamin D = 0,025 mg Vitamin D
  1 µg Vitamin D = 1 µg Vitamin D₂ =
  1 µg Cholecalciferol (Vitamin D₃) =
  40 IE Vitamin D

- Empfohlene Dosis
  RDA: 5 µg (200 IE)

- Vitamin-D-Quellen
  Leber, Milchprodukte, Fisch mit hohem Fettanteil (Hering, Sardinen, Lachs) und Eier

- Wofür Vitamin D gebraucht wird
  Es greift über die Leber, den Darm und die Nieren in den Kalzium- und Phosphorstoffwechsel ein. In den

Nieren sorgen das Hormon Parathormon (PTH) und das aktivierte Vitamin D für den Transport von Kalzium. Im Darm steuert das aktivierte Vitamin D für die reibungslose Aufnahme von Kalzium und Phosphor. In den Knochen hat Vitamin D die Aufgabe, Kalzium in die Knochensubstanz einzulagern.

Morbus Crohn sowie *Colitis ulcerosa* (Entzündung der Darmschleimhaut) gehen mit Vitamin-D-Mangel einher.

- Vitamin-D-Antagonisten
  – Zu wenig Sonnenlicht
  – Verschiedene Arzneimittel: Phenolphthalein und Phenobarbital (ein Antikonvulsivum zur Behandlung oder Verhinderung von epileptischen Anfällen) beeinflussen den Vitamin-D-Stoffwechsel in der Leber. Glucocorticoide (zur Hemmung von Entzündungen) und Thiaziddiuretika (zur Behandlung von Bluthochdruck und zur Entwässerung) beeinträchtigen die Aufnahme und die Verfügbarkeit von Vitamin D. Ebenso hemmen Actinomycine (Antibiotika) den Umbau von Vitamin D in seine aktive Form.

- Zur Unterstützung der Vitamin-D-Aufnahme
  – Kalzium: Eine ausgewogene Verfügbarkeit von Kalzium begünstigt die Vitamin-D-Aufnahme.
  – Phosphor: Eine ausgewogene Verfügbarkeit von Phosphor begünstigt die Vitamin-D-Aufnahme.
  – Vitamin E: unterstützt den Vitamin-D-Stoffwechsel.

– Außerdem wird die Aufnahme von Vitamin D durch die Vitamine A und C unterstützt.

Vitamin E

Mit Vitamin E bezeichnet man eine Gruppe von fettlöslichen Substanzen, die in Pflanzen gebildet werden. Am häufigsten darunter sind die Tocopherole und die Tocotrienole. Sie haben eine starke antioxidative Wirkung, insbesondere das D-alpha-Tocopherol.

Vitamin E hat eine besonders starke antioxidative Wirkung im Hinblick auf die mehrfach ungesättigten Fettsäuren. Seine Wirkung wird noch verstärkt, wenn es mit anderen Antioxidantien zusammentrifft.

Die Membrane der Körperzellen besteht aus Fetten. Sie bilden eine Schutzschicht, die durch freie Radikale jedoch beschädigt werden kann. Vitamin E besitzt die Fähigkeit, die Zellmembrane vor dem Zugriff durch freie Radikale zu schützen. Außerdem verbessert es die Aufnahmefähigkeit von Sauerstoff, stärkt die Abwehrkräfte und beugt dem grauen Star vor, der auch durch freie Radikale ausgelöst werden kann. Nicht zuletzt schützt Vitamin E den Organismus vor Herz-Kreislauf-Erkrankungen. Neuere Studien haben gezeigt, dass die Konzentration von Vitamin E im Blut mit der Verfügbarkeit von Zink in Verbindung steht.

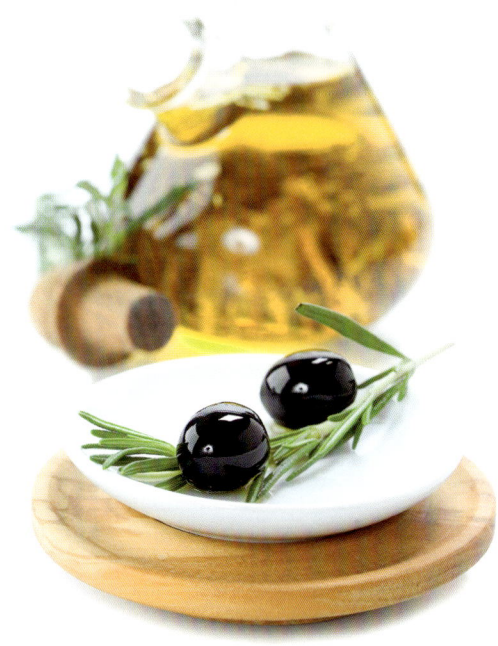

- **Aufnahme und Bioverfügbarkeit von Vitamin E**
  Vitamin E wird im Dünndarm aufgenommen. Notwendig dafür ist die Gallenflüssigkeit. Mithilfe von Chilomikronen gelangt es zunächst ins Lymphsystem und von dort in den Blutkreislauf. Anders als alle anderen fettlöslichen Vitamine, bleibt das Vitamin E nur über eine vergleichsweise kurze Zeitspanne im Körper, ähnlich wie die Vitamine der B-Gruppe und wie das Vitamin C. Etwa 60–70 % des durch die Nahrung aufgenommenen Vitamin E werden mit dem Kot ausgeschieden. Nur 35 % werden aufgenommen und weitergeleitet.

- **Mengenangaben**
  1 mg D-alpha-Tocopherol (natürliches Vitamin E) = 1,49 IE Vitamin E
  1 mg DL-alpha-Tocopherol (synthetisches Vitamin E) = 1,1 IE Vitamin E

- **Empfohlene Dosis**
  RDA: 10 IE (14,9 IE)

- **Vitamin-E-Quellen**
  Vitamin E findet sich insbesondere in pflanzlichen Lebensmitteln, hauptsächlich in Ölen (Leinöl, Soja,

Färberdistel, Olive usw.), Sonnenblumenkernen, Vollkorngetreide und Weizenkeimen. Geringere Mengen dieses Vitamins sind auch in tierischem Gewebe zu finden. In der Regel enthalten Nahrungsmittel, die einen hohen Gehalt an mehrfach ungesättigten Fettsäuren bieten, ebenso vergleichsweise viel Vitamin E, wie z.B. die blauen Fischarten (Sardinen, Lachs, Hering und Thunfisch).

- **Wofür Vitamin E gebraucht wird**
Vitamin E ist ein großartiges Antioxidationsmittel und verhindert die Bildung von freien Radikalen. Außerdem schützt es die mehrfach ungesättigten Fette auf besonders effektive Weise. Es verhindert die Beschädigung der Zellmembran durch Oxidation. Auch für die Vitamine A und C, verschiedene Enzyme, Hormone und Aminosäuren hat es eine antioxidative Funktion. Ebenso tritt es einem frühzeitigen Alterungsprozess der Körperzellen, ausgelöst durch beschädigte Zellmembranen, entgegen. Für die Versorgung der Zellen mit Nährstoffen, insbesondere von Nerven und Muskeln, bietet das Vitamin E eine wichtige Unterstützung. Es fördert die Erhaltung der Zellmembranen und verhindert deren Beschädigung. Ein Mangel an Vitamin E vermindert die Fruchtbarkeit sowie die Durchblutung. Im Darm schützt es die Zersetzung des Vitamin A und unterstützt dessen Wirksamkeit im Organismus. Vitamin-E-Mangel ist verbunden mit einem vorzeitigen Alterungsprozess, da freie Radikale und Umweltgifte dadurch freien Zugriff auf die Körperzellen erhalten.

Ferner spielt dieses Vitamin für das Immunsystem eine wichtige Rolle. Es sorgt für eine vermehrte Produktion von Antikörpern, Leukozyten und Lymphozyten. Höhere Dosen an Vitamin E können die Produktion von Antikörpern verdoppeln oder sogar verdreifachen, während ein länger andauernder Mangel diese extrem ausbremsen kann. Die Wirkungskraft der Leukozyten bei der Abwehr von Infektionskrankheiten wird durch Vitamin E gesteigert.

Vitamin E gilt als „Vitamin des Herzens und des Blutkreislaufes". Es wirkt Thrombosen entgegen, erhält die Durchlässigkeit der Zellmembranen aufrecht und verbessert die Sauerstoffversorgung und Belastbarkeit des Herzmuskels. Auf die Herzkranzgefäße wirkt es gefäßerweiternd. Außerdem ist es unabdingbar für die Produktion des Coenzyms Q10, das den Energiestoffwechsel und die Aktivität des Herzmuskels fördert. Es steigert die Leistungsfähigkeit des Herzens und der Muskulatur, fördert die Durchlässigkeit der Kapillare (kleinste Blutgefäße) und sorgt für eine bessere Versorgung des Gewebes mit Sauerstoff.

Vitamin E gilt ebenso als „Vitamin der Frauen", da es den Monatszyklus reguliert. Es steigert die weibliche Fruchtbarkeit, verringert das Risiko für Fehlgeburten und unterbindet eine übermäßige Produktion von Androgenen (männliche Geschlechtshormone). Außerdem erhöht es die Konzentration von Abwehrstoffen in der Muttermilch. Bei der oralen Einnahme von Verhütungsmitteln kann es zu einem

Wussten Sie, dass …

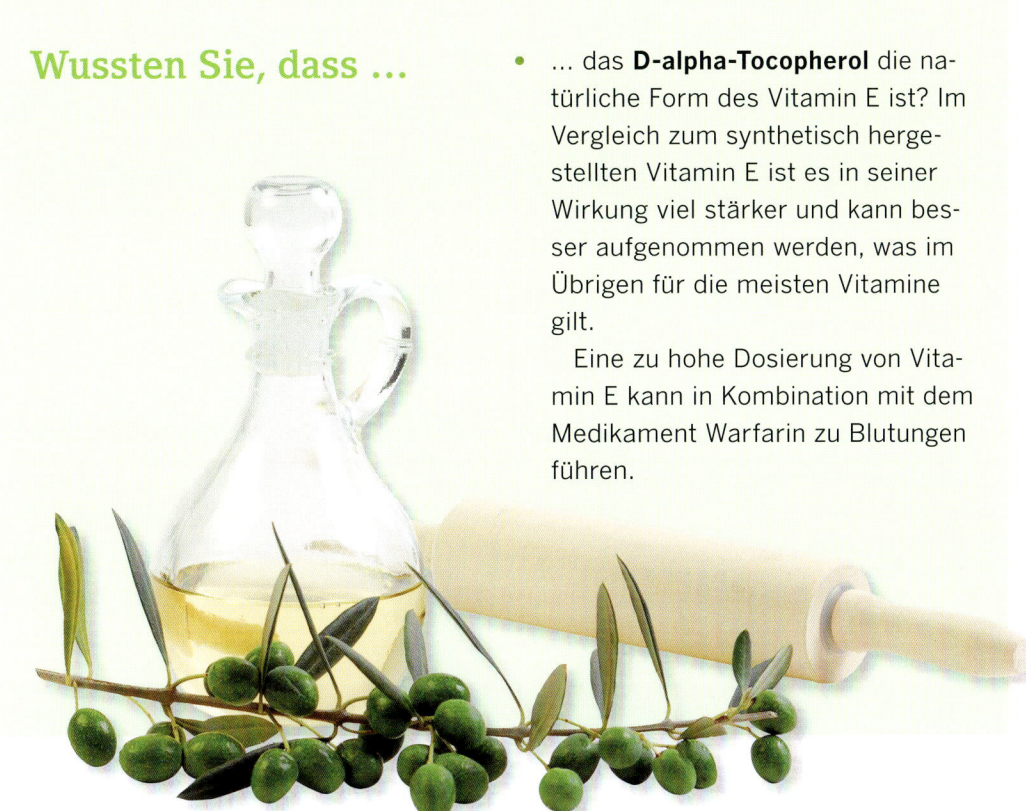

- … das **D-alpha-Tocopherol** die natürliche Form des Vitamin E ist? Im Vergleich zum synthetisch hergestellten Vitamin E ist es in seiner Wirkung viel stärker und kann besser aufgenommen werden, was im Übrigen für die meisten Vitamine gilt.

  Eine zu hohe Dosierung von Vitamin E kann in Kombination mit dem Medikament Warfarin zu Blutungen führen.

erhöhten Vitamin-E-Bedarf kommen. Bei Männern begünstigt dieses Vitamin den sexuellen Reifungsprozess.

- **Vitamin-E-Antagonisten und Wechselwirkungen**
  - Vitamin E tritt in Wechselwirkung mit Vitamin K und vermindert die Blutgerinnung.
  - Vitamin E behindert den reibungslosen Vitamin-A-Stoffwechsel.
  - Produkte mit Mineralölgehalt (als Abführmittel bei Verstopfung) behindern die Aufnahme von Vitamin E.
  - Durch Einfrieren wird der Großteil an Vitamin E in den Lebensmitteln zerstört.
  - Durch Braten geht viel Vitamin E in der Nahrung verloren.

  - Arzneimittel: Colestyramin (ein Resorptionshemmer für Cholesterin), Isoniazid (Antibiotikum für Bronchialerkrankungen, Harnwegsentzündungen usw.) und Colestipol (zur Cholesterinreduktion) verringern die Vitamin-E-Aufnahme.

- **Zur Unterstützung der Vitamin-E-Aufnahme**
  - Selen steigert die Antioxidationswirkung von Vitamin E. Selen und Vitamin E treten miteinander in positive Wechselwirkung.
  - Betakarotin tritt bei der Oxidationshemmung von Fettsäuren mit Vitamin E in positive Wechselwirkung.

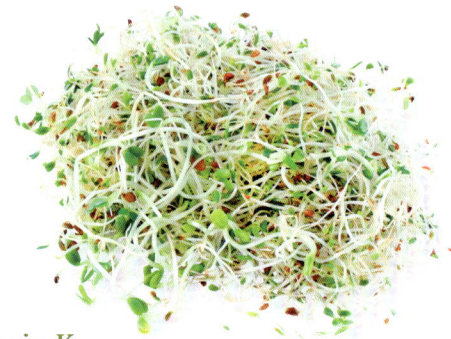

Vitamin K

Vitamin K (von K wie „Koagulation" = Gerinnung) wird für die Produktion von Prothrombin benötigt, einer Substanz, die für die Blutgerinnung sehr wichtig ist. Der Organismus braucht davon nur winzige Mengen. Bei Bedarf wird eine Komponente dieses Vitamins von den Bakterien im Darm hergestellt. Es unterstützt die Leber bei der Synthese von Prothrombin und Proconvertin, die an der Blutgerinnung beteiligt sind. Zusätzlich benötigt wird Glutaminsäure.

Vitamin K liegt in Form von verschiedenen fettlöslichen Verbindungen vor:
- Phyllochinon (Vitamin K_1): Man findet es in Pflanzen. Es ist das einzige natürliche Vitamin K, das zur Behandlung eingesetzt werden kann.
- Menachinon (Vitamin K_2): Es wird von den grampositiven Bakterien im Leerdarm und im Krummdarm gebildet.
- Menadion (Vitamin K_3) und Menadiol (Vitamin K_4): Sie werden synthetisch hergestellt.

Wussten Sie, dass …

- … die Verfügbarkeit von Vitamin K weder durch den Verzehr roher oder gekochter Nahrung noch durch den Fettgehalt der Ernährung beeinflusst wird?

- **Aufnahme und Bioverfügbarkeit von Vitamin K**
  Vitamin K wird im Dünndarm aufgenommen. Dabei werden Gallensalze und Bauchspeichelflüssigkeit benötigt. Vitamin K_3 wird ohne Gallenflüssigkeit absorbiert. Vitamin K_1 hingegen wird unter Energieaufwand im proximal (zum Rumpf) gelegenen Teil des Dünndarms aufgenommen. Vitamin K_2 wird durch Diffusion im distal (von der Körpermitte entfernt) gelegenen Teil von Dünndarm und Kolon absorbiert. Die Vitamine K_1 und K_2 gelangen nach der Aufnahme ins Lymphsystem, Vitamin K_3 geht direkt in den Blutkreislauf über.

  Das durch Bakterien hergestellte Vitamin K kann den Tagesbedarf bis zu 50 % abdecken. Die Menge an Vitamin K, die vom Dünndarm aufgenommen wird, kann sehr stark variieren (zwischen 10 und 70 %) und ist abhängig von den Fetten in der Ernährung sowie von der Emulsionsfähigkeit der Gallensäuren (zur Fettverdauung).

- **Empfohlene Dosis**
  Für die Einnahme von Vitamin K lassen sich keine genau festgelegten Empfehlungen machen, da es von den Bakterien der Darmflora in unterschiedlicher Menge hergestellt wird. RDA: 75 µg

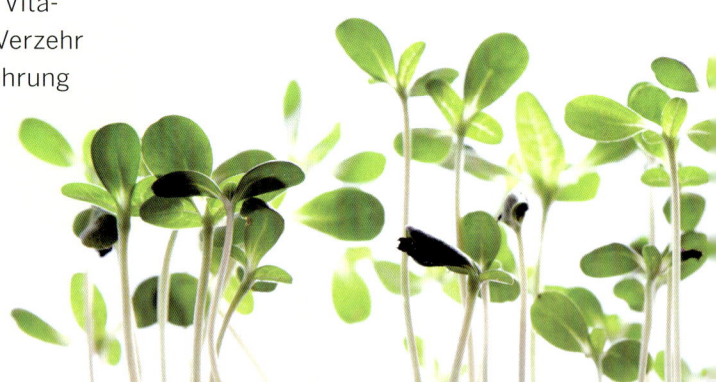

Merkmale von fettlöslichen Vitaminen

- Löslich in Fetten der Nahrung.
- Zu ihrer Aufnahme im Darm ist Gallenflüssigkeit notwendig, durch die die Fette emulsioniert werden.
- Sie werden in der Leber und im Fettgewebe verdaut (Vitamin A und D).
- Bei zu hohen Dosen besteht Vergiftungsgefahr.
- Ein Überschuss wird über die Galle, nicht über den Urin ausgeschieden.
- Sie haben während des Garvorgangs in Wasser eine gute Haltbarkeit, beim Braten lösen sie sich im Bratfett.
- Mangelerscheinungen (an Vitamin A, D und K) sind vergleichsweise selten, da sie leicht verfügbar sind und vom Körper leicht umgebaut bzw. selbst hergestellt werden können.
- Gründe für Mangelerscheinungen: eine fettarme Ernährungsweise, übermäßiger Verzehr von Frittiertem, Fehlfunktionen von Galle oder Leber.

- **Vitamin-K-Quellen**
  Es liegt vor in grünem Blattgemüse, insbesondere in Keimlingen, Spinat, Brokkoli und Kohl. Ebenso ist es in Pflanzenölen enthalten.

- **Wofür Vitamin K gebraucht wird**
  Vitamin K beeinflusst die Gerinnung des Blutes. Es unterstützt die Bildung der Gerinnungsfaktoren Prothrombin und Proconvertin in der Leber. Dafür wird darüber hinaus Glutaminsäure benötigt. Vitamin K wirkt ebenso auf den Knochenstoffwechsel: Das Stabilisierungsprotein Osteocalcin, mit dessen Hilfe Kalzium in den Knochen gebunden werden kann, ist auf Vitamin K angewiesen.

- **Vitamin-K-Antagonisten**
  – Arzneimittel: Eine Behandlung mit Antibiotika verringert die Bioverfügbarkeit von Vitamin K, da dabei die Bakterienflora zerstört wird.
  – Antikoagulanzien (Gerinnungshemmer) auf Cumarin-Basis (z. B. Dicumarol): Sie nehmen Einfluss auf die vom Vitamin K abhängigen Gerinnungsfaktoren.

- **Zur Unterstützung der Vitamin-K-Aufnahme**
  – Eine gesunde Bakterienflora unterstützt die Bildung von Vitamin K.
  – Vermutlich erleichtert Vitamin D dem Kalzium und somit dem daran gebundenen Vitamin K den Eintritt in die Zellen. Vitamin K spielt ebenso eine Rolle bei der Aufnahme von Kalzium in den Nieren.
  – Bei der Produktion der Gerinnungsfaktoren Prothrombin und Proconvertin in der Leber spielt Vitamin K zusammen mit Glutaminsäure eine wichtige Rolle.

Wasserlösliche Vitamine

Hierzu gehören das Vitamin C und die Vitamine der B-Gruppe. Wie der Name schon sagt, unterscheiden sie sich von den fettlöslichen Vitaminen dadurch, dass sie im Gegensatz dazu in Wasser löslich sind. Die tägliche Ernährung stellt eine wichtige Bezugsquelle dar. Sie sind unabdingbar für einen reibungslosen Stoffwechsel nahezu aller Nährstoffe, da sie als wichtige Bausteine vieler Coenzyme und deren Vorstufen benötigt werden.

Thiamin oder Vitamin B_1

Von den Vitaminen der B-Gruppe wurde dieses Vitamin als Erstes entdeckt. Man hatte beobachtet, dass Personen mit einem Vitamin-B_1-Mangel der Beriberi-Krankheit (eine Vitaminmangelerkrankung mit Symptomen wie Apathie, Nervenlähmung und sogar Herzinsuffizienz) zum Opfer fielen, die sich im Laufe des 19. Jahrhunderts in ganz Ostasien zusammen mit der Einführung von geschältem Reis ausbreitete.

- **Aufnahme und Bioverfügbarkeit von Thiamin**
  Für gewöhnlich wird Thiamin passiv mithilfe des Transporthelfers Natrium (Na+) aufgenommen. Bei einer höheren Konzentration geschieht die Absorption auf passive Weise durch Diffusion. Die aufgenommene Menge an Thiamin aus der Nahrung beschränkt sich auf 8–15 mg pro Tag.

- **Empfohlene Dosis**
  Der Bedarf an Thiamin ist abhängig vom Energieverbrauch des Einzelnen. RDA: 1,1 mg

- **Thiamin-Quellen**
  Thiamin liegt in den äußeren Teilen von Körnern und Getreide vor. Ausgezeichnete Thiamin-Quellen sind Bierhefe, Weizenkeime, Trockenfrüchte und Saaten.

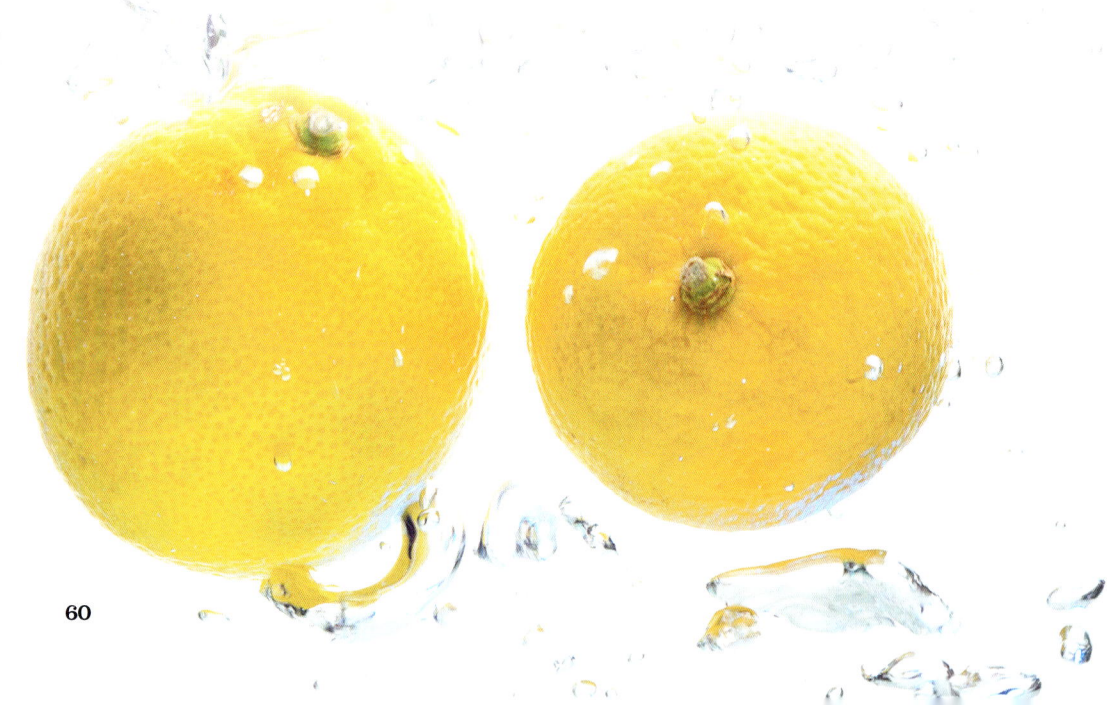

Wussten Sie, dass ...

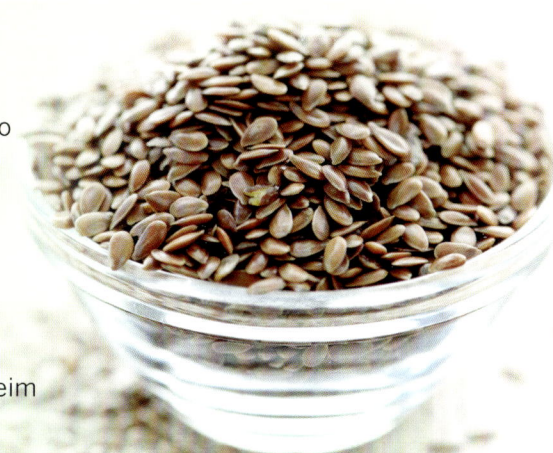

- ... je länger die Speisen gegart werden, desto mehr Thiamin beim Kochen zerstört wird? Ebenso haben der pH-Wert, die Temperatur und die beim Garen verwendete Wassermenge hierbei einen Einfluss. Dasselbe gilt im Übrigen für alle wasserlöslichen Vitamine.
- ... Thiamin durch die tiefen Temperaturen beim Einfrieren kaum zerstört wird?

- **Wofür Thiamin gebraucht wird**
  Thiamin beeinflusst den Kohlenhydratstoffwechsel. Es ist verantwortlich für die Energiegewinnung aus kohlenhydrathaltigen Nahrungsmitteln, sei dies nun ein Reisgericht oder ein Keks. Ebenso wirkt Thiamin auf die Verdauungsorgane und das Nervensystem.

Die aktive Form des Thiamins ist das Thiaminpyrophosphat.

- **Thiamin-Antagonisten**
  - Alkohol setzt die Verfügbarkeit von Thiamin herab, was insbesondere in den USA häufig die Ursache für Thiamin-Mangelerscheinungen ist.

Wussten Sie, dass ...

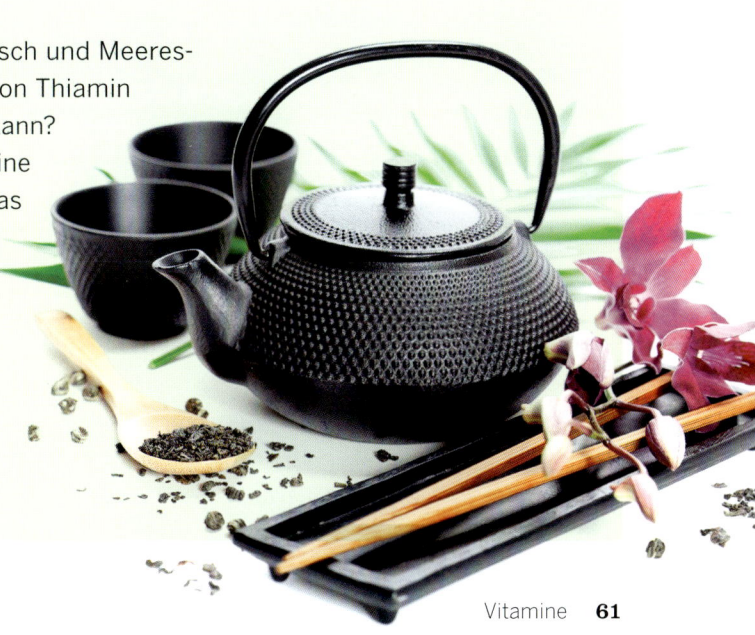

- ... der Verzehr von rohem Fisch und Meeresfrüchten die Verfügbarkeit von Thiamin um bis zu 50 % verringern kann? Sie enthalten Thiaminase, eine Gruppe von Enzymen, die das Thiamin zersetzen. Thiaminase wird durch den Garvorgang zerstört.
- ... auch Tee eine Substanz enthält, die es dem Körper erschwert, Thiamin aufzunehmen?

- Der Garvorgang: Bei Temperaturen über 100 °C wird Thiamin zerstört.
- Arzneimittel und medizinische Behandlungen: Medikamente zur Entwässerung (sie zehren die Thiaminvorräte des Körpers auf), Dialyse sowie die Behandlung mit 5-Fluoruracil (ein Zytostatikum in der Chemotherapie, bei dem die Umwandlung von Thiamin in seine aktive Form verhindert wird).

- **Zur Unterstützung der Thiamin-Aufnahme**
  - Magnesium unterstützt den Umbau von Thiamin in seine aktive Form (Thiaminpyrophosphat).

Riboflavin oder Vitamin B$_2$

Auch dieses Vitamin gehört zur B-Gruppe der Vitamine. Es ist wichtig für einen reibungslosen Stoffwechsel und ist als Coenzym an vielen verschiedenen Vorgängen im Organismus beteiligt.

- **Aufnahme und Bioverfügbarkeit von Riboflavin**
  Die Aufnahme von Riboflavin erfolgt sehr rasch, und zwar im oberen proximal, d. h. zum Rumpf gelegenen Abschnitt des Dünndarms. Riboflavin wird aktiv transportiert. Die passive Diffusion spielt hierbei eine untergeordnete Rolle. Riboflavin wird in sämtlichen Geweben des Körpers benötigt.

- **Empfohlene Dosis**
  RDA: 1,4 mg

- **Riboflavin-Quellen**
  Riboflavin ist hauptsächlich in Milch, Eiern, Vollkorngetreide, Leber, Fleisch und grünem Blattgemüse enthalten.

- **Wofür Riboflavin gebraucht wird**
  Vitamin B$_2$ ist wichtig für den Energiestoffwechsel im Körper. Es ist ein wichtiger Baustein zweier Coenzyme, die im Organismus als Elektronenüberträger wirken, dem Flavin-Adenin-Dinukleotid und dem Flavinmononukleotid – auch Riboflavinphosphat genannt – und unterstützt damit wesentlich die menschliche Atmungskette. Darüber hinaus erleichtert es die Instandhaltung der Schleimhäute, der Augen und der Haut. Es

Wussten Sie, dass ...

- ... Riboflavin der Aufnahme von Zucker und Jod dient? Außerdem ist es wichtig für die Gesunderhaltung der Haut.
- ... Riboflavin hitzeunempfindlich und beständig gegen Säure und Oxidierung ist?
- ... Kohlgemüse nicht mit Natron gekocht werden sollte, da das darin enthaltene Riboflavin in alkalischer Lösung zerstört wird?

sorgt für eine optimale Wirkung der Antioxidantien und ist an der Bildung von Adrenalin beteiligt. Als Nahrungsergänzungsmittel lindert Riboflavin möglicherweise die Symptome bei Migräneanfällen, beim Karpaltunnel-Syndrom und bei Hautproblemen wie Akne, Dermatitis sowie Ekzemen. Ferner ist es hilfreich bei einer gesteigerten Neigung zu Muskelkrämpfen.

- **Wechselwirkungen**
  - Durch einen Riboflavinmangel wird die Aufnahme von Eisen, Zink und Kalzium erschwert.

- **Riboflavin-Antagonisten**
  - Riboflavin zersetzt sich unter Lichteinwirkung.
  - Riboflavin zersetzt sich in alkalischen Lösungen.
  - Ein zu hoher Riboflavingehalt kann einen Magnesiummangel zur Folge haben.
  - Arzneimittel: Riboflavin in erhöhten Dosen, nur möglich über Nahrungsergänzungsmittel, beeinträchtigt die Wirkung von Antibiotika wie Streptomycin, Erythromycin, Thyrotricin, Carbomycin und Tetracyclin. Chlorpromazin und trizyklische Antidepressiva (sie zeichnen sich durch eine stark stimmungsaufhellende Wirkung aus) hemmen die Aufnahme und Weiterverarbeitung von Riboflavin.
  - Borsäure ist als Konservierungsmittel ausschließlich in echtem Kaviar zugelassen und in manchen Kosmetika enthalten. Sie reagiert mit Riboflavin und sorgt für eine verstärkte Ausschwemmung.

Niacin oder Vitamin B_3

Dieses Vitamin ist auch als „Nikotinamid", „Nikotinsäureamid" oder „Vitamin PP" (PP von *Pellagra-Preventing* = Verhinderung von Pellagra) bekannt. Niacin-Mangel löst Pellagra aus, eine Mangelerkrankung, bei der die Haut gerötet ist und es zu Juckreiz und einer Entzündung der Verdauungsschleimhäute kommen kann. Sie war bis ins 18. Jahrhundert hinein in Spanien und Italien weit verbreitet, wo die Ernährung größtenteils aus Mais bestand. Seit der Verfügbarkeit von

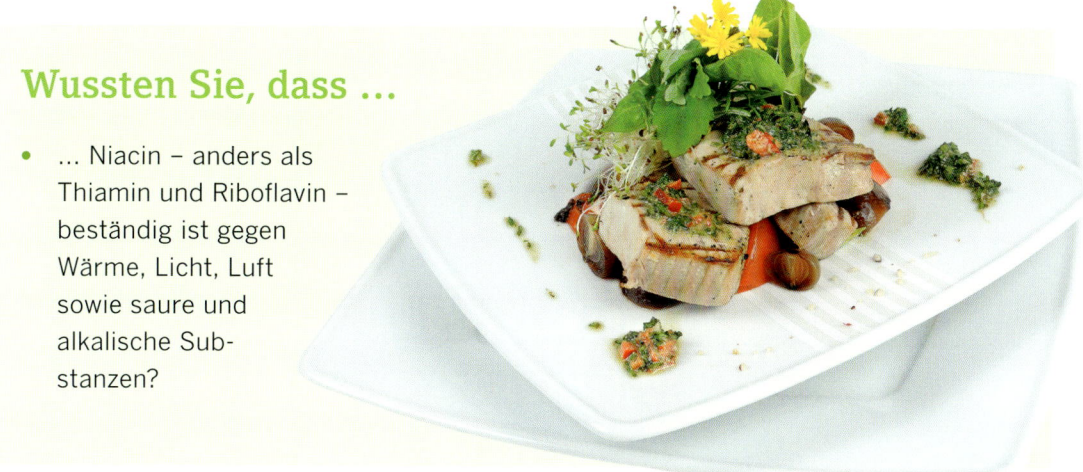

Wussten Sie, dass ...

- ... Niacin – anders als Thiamin und Riboflavin – beständig ist gegen Wärme, Licht, Luft sowie saure und alkalische Substanzen?

einer ausgewogenen Nahrung und einer besseren ernährungswissenschaftlichen Aufklärung der Bevölkerung ist diese Krankheit nahezu verschwunden. Lediglich Personen mit einem starken Alkoholkonsum und einer Unterversorgung mit Kalorien und Proteinen erkranken noch daran.

Nikotinamid ist die aktive Form des Vitamin B$_3$ und trägt zur Bildung zweier Coenzyme bei: NAD (Nikotinamid-Adenin-Dinukleotid) und NADP (Nikotinamid-Adenin-Dinukleotid-Phosphat). In diesen beiden Formen wird Niacin in tierisches Gewebe eingelagert.

Nikotinsäure ist die andere aktive Form dieses Vitamins. Es entsteht beim Abbau von Tryptophan, das mit der Nahrung aufgenommen wird.

- **Aufnahme und Bioverfügbarkeit von Niacin**
  Niacin wird im Magen und in geringen Mengen im Dünndarm mithilfe von Natrium (Na+) rasch absorbiert.

- **Empfohlene Dosis**
  Normalerweise ist die über die Ernährung zugeführte Menge an Tryptophan ausreichend, damit dem Körper genügend Niacin zur Verfügung gestellt werden kann.
  RDA: 16 mg

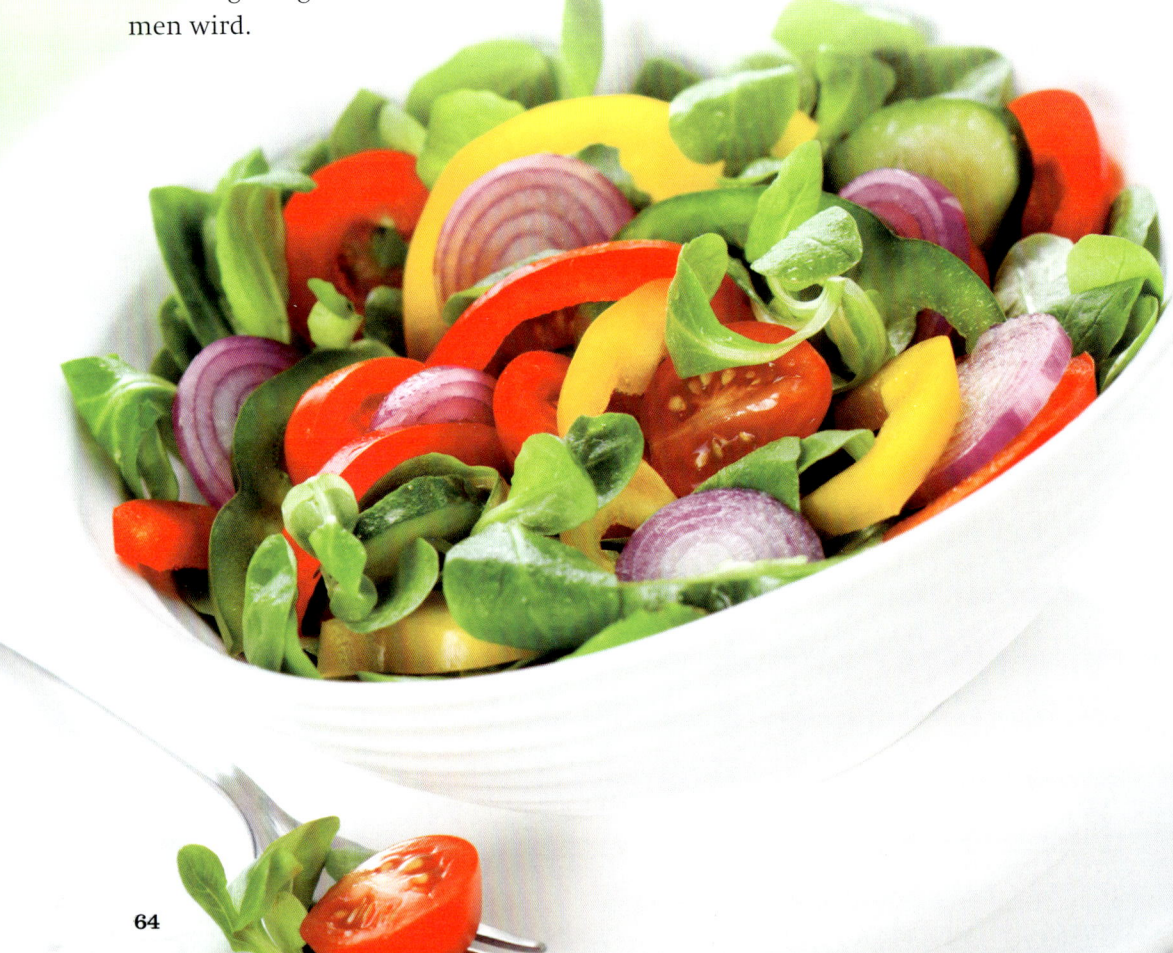

- **Niacin-Quellen**
  Viele Nahrungsmittel enthalten Niacin, insbesondere Fleisch, Innereien, Fisch (Thunfisch, Sardinen, Lachs, Makrelen), Getreide (Vollkornreis, Weizen), Weizenkleie, Bierhefe, Keimlinge und Algen.

- **Wofür Niacin benötigt wird**
  Es ist wichtig zur Herstellung und für den Abbau von Kohlenhydraten, Proteinen und Fettsäuren. Darüber hinaus wurde festgestellt, dass die Zufuhr von zunächst geringen und später gesteigerten Mengen an Niacin (50–100 mg) das schlechte Cholesterin zu senken und das gute zu erhöhen vermag. Die Cholesterinwerte im Blut konnten um 20–30 % gesenkt werden. Außerdem hat diese Substanz eine beruhigende Wirkung, weshalb es bei Angstzuständen hilfreich ist. Niacinamid ist zwar kein Cholesterinsenker, jedoch kann es die Beschwerden bei Arthrose lindern, worunter Diabetes-Patienten vom Typ I häufig zu leiden haben.

- **Niacin-Antagonisten**
  – Arzneimittel: Eine längere Behandlung mit Isonazid (ein bakterizides Antibiotikum zur Behandlung von Tuberkulose) kann einen Niacinmangel zur Folge haben, da es den Umbau von Thryptophan in Niacin behindert.

- **Zur Unterstützung der Niacin-Aufnahme**
  Die Vitamine der B-Gruppe unterstützen die Aufnahme und Weiterverarbeitung von Niacin.

Pantothensäure oder Vitamin B_5

Pantothensäure ist auch bekannt als das „Vitamin für Haut und Haar". Es liefert einen wichtigen Baustein zur Synthese des Coenzyms A, was wiederum für den Stoffwechsel vieler Körperzellen unabdingbar ist.

- **Aufnahme und Bioverfügbarkeit von Pantothensäure**
  Sie wird im Magen-Darm-Trakt sehr rasch absorbiert. Nach der Spaltung durch Wasser im Darm wird die Pantothensäure aktiv mithilfe eines natriumgebundenen (Na+) Transporters sowie ebenso durch passive Diffusion aufgenommen. Die Bioverfügbarkeit von Pantothensäure in der Nahrung beträgt etwa 50 %.

- **Empfohlene Dosis**
  Pantothensäure wird in ausreichender Menge über die Nahrung aufgenommen. Zu empfehlen ist eine tägliche Dosis von 6 mg pro Tag.
  RDA: 6 mg

- **Pantothensäure-Quellen**
  Nahezu alle Nahrungsmittel liefern dem Organismus Pantothensäure. Das griechische Wort *phantos* bedeutet „in allen Teilen". Sie ist in tierischen und pflanzlichen Nahrungsmitteln enthalten, insbesondere in Bierhefe, Gelée Royale, Innereien, Eidotter, Vollkorngetreide und Weizenkleie.

- **Wofür Pantothensäure gebraucht wird**
Für die Bildung des Coenzyms A, das zahlreichen Stoffwechselvorgängen sowie der Beschleunigung vieler chemischer Reaktionen und Entgiftungsprozessen im Körper dient, ist Pantothensäure ein wichtiger Baustein. Eine erhöhte Zufuhr von Pantothensäure kann bei Arthritis, Rheuma und *Lupus erythemathodes* (auch Schmetterlingsflechte genannt, eine Autoimmunerkrankung, bei der sich zumeist vom Nasenrücken ausgehend Rötungen im Bereich von Jochbein und Wangen bilden) Linderung verschaffen.

Sie regt die Nebennieren zu einer verstärkten Cortisonbildung an.

- **Pantothensäure-Antagonisten**
  - Eine fett- und proteinarme Ernährungsweise kann einen Pantothensäure-Mangel fördern.
  - Biotin und Pantothensäure nutzen im Verdauungstrakt dieselben Transportmoleküle.

- **Zur Unterstützung der Aufnahme von Pantothensäure**
Die Vitamine der B-Gruppe unterstützen die Absorption von Pantothensäure.

Wussten Sie, dass …

- … Mehl durch die Raffination und das Bleichen nahezu 50 % seines Gehaltes an Pantothensäure einbüßt?
- … 30 % der Pantothensäure in den Nahrungsmitteln durch Einfrieren und Garen verloren gehen?

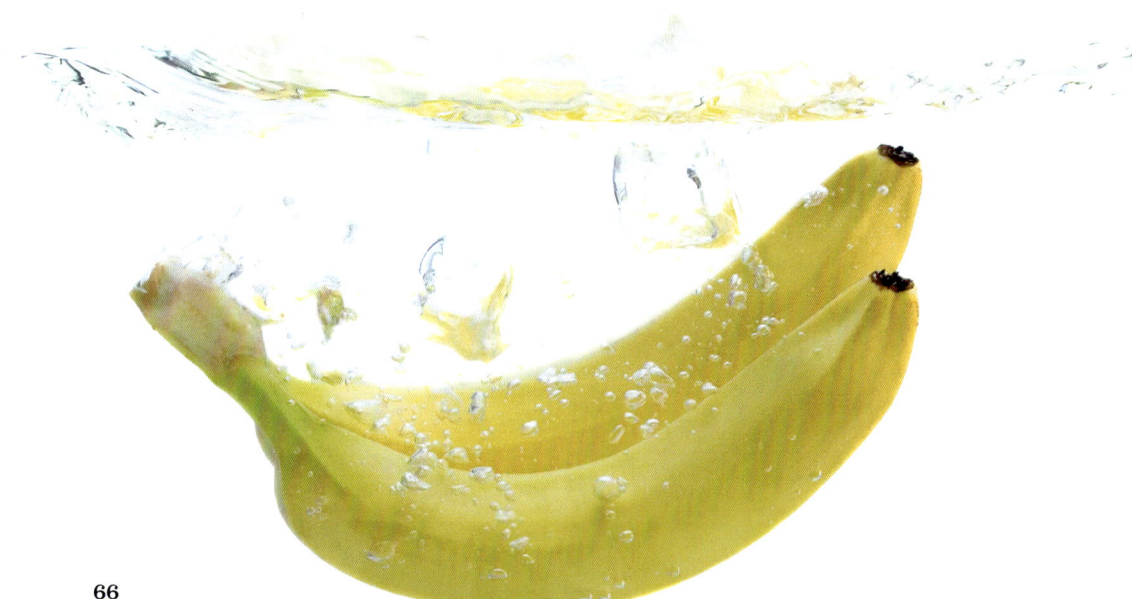

Vitamin B$_6$ oder Pyridoxin

Dieses wasserlösliche Vitamin liegt in drei Formen vor: als Pyridoxin, Pyridoxal und Pyridoxamin. Es ist in natürlicher Form in der Nahrung verfügbar.

- **Aufnahme und Bioverfügbarkeit von Vitamin B$_6$**
  Es wird rasch im oberen Bereich des Dünndarms aufgenommen. Als Pyridoxal kann es die Zellmembrane passieren.

- **Empfohlene Dosis**
  Der Bedarf an Vitamin B$_6$ ist abhängig vom Proteingehalt der Ernährung.
  RDA: 1,4 mg

- **Vitamin B$_6$-Quellen**
  Pyridoxamin und Pyridoxal sind in Lebensmitteln tierischen Ursprungs enthalten. Pyridoxin hingegen ist sowohl in pflanzlicher als auch in tierischer Nahrung zu finden. Insbesondere Bierhefe, Fleisch, Leber, Vollkorn, Trockenfrüchte und Früchte wie z. B. Bananen verfügen über ein Angebot an Pyridoxin.

- **Wofür Vitamin B$_6$ benötigt wird**
  Nahezu alle biologischen Abläufe im Organismus benötigen dieses Vitamin, um reibungslos vonstattenzugehen. Studien haben gezeigt, dass durch die zusätzliche Einnahme von Pyridoxin bei einer Erkrankung an Sideroblastischer Anämie (eine Form der Blutarmut bei gleichzeitiger Überladung mit Eisen) Behandlungserfolge erzielt werden können. Auch bei Menstruationsbeschwerden und Karpaltunnel-Syndrom kann Pyridoxin Linderung verschaffen. Außerdem senkt es den Homocystein-Gehalt im Körper und verringert dadurch das Risiko für Herz-Kreislauf-Erkrankungen.

  Pyridoxin unterstützt den Umbau der Aminosäure Tryptophan in 5-Hydroxitryptamin (auch Serotonin genannt), ein Neurotransmitter, der unter anderem für die Signalübertragung im Zentralnervensystem zuständig ist. Ebenso ist es an der Produktion von 4-Aminobuttersäure (auch GABA genannt, ein hemmender Neurotransmitter im Zentralnervensystem), Dopamin sowie Noradrenalin beteiligt. Ferner steuert Pyridoxin das Denkvermögen und wirkt auf das seelisch-psychische Befinden.

  Darüber hinaus ist es nötig für die Produktion der Prostaglandine und die Bildung von roten Blutkörperchen.

- **Vitamin-B$_6$-Antagonisten**
  - Pyridoxin ist sehr lichtempfindlich.
  - Alkoholgenuss und proteinreiche Nahrung vermindern die Aufnahme von Vitamin B$_6$.
  - Arzneimittel: Isoniazid (Antibiotikum für Bronchialerkrankungen, Harnwegsentzündungen usw.) ist ein starker Vitamin-B$_6$-Antagonist. Frauen, die Verhütungsmittel einnehmen, scheiden dieses Vitamin vermehrt über den Urin aus. Eine zusätzliche Einnahme von Vitamin B$_6$ ist in diesem Fall angeraten.

Wussten Sie, dass …

- … Pyridoxin extrem licht- und kälteempfindlich ist? Tiefkühl-kost weist einen Verlust von 30–50 % auf.
- … rund 15–20 % der Frauen, die Verhütungsmittel einnehmen, Vitamin-B_6-Mangel-erscheinungen haben?

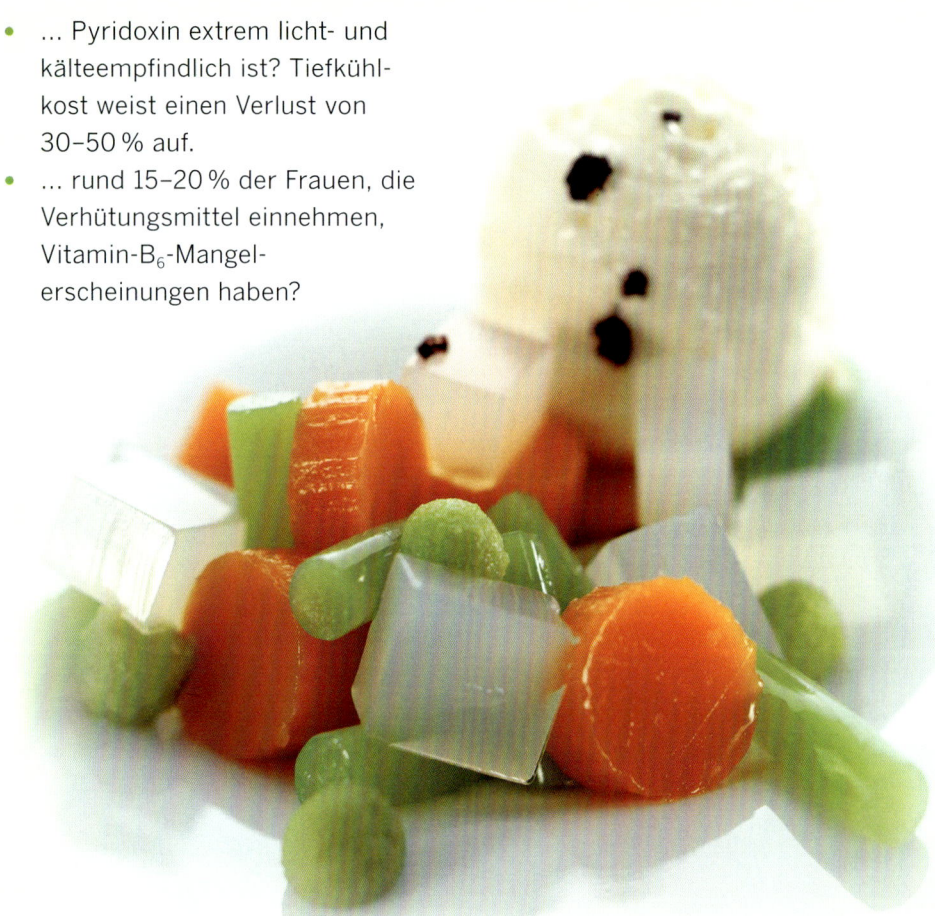

- **Zur Unterstützung der Vitamin-B_6-Aufnahme**
  - Riboflavin ist wichtig für eine optimale Nutzung von Vitamin B_6 im Organismus.
  - Vitamin C unterstützt die Weiter-verarbeitung von Vitamin B_6 im Körper.
  - Vitamin E unterstützt die Wirkung des Vitamin B_6 bei allen Vorgängen an der Zellmembran.

Biotin oder Vitamin B_8

Man nennt dieses wasserlösliche Vitamin auch „Coenzym R" oder „Vitamin H". Bio-tin-Mangelerscheinungen sind sehr sel-ten, es sei denn, man hat einen Gende-fekt, durch den die Aufnahme erschwert wird. Dieses Vitamin wurde 1936 bei ei-nem Versuch an Ratten entdeckt, die aus-schließlich mit Eiklar ernährt wurden und daraufhin Hautprobleme bekamen. Nachdem sie ebenso den Eidotter erhiel-ten, verschwanden die Symptome.

Biotin oder Vitamin B_8 wird in ausreichender Menge von den Bakterien der Darmflora produziert. Sollte es bei der wiederholten Einnahme von Antibiotika zu Durchfällen kommen, ist Biotin zur Nahrungsergänzung sehr sinnvoll.

- **Empfohlene Dosis**
  RDA: 50 μg

- **Biotin-Quellen**
  Biotin ist in vielen Nahrungsmitteln enthalten, im Vergleich zu den anderen wasserlöslichen Vitaminen jedoch meist in geringerer Menge. Man findet es in Eiern, Milch, Leber, Fleisch sowie in einigen pflanzlichen Lebensmitteln (Bierhefe, Vollkorn, Nüsse, Blumenkohl und Soja).

- **Wofür Biotin gebraucht wird**
  Es spielt eine wichtige Rolle für einen reibungslosen Fett- und Kohlenhydratstoffwechsel, indem es in den Umbau der Fettsäuren und der Kohlenhydrate eingreift.

- **Aufnahme und Verfügbarkeit von Biotin**
  Es wird im Dünndarm durch passive Diffusion mittels Natrium (Na+) aufgenommen. Auch im Kolon wird Biotin absorbiert.

- **Biotin-Antagonisten**
  - Ethanol hemmt die Biotin-Aufnahme und senkt den Gehalt im Blut.
  - Avidin ist in Eiern enthalten. Es schränkt die Wirkungskraft von Biotin ein.
  - Arzneimittel: Antikonvulsiva (zur Behandlung oder Verhinderung von epileptischen Anfällen) hemmen die Aufnahme von Biotin und seine Verteilung im Körper. Steroide (Sexualhormone) beschleunigen den Biotin-Stoffwechsel in den Geweben.

- **Zur Unterstützung der Biotin-Aufnahme**
  Alle Vitamine der B-Gruppe unterstützen die Aufnahme von Biotin.

Wussten Sie, dass ...

- ... eine erhebliche Menge an Biotin von den Bakterien in der Darmflora produziert wird?
- ... Biotin wichtig für die Gesunderhaltung der Körperzellen ist?

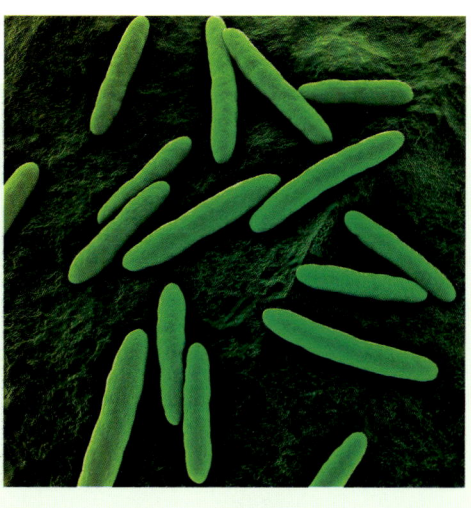

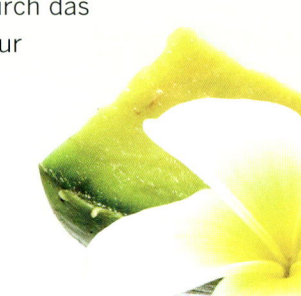

- … durch langes Kochen der Folsäuregehalt der Nahrung bis zu 90 % zerstört wird?
- … Gemüse und Früchte durch das Lagern bei Raumtemperatur beträchtliche Mengen an Folsäure einbüßen?

Folsäure oder Vitamin B_9

Folsäure wirkt als Enzym bei der Verarbeitung von Kohlenhydraten und Aminosäuren. Es wird häufig eingesetzt bei der Behandlung von Blutarmut und als Nahrungsergänzungsmittel während der Schwangerschaft.

- **Aufnahme und Bioverfügbarkeit von Folsäure**
  Der Großteil an Folsäure wird mit der Nahrung aufgenommen und im proximal (zum Rumpf) gelegenen Teil des Dünndarms absorbiert. Rund 50–75 % davon stehen dem Körper zur Verfügung.

- **Empfohlene Dosis**
  RDA: 200 µg

- **Folsäure-Quellen**
  Man findet Folsäure hauptsächlich in Leber, Bierhefe, Weizenkeimen, Früchten (Bananen und Avocados), grünem Blattgemüse (Kohl und Luzerne), Petersilie und Spargel.

- **Wofür Folsäure gebraucht wird**
  Dieses Vitamin unterstützt verschiedene Enzyme beim Umbau der Aminosäuren und spielt eine zentrale Rolle bei der Produktion von DNS, die die Erbinformation für unseren Organismus enthält. Ebenso hemmt es die Ausbildung von Lungen- und Darmkrebs und schützt das Gehirn von Ungeborenen vor krankhaften Veränderungen. Als Nahrungsmittelergänzung wird vermutet, dass Folsäure die Blutgefäße schützen kann, indem es den Gehalt an Homocystein im Blut sehr gering hält. Zu hohe Homocystein-Werte stehen im Verdacht Herz-Kreislauf-Erkrankungen auszulösen.

- **Folsäure-Antagonisten**
  - Enzyme der Bauchspeicheldrüse: Sie gehen mit der Folsäure eine unlösliche Verbindung ein und erschweren so deren Aufnahme.
  - Alkohol zehrt die Folsäure-Reserven im Körper auf.
  - Antikonvusiva (zur Behandlung oder Verhinderung von epileptischen Anfällen) zehren ebenfalls die Folsäure-Reserven auf.
  - Vitamin C: Eine übermäßige Aufnahme an Vitamin C führt zu einer vermehrten Ausscheidung von Folsäure. Wer mehr als 2 g Vitamin C am Tag zu sich nimmt, sollte seinem Körper zusätzliches Vitamin B_9 zuführen.

- **Zur Unterstützung der Aufnahme von Folsäure**
  - Vitamin B_{12} unterstützt die Aufnahme von Folsäure. Zu wenig verfügbares Vitamin B_{12} kann zu einer verminderten Absorption von Folsäure führen.
  - Bifidobakterien steigern die Aufnahme von Folsäure.

Vitamin B_{12} oder Cyanocobalamin

Dieses Vitamin der B-Gruppe spielt in unserem Körper eine grundlegende Rolle. Es unterstützt die Bildung von roten Blutkörperchen und die Übertragung von Nervenimpulsen in unserem Körper. Ein Mangel an Vitamin B_{12} kann zu schwerer Blutarmut (Perniziose Anämie) führen, die ohne Behandlung einen tödlichen Ausgang nimmt. Vitamin B_{12} ist außerdem wichtig bei der Bildung von Nervenscheiden und daher unabdingbar für eine reibungslose Funktion des Nervensystems. Nach der Aufnahme wird es in der Leber gespeichert. Bei Erkrankungen der Magenschleimhaut ist die Aufnahme von Vitamin B_{12} gestört. Denn dort sitzt der sogenannte „Intrinsische Faktor", ein Glykoprotein, das erforderlich ist, um Vitamin B_{12} überhaupt aufnehmen zu können.

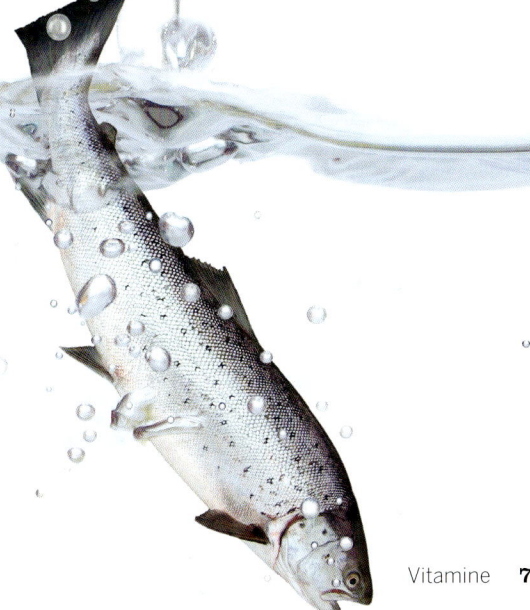

- **Aufnahme und Bioverfügbarkeit von Vitamin B_{12}**
Vitamin B_{12} wird im Krummdarm aufgenommen. Hierfür muss das Vitamin an den Intrinsischen Faktor gebunden sein, ein Glykoprotein, das im Magen zu finden ist, außerdem werden Galle und Natriumhydrogencarbonat (Natron) benötigt. Es reagiert mit speziellen Rezeptoren, die in der Darmschleimhaut sitzen. Nach der Absorption gelangt das Vitamin in den Blutkreislauf und wird zu den verschiedenen Körpergeweben transportiert. Dafür wird ein Transportprotein, Transcobalamin, gebraucht. Vitamin B_{12} kann in der Leber gespeichert werden. Hier findet man 90 % seiner Reserven.

- **Empfohlene Dosis**
RDA: 2,5 µg

- **Vitamin-B_{12}-Quellen**
Tierische Nahrungsmittel verfügen über einen hohen Gehalt an Vitamin B_{12}. Ebenso wird dieses Vitamin von den Darmbakterien produziert, in dieser Form jedoch nicht resorbiert. Vegetarier ergänzen ihre Ernährung oftmals durch die zusätzliche Einnahme von Vitamin B_{12}, da es im Reich der Pflanzen nicht verfügbar ist. Es ist lediglich in Algen zu finden (z. B. Spirulina) und fermentierten Lebensmitteln wie Miso oder Tempeh.
Veganer müssen die Zufuhr an Vitamin B_{12} sorgfältig überwachen, da pflanzliche Nahrung kaum verfügbares Vitamin B_{12} bietet. Vegetarier können ihren Bedarf mühelos über Milch

und Milchprodukte oder Eierspeisen decken.
Bei der veganen Ernährung – eine rein pflanzliche Kost, also auch ohne Milch und Eier – ist die Gefahr für Vitamin-B_{12}-Mangelerscheinungen besonders groß. Aus Untersuchungen geht hervor, dass Veganer nur sehr wenig Vitamin B_{12} aufnahmen. Eine Studie, die im *American Journal of Nutrition* veröffentlicht wurde, hat gezeigt, dass der Vitamin-B_{12}-Spiegel eines erwachsenen Ovolactovegetariers 2 Monate nach seiner veganen Nahrungsumstellung um rund 35 % gesunken war.

- **Wofür Vitamin B_{12} gebraucht wird**
Für die Bildung von roten Blutkörperchen ist Vitamin B_{12} unabdingbar. Es wird zum Schutz der Nerven benötigt und spielt eine Rolle bei der Produktion von Myelin, einer Fettschicht, von der die Nervenfasern umgeben sind.
Ein Mangel an Vitamin B_{12} führt zu Perniziöser Anämie sowie zu einem Kontrollverlust der Muskulatur und Veränderungen des Zentralnervensystems.

- **Vitamin-B_{12}-Antagonisten**
  - Kalium kann die Aufnahme von Vitamin B_{12} im Darm erschweren.
  - Hohe Dosen an Folsäure können die Vitamin-B_{12}-Aufnahme hemmen.
  - Darmparasiten vermindern die Vitamin-B_{12}-Aufnahme.
  - Bei einer beschädigten Darmschleimhaut ist die Absorptionsfähigkeit für alle Vitamine, darunter auch B_{12}, stark eingeschränkt.

Wussten Sie, dass …

- … die Aufnahme von Vitamin B_{12} wesentlich vom Intrinsischen Faktor abhängig ist? Dabei handelt es sich um ein Glukoprotein, das im Magen produziert wird. Es geht mit dem Vitamin B_{12} eine Verbindung ein und transportiert es in die Blutbahn.
- … man mit dem Schilling-Test (mit radioaktiv markiertem Vitamin B_{12}) die Aufnahmekapazität der Darmschleimhaut an Vitamin B_{12} bestimmen kann?
- … in gegarten Lebensmitteln rund 70 % ihres Vitamin-B_{12}-Gehaltes verfügbar ist?
- … das im Handel als Nahrungsergänzungsmittel verfügbare Vitamin B_{12} mithilfe von Bakterien (durch Fermentation) gewonnen wird? Denken Sie daran, dass die Aufnahmefähigkeit durch Kombination mit anderen Vitaminen der B-Gruppe gesteigert werden kann.

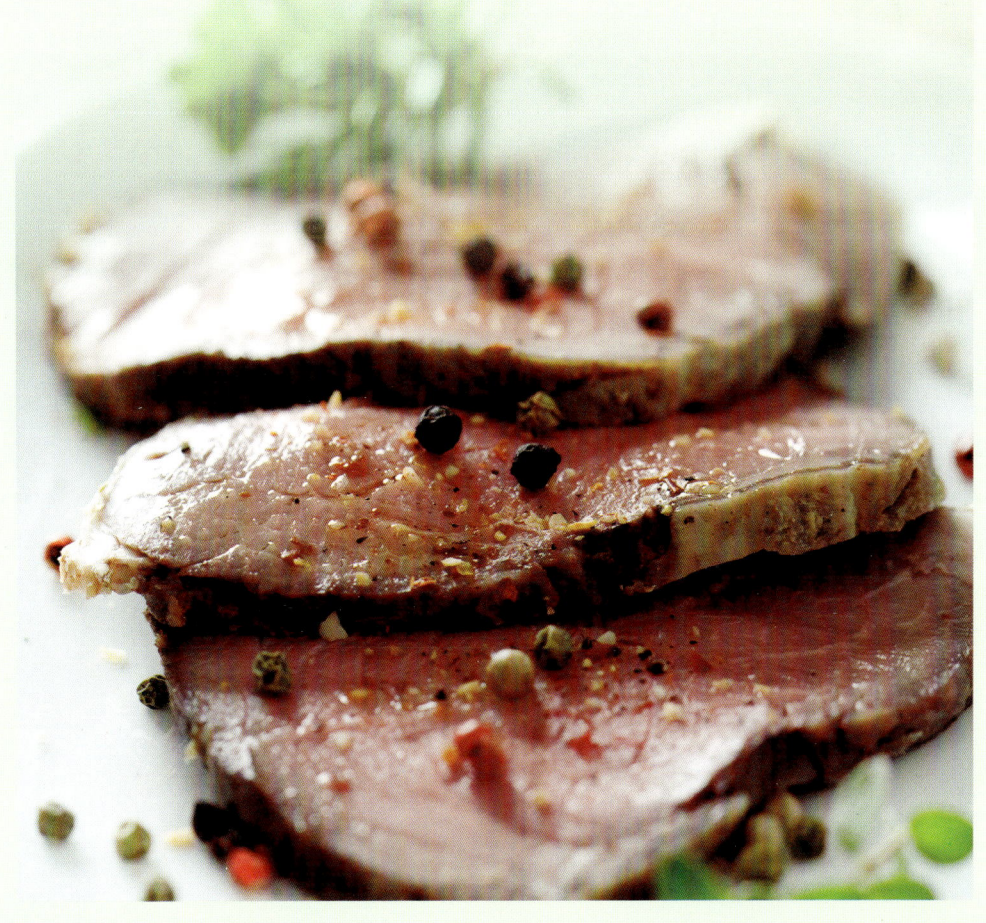

- Zur Unterstützung der Vitamin-B$_{12}$-Aufnahme
- Vitamin B$_6$: unterstützt die Aufnahme von Vitamin B$_{12}$. Ein Vitamin-B$_6$-Mangel wirkt sich auf die Vitamin-B$_{12}$-Absorption negativ aus.

Vitamin C oder Ascorbinsäure

Während der Kreuzzüge (9.–13. Jahrhundert) erkrankten viele Kreuzritter an Skorbut, eine Krankheit, die in Folge eines Vitamin-C-Defizits auftritt. Ausgelöst wurde sie durch die mangelhafte Versorgung mit frischem Obst.

Vitamin C ist ein wasserlösliches Vitamin mit starker antioxidativer Wirkung. Es wird mit der Nahrung oder über Nahrungsergänzungsmittel aufgenommen. Anders als bei den meisten anderen Säugetieren, kann es vom Menschen nicht selbst produziert werden. Vitamin C ist wichtig für die Verbindung zwischen einzelnen Kollagenmolekülen (als Bestandteil des Bindegewebes und der Haut), für die Produktion von Carnitin (für den Energiestoffwechsel der Zellen) und den Hormonen der Nebennierenrinde, ebenso für den Eisenstoffwechsel, die Infektabwehr und für die Wundheilung.

- Aufnahme und Bioverfügbarkeit von Vitamin C
  Das in der Nahrung enthaltene Vitamin C wird zu 80–90 % im Magen und im Dünndarm aufgenommen und ins Blut transportiert.

- Empfohlene Dosis
  RDA: 80 mg

- Vitamin-C-Quellen
  Zitrusfrüchte (Zitronen, Orangen, Mandarinen, Grapefruit) und andere Obstsorten (Kiwi, Himbeeren) haben einen hohen Gehalt an Vitamin C, ebenso Gemüse wie Tomaten, Paprika oder alle frischen Kräuter. Auch Kartoffeln, die „Zitronen des Nordens" genannt werden, enthalten viel Vitamin C.

- Wofür Vitamin C gebraucht wird
  Vitamin C erhält die Blutgefäße gesund, unterstützt den Umbau der Aminosäure Phenylalanin in Tyrosin (Ausgangsstoff für Neurotransmitter, Hautpigmente und Stoffwechselhormone) und sorgt für einen reibungslosen Kalziumstoffwechsel. Es spielt eine wichtige Rolle bei der Kollagenherstellung und schützt die Vitamine der B-Gruppe, insbesondere Folsäure, Thiamin und Riboflavin, wie auch die Vitamine A und E vor dem vorzeitigen Abbau. Außerdem hilft es dem Körper bei der Abwehr von Bakterien und Viren.

- Vitamin-C-Antagonisten
  - Kupfer und Eisen zerstören Vitamin C, ähnlich wie die Schwermetalle.
  - Vitamin C ist wärmeempfindlich.
  - Ein pH-Wert im alkalischen Bereich beschleunigt die Oxidation von Vitamin C.

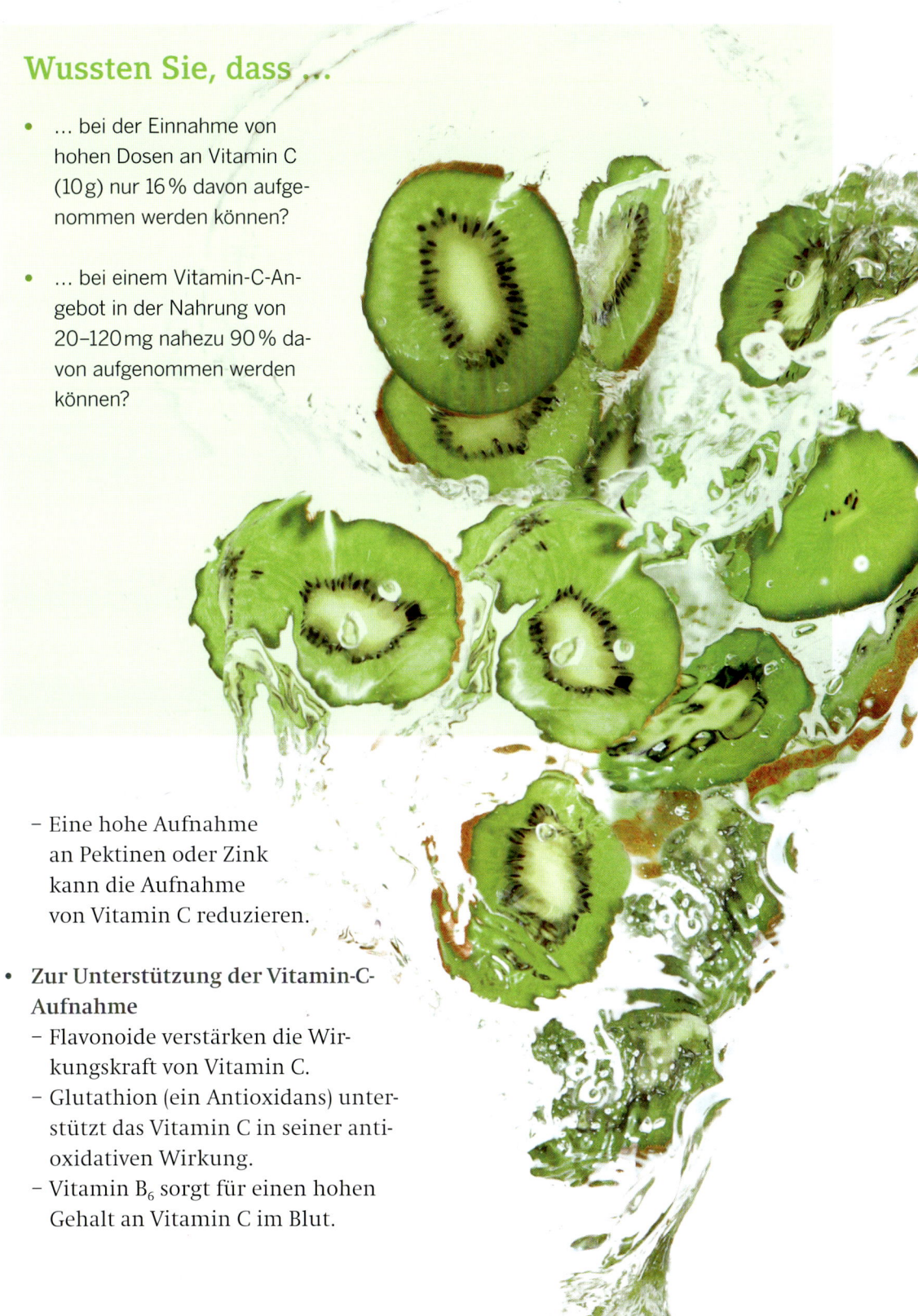

Wussten Sie, dass ...

- ... bei der Einnahme von hohen Dosen an Vitamin C (10 g) nur 16 % davon aufgenommen werden können?

- ... bei einem Vitamin-C-Angebot in der Nahrung von 20–120 mg nahezu 90 % davon aufgenommen werden können?

– Eine hohe Aufnahme an Pektinen oder Zink kann die Aufnahme von Vitamin C reduzieren.

- **Zur Unterstützung der Vitamin-C-Aufnahme**
  – Flavonoide verstärken die Wirkungskraft von Vitamin C.
  – Glutathion (ein Antioxidans) unterstützt das Vitamin C in seiner antioxidativen Wirkung.
  – Vitamin B_6 sorgt für einen hohen Gehalt an Vitamin C im Blut.

Was bei der zusätzlichen Einnahme von Vitamin C beachtet werden sollte

- Je nach chemischer Zusammensetzung des Vitamin C in Nahrungsergänzungsmitteln sollten diese Präparate am besten mit den Mahlzeiten eingenommen werden. Als Ascorbinsäure vorliegendes Vitamin C wird gut aufgenommen, wenn es zusammen mit den Mahlzeiten in den Körper gelangt.

- Vitaminpräparate mit Langzeitwirkung geben ihre Inhaltsstoffe langsam an den Körper ab und werden in einer Zeitspanne von 6–12 Stunden aufgenommen.

- Kalziumascorbat ist eine besonders alkalische Form des Vitamin C. Es sollte ca. 30–45 Minuten nach den Mahlzeiten eigenommen werden.

- Vitamin C ist besonders effektiv in Kombination mit Flavonoiden. Dadurch wird seine Bioverfügbarkeit enorm gesteigert.

- Vitamin C ist im Handel auch in Kombination mit Kalziumascorbat als Ester erhältlich. Es wird ohne Einsatz von Aceton oder Alkohol produziert. Mithilfe von destilliertem Wasser wird eine Serie von Metaboliten (Stoffwechselzwischenprodukte) hergestellt, die jenen vom Körper erzeugten Metaboliten biochemisch entsprechen, die in der Leber aus dem Vitamin C gewonnen werden. Diese Metaboliten sind der Schlüssel zum Vitamin-C-Gehalt im Blut und im Körpergewebe. Als Ester liegt das Vitamin C außerdem mit einem pH-Wert von 7, also pH-neutral, vor und erzeugt daher keine Übersäuerungsprobleme. Außerdem gelangt pH-neutrales Vitamin C schneller ins Blut und steht dem Körper etwa doppelt so lange zur Verfügung wie Acsorbinsäure. So kann eine höhere Vitamin-C-Aufnahme von den Körperzellen erzielt werden. Vitamin C als Ester erreicht im Vergleich zur gewöhnlichen Ascorbinsäure ein vierfach höheres Absorptionsniveau.

- Die Wirksamkeit von Vitamin C als Ester kann noch weiter gesteigert werden, wenn es zusammen mit Bioflavonoiden (aus Acerola und Zitrusfrüchten, Rutin, Hagebutten) aufgenommen wird. Auch sie können ihre Wirkung besonders gut entfalten, wenn sie pH-neutral vorliegen.

- Vitamin-C-Präparate werden am besten über den Tag verteilt (3-mal pro Tag) eingenommen.

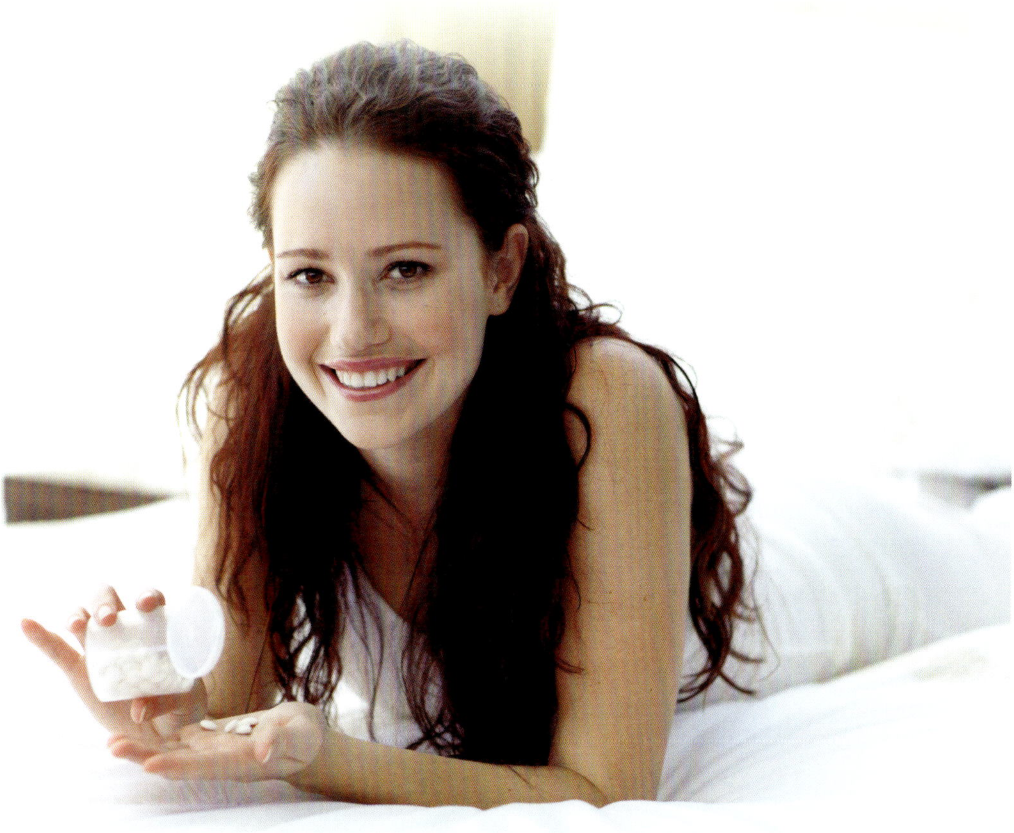

Wussten Sie, dass ...

- ... Pflanzen und etliche Säugetiere Vitamin C
  aus den Zuckerstoffen Glukose und Galaktose
  herstellen können? Nur der Mensch, die Affen
  und einige Arten von Schweinen sind dazu nicht
  in der Lage und müssen Vitamin C über die
  Nahrung aufnehmen.

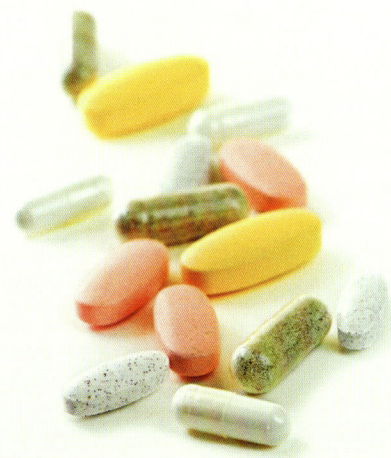

Mineralstoffe

Um den Organismus gesund zu erhalten, werden ebenso Mineralstoffe benötigt. Sie sind nicht nur als chemischer Bestandteil von Knochen und Gewebe wichtig, sondern ebenso maßgeblich an der Produktion vieler Enzyme beteiligt. Die Vitamine der B-Gruppe z. B., die zur Synthese etlicher Enzyme unabdingbar sind, benötigen zur Entwicklung ihrer vollen Wirkungskraft dabei Magnesium oder Zink. Mineralstoffe sind wichtig, damit unser Herz schlagen kann, damit die roten Blutkörperchen die Körperzellen mit Sauerstoff versorgen können und die Enzyme das Körpergewebe schützen sowie von Giftstoffen befreien können.

Abhängig von der Menge im Körper unterscheidet man zwischen Mengenelementen (Kalzium, Phosphor, Kalium, Schwefel, Chlor, Natrium und Magnesium) und Spurenelementen (Zink, Kupfer, Eisen, Mangan, Chrom, Selen, Jod, Kobalt, Bor, Silizium, Nickel und Vanadium).

Eine gute Versorgung mit Mineralstoffen ist sehr wichtig. Sie kann über die Ernährung oder mithilfe von Nahrungsergänzungsmitteln erfolgen. Nach der Aufnahme werden die Mineralstoffe mittels des Blutkreislaufs zu den Zellen transportiert, wo sie die Zellmembran passieren.

Mineralstoffe müssen dem Körper in ausgewogener Form zugeführt werden. Dabei ist zu berücksichtigen, dass sie miteinander in Wechselwirkung stehen (z. B. hohe Zinkzufuhr, niedrige Kupferzufuhr).

Mineralstoffe in anorganischer Form

In der Natur treten Mineralstoffe stets als Chelate auf, d. h. sie sind an etwas anderes gebunden. Anorganische Chelate haben für gewöhnlich keine gute Bioverfügbarkeit. Dazu zählen z. B. Sulfate, Phosphate, Carbonate und Oxide.

- **Vorteile:** Sie stehen in großer Menge zur Verfügung.
- **Nachteile:** Sie können nur in geringem Maße aufgenommen werden. Die anorganischen Verbindungen sind nicht sehr stabil und werden unter Einwirkung der Magensäure zerstört. Dabei hinterlassen sie ein

Chelate – bioverfügbare Mineralstoffe

Chelate waren für die Nahrungsmittelergänzung schon immer von großer Bedeutung. „Chelat" stammt vom griechischen *chele* für „Klaue". Ein Chelat ist ein von organischen Stoffen (z. B. Aminosäuren, Glukonate oder Orotate) ringförmig gebundenes Mineral. Es ist von einem Ring von beispielsweise Aminosäuren umgeben, der ihn wie die Klaue eines Tieres in seiner Mitte festhält. Nur so wird es vom Organismus nicht als Fremdkörper betrachtet. Als Chelat kann ein Mineralstoff wesentlich effizienter eingesetzt werden.

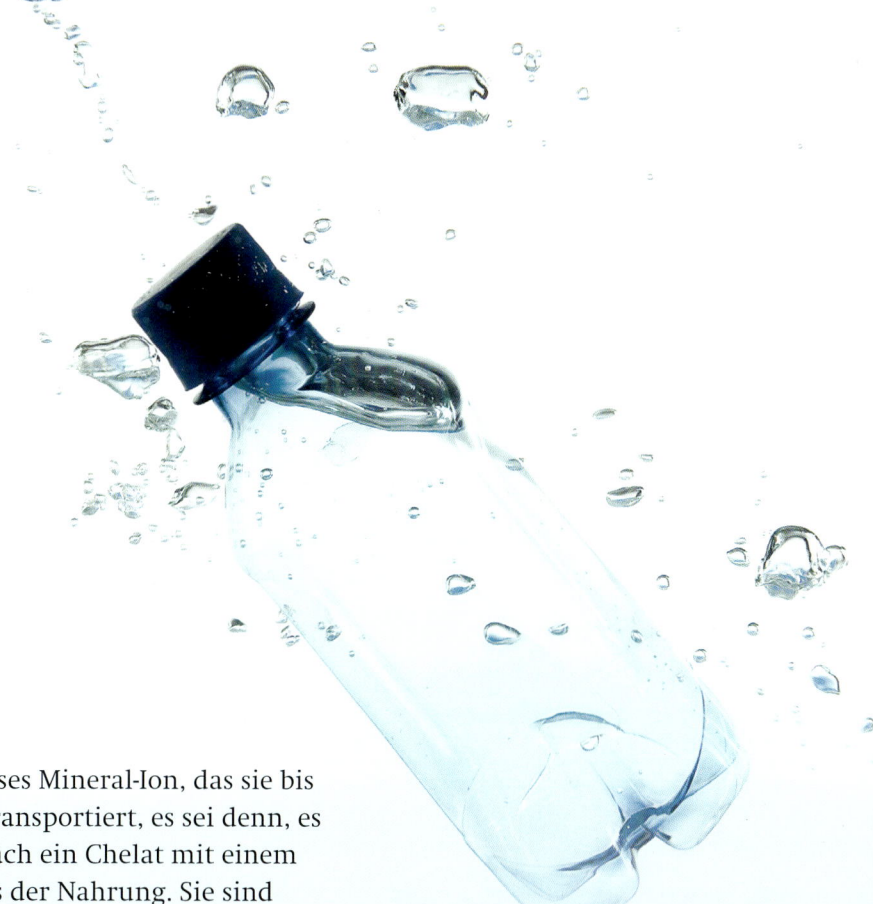

substanzloses Mineral-Ion, das sie bis zur Zelle transportiert, es sei denn, es bildet danach ein Chelat mit einem Protein aus der Nahrung. Sie sind weniger effizient als ihr organisches Gegenstück (ein Beispiel dafür ist das organische Eisen).

Mineralstoffe in organischer Form/organische Salze

Die chelatbildenden Elemente (oder auch Chelatbildner) werden auch „organische Säuren" genannt, weil man sie in lebenden Organismen finden kann und weil sie Kohlenstoffatome enthalten. Dazu zählen Glukonate, Laktate, Citrate, Pikolinate und Orotate. Kalzium ist beispielsweise nur sehr schwer aufzunehmen (insbesondere in anorganischer Form), da es von der Magensäure nicht weiter zerlegt werden kann. Als Kalziumcitrat hingegen ist es leichter aufnehmbar, weil dies bereits bei der geringen Konzentration der Magensäure gut absorbierbar ist.

- **Vorteile:** hohe Absorptionsrate (45 %). Picolinate bieten eine noch höhere Absorptionsrate (60–70 %) und ein geringeres Riskio für die Ausbildung von Nierensteinen. Gute Zellabsorption. Gutes Preis-Leistungsverhältnis.

Mineralstoffe in organischer Form/Amino-Chelate

Das chelatbildende Element ist hier eine Aminosäure (meistens das Glycin).

- **Vorteile:** hohe Absorptionsrate (60–80 %). Geringe Toxizität. Bildet eine ausreichend stabile Bindung, die unter Einwirkung der Magensäure keinen Schaden nimmt. Bereitet keine Verdauungsbeschwerden.

Die Aufnahme von Mineralstoffen

Im Handel sind zahlreiche verschiedene Chelat-Präparate erhältlich. Welche sind am besten geeignet? Wie kommt es, dass einige Produkte besser absorbiert werden können als andere?

Die Aufnahme der Mineralstoffe erfolgt auf verschiedenen Wegen. Sie werden im Darm überwiegend durch passive Diffusion entlang eines Konzentrationsgefälles mithilfe spezieller Transportmechanismen, z. B. eisenbindende Transportproteine oder durch aktiven Transport aufgenommen. Mineralstoffe, die in organischen Chelatverbindungen vorliegen, werden in all diesen Prozessen vermutlich bevorzugt.

Die besten Voraussetzungen zur Bildung von Chelaten sind bei annähernd neutralen pH-Werten gegeben. Dabei entstehen besonders stabile Verbindungen zwischen Aminosäuren und Mineralstoffen.

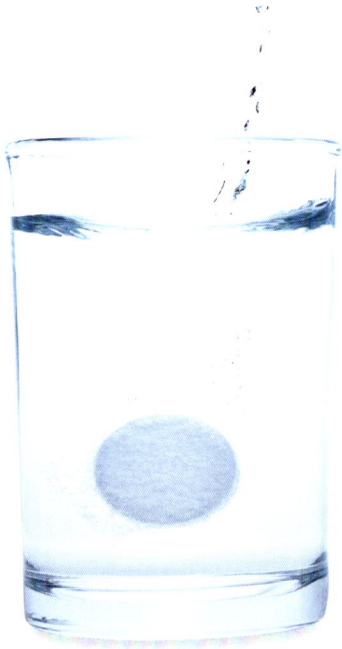

Bei Amino-Chelaten hüllen die Peptide und Polipeptide das Mineral ein und schützen es so vor der Magensäure. Auf diese Weise kann es in einen Teil des Verdauungstraktes gelangen, in dem es optimal und vollständig absorbiert wird. Das Resultat sind Moleküle, deren Transport durch die Darmwand und in die Blutbahn leicht vonstatten gehen kann. Die Mineralstoffkonzentration im Blut ist dann ideal.

Bei diesem Vorgang entstehen reine metallische Moleküle, die von Proteinen (eine ganze Palette von Aminosäuren, die durch Hydrolyse entstanden sind) ringförmig umgeben sind. Sie bieten ganz andere Absorptionsmöglichkeiten als die als trockenes Pulver auf dem Markt preisgünstig angebotenen anorganischen Mineralsalze. Sie werden vom Körper zwar zerkleinert, jedoch nicht ionisch gebunden und sind daher sehr instabil.

Kalzium

Von allen Mineralstoffen benötigt der Körper am meisten Kalzium. Es ist wichtig für die Bildung und Gesunderhaltung von Knochen und Zähnen (die zu 98 % aus Kalzium bestehen). Außerdem spielt Kalzium eine wichtige Rolle für die Funktion des Nervengewebes und die Blutgerinnung. Phosphorhaltige Lebensmittel, allen voran solche, die Schmelzsalze enthalten (Schmelzkäse), behindern die Kalzium-Aufnahme im Darm.

Auch die Entstehung von Oxalaten sollte bei der Nahrungszubereitung und -aufnahme vermieden werden. Diese entstehen durch die Reaktion von Oxalsäure und Kalzium, wodurch dem Körper weniger absorbierbares Kalzium zur Verfügung steht. Oxalsäure ist eine organische

Säure, die vorwiegend in grünem Blattgemüse zu finden ist. Die Reaktion zu Oxalaten erfolgt in Kombination mit anderen Nahrungsmitteln, z.B. Kaffee in Verbindung mit Milch, Spinat zubereitet mit Béchamelsoße.

- **Aufnahme und Bioverfügbarkeit von Kalzium**
  Der Großteil, etwa ⅓ (10–20 % des in den Lebensmitteln verfügbaren Kalziums) des aufgenommenen Mineralstoffs, wird im proximal (zum Rumpf) gelegenen Teil des Dünndarms absorbiert. Dabei passiert es die Darmwand mithilfe von Kalzium-Magnesium-Transportmolekülen (Ca^{2+}/Mg^{2+}), die von der Darmschleimhaut bereitgestellt werden. Unterstützt wird der Absorptionsvorgang durch das Hormon PTH (Parathormon, das in der Nebenschilddrüse gebildet wird) und Vitamin D.

  Wenn der Kalziumspiegel im Blut absinkt, wird diese Information durch Proteine, die den Kalziumgehalt sozusagen ertasten, an die Nebenschilddrüse weitergeleitet. Die Nebenschilddrüse schüttet daraufhin mehr PTH aus. Das PTH wiederum stimuliert die Aktivierung von Vitamin D zu Calcitriol in den Nieren. Eine vermehrte Calcitriolausschüttung reguliert den Kalziumspiegel auf drei Weisen: Sie regt die Kalziumaufnahme im Dünndarm an, stimuliert in Verbindung mit PTH die Freisetzung von Kalzium aus den Knochen durch die Aktivierung der Osteoklasten (die als Puffer zur Regulierung des Kalziumhaushalts dienen) und vermindert zudem bei einer vermehrten Ausscheidung von Kalzium dessen Wiederaufnahme in den Nieren. Sobald der Kalziumspiegel im Blut wieder ausgeglichen ist, stellt die Nebenschilddrüse ihre Sekretion von PTH ein und die Nieren scheiden einen eventuellen Überschuss über den Urin aus. Obwohl dieses Regelsystem einen schnellen Ausgleich des Kalziumspiegels im Blut ermöglicht, geht es dennoch zulasten des Knochenbaus.

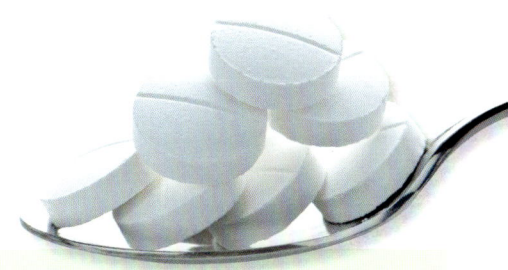

Kalziumgehalt verschiedener Lebensmittel (pro 100 g)

- Milch: 122 mg
- Käse: 295–800 mg
- Walnüsse: 93 mg
- Haselnüsse: 194 mg
- Mandeln: 248 mg
- Sesamsamen: 150 mg
- Algen: 400–1400 mg

- **Empfohlene Dosis**
  RDA: 800–1200 mg (für Frauen in besonderen Lebenslagen wie Schwangerschaft oder Wechseljahre)

- **Kalzium-Quellen**
  Gemüse, Kresse, Löwenzahn, Brokkoli, Kohl, Petersilie, Sesamsamen, Zitrusfrüchte, Äpfel, Datteln, Soja und Algen (Wakame, Kombu, Iziki, Arame), Milch, Joghurt, Quark und vor allem Hartkäse

- **Wofür Kalzium benötigt wird**
  Kalzium ist wichtig für die Stabilität der Knochen und der Zähne. Darüber hinaus wird es für die Abläufe im Nervengewebe und für die Blutgerinnung benötigt. Es ist von großer Bedeutung für ein gesundes Wachstum bei Kindern und für die Gesunderhaltung der Knochen im Alter. Frauen haben in der Schwangerschaft, in der Stillzeit und in den Wechseljahren einen erhöhten Bedarf an Kalzium. Ein Kalziummangel kann Osteoporose, Schlafstörungen, Kopfschmerzen, Zahnprobleme, Taubheit und andere Gebrechen zur Folge haben. Ebenso hat Kalzium die Funktion, die Zellmembrane zu festigen und Enzyme innerhalb sowie zwischen den Zellen freizusetzen.

Kalzium zur Nahrungsergänzung

- Zur Nahrungsergänzung werden verschiedene Kalziumpräparate angeboten: raffiniertes Kalziumcarbonat (künstlich hergestellt auf der Grundlage von mineralischen Ausgangsstoffen), nicht raffiniertes Kalziumcarbonat (aus Kalkstein, Muschelkalk oder Korallen), als organisches Chelat (Citrat, Gluconat, Lactat, Amino-Chelat usw.), Dolomit (eine Verbindung aus Kalzium und Magnesiumcarbonat) oder als Knochenmehl (Calciumphosphat mit einem Anteil von 11 % Phosphor und 22 % Kalzium).
- Bei verminderter Sekretion von Magensäure ist lösliches Kalzium in ionisierter Form sinnvoll, wie z. B. Kalziumcitrat, Kalziumlactat oder Kalziumgluconat. In dieser Form kann Kalzium zu 45 % absorbiert werden, während es bei Kalziumcarbonat nur 4 % sind.
- Kalziumchlorid reizt die Verdauungsorgane.
- Kalziumcarbonat ist besonders konzentriert und preisgünstig. Zur besseren Aufnahme sollte es mit den Mahlzeiten eingenommen werden (benötigt zur Absorption Säure).

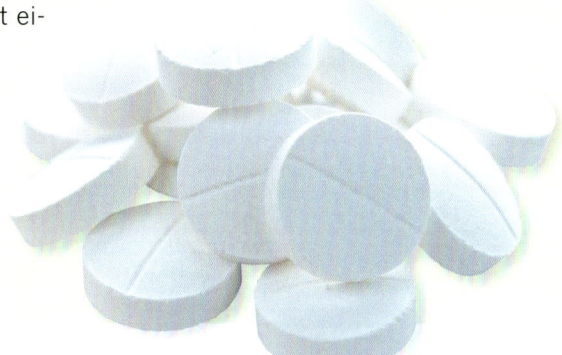

- **Kalzium-Antagonisten**
  - Fettsäuren bilden Kalkseife im Verdauungstrakt und verhindern so die Kalziumaufnahme.
  - Oxalate binden das Kalzium noch in den Lebensmitteln.
  - Phytate sind in der Kleieschicht von Vollkorngetreide zu finden. Sie behindern die Kalziumaufnahme.
  - Phosphor geht mit dem Ca^{2+} eine unlösbare Verbindung ein, die von der Darmwand nicht aufgenommen werden kann. Kalzium kann am besten resorbiert werden, wenn es zu Phosphor in einem Verhältnis von 2:1 vorliegt. Nahrungsmittelzusatzstoffe, die Phosphate enthalten, hemmen die Aufnahme von Kalzium. Sie sind beispielsweise in Wurstwaren, Pommes frites und kohlensäurehaltigen Limonaden zu finden. Phosphorquellen sind z.B. Fleisch, Erfrischungsgetränke, Kuhmilch, Kartoffeln usw.
  - Proteinüberschuss bewirkt eine vermehrte Kalziumausscheidung über den Urin.
  - Uronsäure hemmt die Kalziumaufnahme. Sie ist in Pflanzenfasern von Früchten und Gemüse zu finden.
  - Zink: Bei einem zu geringen Kalziumspiegel wird die Aufnahme von Kalzium durch Zink als Nahrungsergänzungsmittel noch zusätzlich erschwert, was bei einer ausgewogenen Ernährung nicht geschieht.
  - Arzneimittel: Eine Behandlung mit Glucocorticoiden (Cortison-Präparate) hemmt die Kalziumaufnahme, ebenso die Einnahme von Antiazida (zur Neutralisierung der Magensäure). Kalzium wird in saurem Millieu besonders gut aufgenommen.

- **Zur Unterstützung der Kalziumaufnahme**
  - Vitamin A ist wichtig für die Gesunderhaltung von Knochen und Zähnen sowie für den Kalziumstoffwechsel.
  - Magnesium unterstützt die reibungslose Kalziumaufnahme.
  - Vitamin B_6: Durch eine Unterversorgung wird die Aufnahme von Kalzium beeinträchtigt.
  - Vitamin D: Seine aktive Form unterstützt die Kalziumaufnahme und stellt Kalzium aus den Knochen bereit.
  - Als Nahrungsmittelergänzung kann Kalziumcitrat besser aufgenommen werden als Kalziumcarbonat.

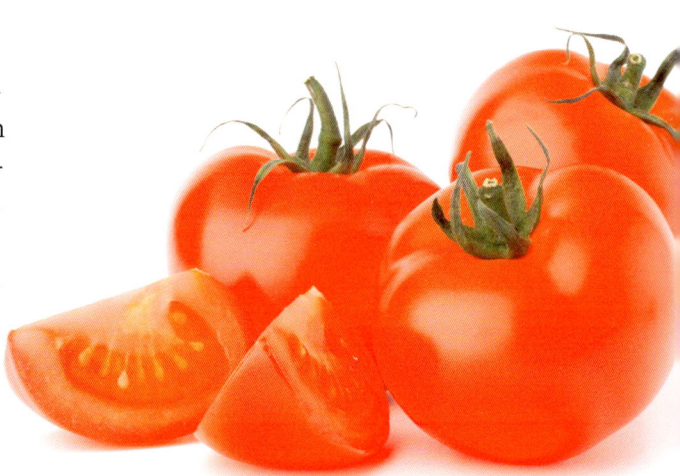

Die Nachteile von Milch

Schon als Kinder haben wir gelernt, dass Milchprodukte die beste Kalziumquelle darstellen. Seit kurzem gelangen neue Erkenntnisse darüber an die Öffentlichkeit und es werden gesündere Kalziumquellen empfohlen, die für den Organismus im Vergleich zu Milchprodukten weniger Nachteile haben. Die Nachteile des Konsums von Milchprodukten sind zu viele Proteine, Giftstoffe wie Hormone oder Antibiotika, zudem Nährstoffe, die hinsichtlich ihrer Aufnahme untereinander konkurrieren... Milch enthält neben Kalzium ebenso Phosphor, wodurch die Bioverfügbarkeit von Kalzium deutlich herabgesetzt wird. Andererseits bietet sie nur wenig Magnesium, was jedoch für die effiziente Aufnahme von Kalzium aus der Milch notwendig wäre. Hinzu kommt die Unverdaubarkeit oder gar Intoleranz vieler Menschen gegenüber Milchprodukten, wodurch die Darmschleimhaut in Mitleidenschaft gezogen werden kann.

Letztlich kümmerte man sich kaum um die Entdeckung anderer Nahrungsmittel, die Milch und Milchprodukte im Hinblick auf ihren Kalziumgehalt übertreffen könnten. Wer sich jedoch ausgewogen von Trockenfrüchten, ölhaltigen Saaten, Obst, Gemüse, frischem Obst, Gemüse und Vollkorn-Getreideprodukten ernährt, wird im Vergleich zu einer auf Milchprodukte basierten Ernährung die doppelte Menge an Kalzium aufnehmen.

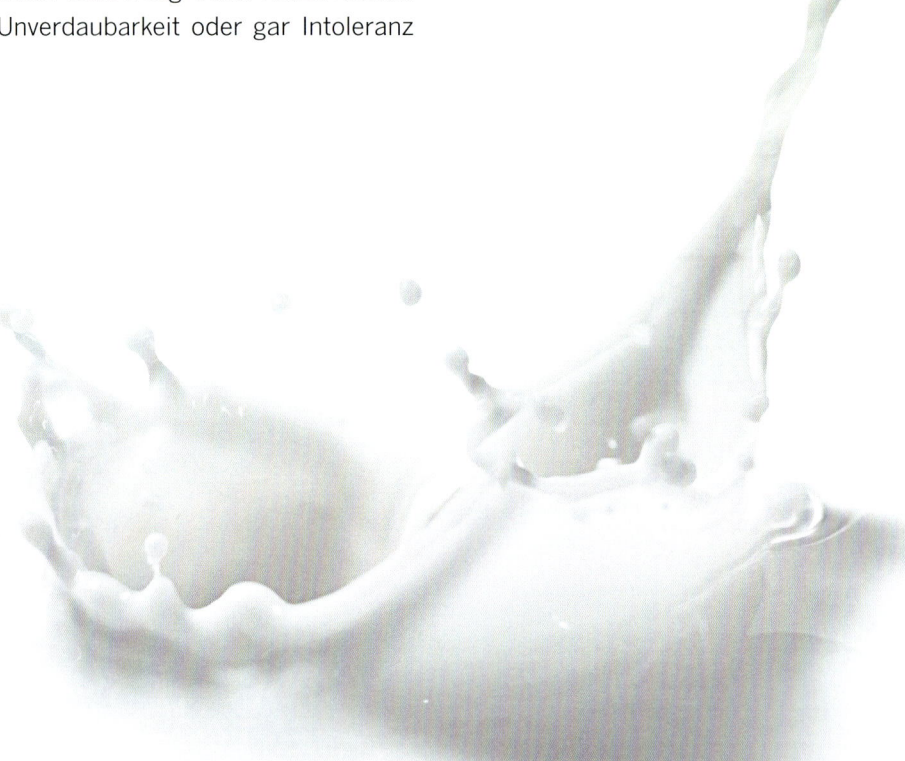

Magnesium

Insbesondere in der Wachstumsphase ist Magnesium sehr wichtig. Es wird benötigt für die gesunde Entwicklung von Knochen, Muskeln, Nieren, Leber, Herz, Lungen, Milz und Geschlechtsorganen. Außerdem besitzt es eine entspannende Wirkung auf das Nervensystem und trägt zur reibungslosen Übertragung der Nervenimpulse bei. Es interagiert mit Kalzium, am besten wenn es im Verhältnis 2:1 vorliegt.

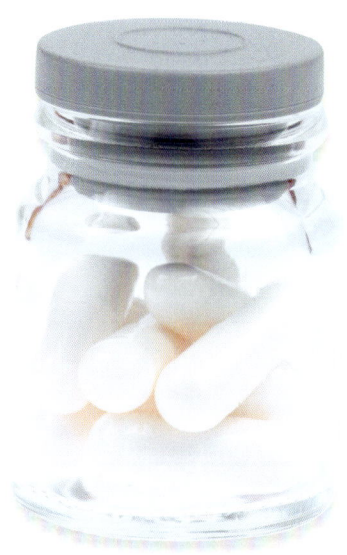

Magnesium spielt für unseren gesamten Organismus eine wichtige Rolle, für alle Knochen und Gewebe, sowohl innerhalb als auch außerhalb der Körperzellen. Zu 70 % wird es in Kombination mit Kalzium und Phosphor zum Aufbau der Knochenstruktur verwendet, 30 % finden sich in weichen Geweben und in den inneren Organen wieder. Die höchsten Magnesiumkonzentrationen sind im Knorpelgewebe, in den Muskeln sowie in den roten Blutkörperchen anzutreffen.

Dieser Mineralstoff greift in viele Abläufe im Organismus ein. Hauptsächlich ist er an der Nervenreizleitung beteiligt und unterstützt den Herzmuskel sowie die Relaxation der Muskeln. Ebenso wird Magnesium zur körpereigenen Proteinsynthese benötigt, z. B. zur Herstellung von Neurotransmittern, Antikörpern, Enzymen, Hormonen, Kollagenen usw. Zu wenig verfügbares Magnesium kann zu Schlafstörungen, Zitteranfällen, Kopfschmerzen, Beklemmungsgefühlen im Brustkorb, Nervosität, Schwindel, Krämpfen, Zuckungen, Mattigkeit, blasser Gesichtsfarbe, brüchigen Nägeln, Haaren und Zähnen führen.

Einerseits benötigen wir Magnesium für eine reibungslose Funktion unseres Nervensystems. Es wird vom Gehirn zur Produktion von lebenswichtigen Neurotransmittern gebraucht. Andererseits benötigen wir es zur Gesunderhaltung unseres Herz-Kreislauf-Systems. Insbesondere für eine kraftvolle Kontraktion des Herzmuskels ist verfügbares Magnesium sehr wichtig. Außerdem spielt es eine entscheidende Rolle bei der Synthese von Kollagen.

Magnesiummangel ist oftmals die Folge von längeren Stressphasen. Bei Stress liegt eine verstärkte Hormonproduktion der Nebennieren vor, was einer Entspannung entgegenwirkt. Magnesium hat einen entspannenden Effekt auf die Muskeln und baut stressbedingte muskuläre Spannungen ab. Magnesiummangel führt zu Mattigkeit, Schlafstörungen und Reizbarkeit. Dieser Mineralstoff sollte außerdem in einem ausgewogenen Verhältnis zu Kalzium vorliegen. Andernfalls können Kalkablagerungen in den Blutgefäßen, Niereninsuffizienz oder Nierensteine die Folge sein.

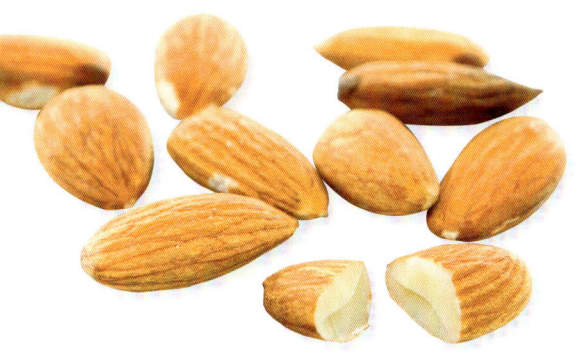

Heutzutage ist die Gefahr für ein Ungleichgewicht zwischen Kalzium und Magnesium sehr groß. Viele Menschen haben eine Ernährungsweise, durch die dem Körper vergleichsweise wenig Kalzium und nur wenig Magnesium zugeführt werden. Der Mangel an Magnesium hat seine Ursachen zum Teil in der industrialisierten Landwirtschaft und der chemischen Bearbeitung vieler Lebensmittel. Dadurch wird den Nahrungsmitteln Magnesium entzogen. Auch die Verdrängung natürlicher Düngemittel durch chemischen Dünger geht mit einem

Defizit an Magnesium wie auch anderer Mineralien einher, das bereits im Boden beginnt und sich im verminderten Mineralstoffangebot der Feldfrüchte fortsetzt. Der technische Fortschritt stellt zwar die wirtschaftlichen Anforderungen des Marktes zufrieden, allerdings auf Kosten der Qualität der Nahrungsmittel. Die dabei gewonnenen raffinierten Produkte wie Getreide, Brot und Tafelsalz verfügen über einen vergleichsweise geringen Magnesiumgehalt.

Als Ausgleich können Produkte aus ökologischer Landwirtschaft dienen, deren Anbautechniken für gesunde Bodenverhältnisse sorgen und mineralstoffreiche Produkte liefern, die dem Organismus eine ausgewogene Magnesiumversorgung bieten. Magnesium ist als Baustein des Chlorophylls außerdem in Früchten und Saaten wie auch im Getreide (insbesondere in der Schale) enthalten. Vollkornprodukte sind daher besonders zu empfehlen.

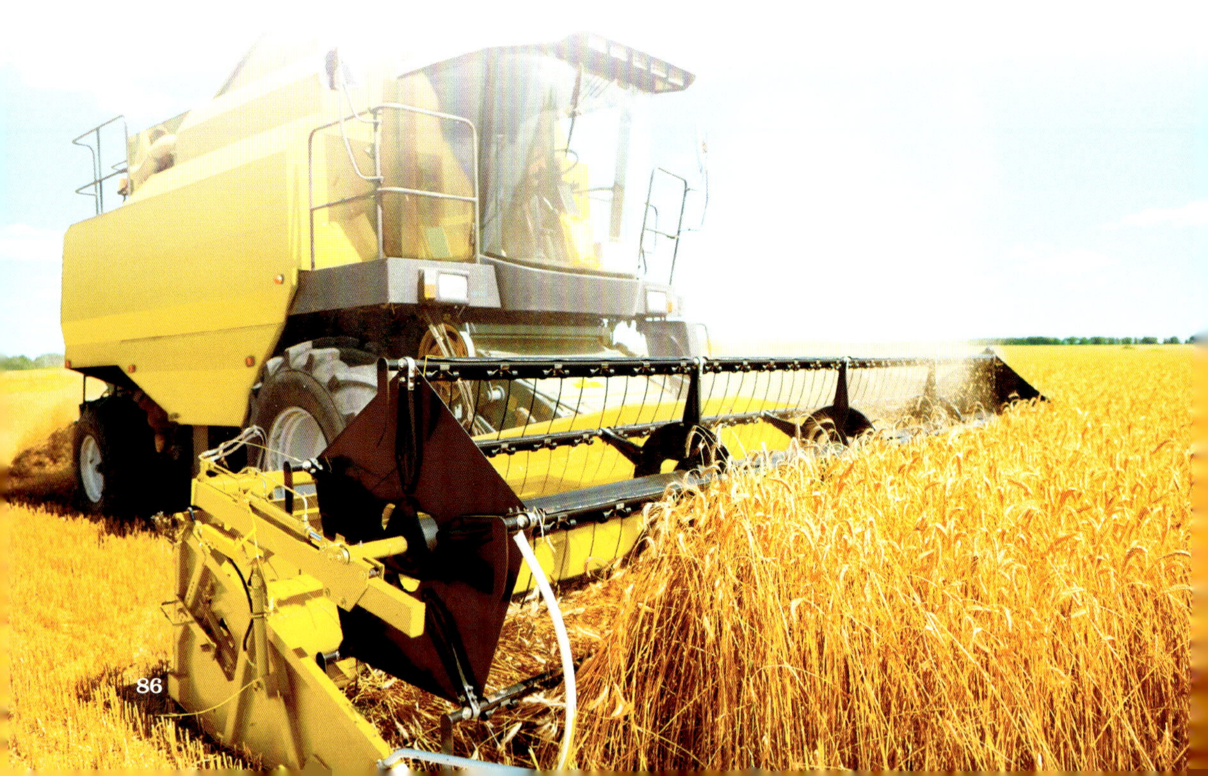

- **Aufnahme und Bioverfügbarkeit von Magnesium**
  Die Absorption von Magnesium erfolgt im Dünndarm und dort vorwiegend im Leerdarm. Von der Menge, die über die Nahrung zugeführt wird, können zwischen 35 und 45 % aufgenommen werden. Dabei passiert es die Darmwand durch erleichterte Diffusion (bei geringer Konzentration innerhalb des Darms) oder einfache Diffusion (bei erhöhter Konzentration innerhalb des Darms). Die Menge an aufgenommenem Magnesium hängt ab vom Gehalt in der Kost, dem Bedarf des Organismus und der Wasseraufnahme im Kolon. An der Regulierung des Magnesiumspiegels sind die Nieren beteiligt. Je nach Magnesiumgehalt im Blut scheiden sie mehr oder weniger Magnesium aus.

- **Empfohlene Dosis**
  RDA: 375 mg

- **Magnesium-Quellen**
  Mandeln, Aprikosen, Birnen, Pollen, Bierhefe, Weizen, Karotten, rohes Gemüse, Hafer, grüne Bohnen, Käse usw.

- **Wofür Magnesium benötigt wird**
  Rund 60 % des Magnesiums im Körper ist in den Knochen enthalten, 26 % in den Muskeln und der Rest in den Geweben und Körperflüssigkeiten. Es ist an mehr als 300 enzymatischen Prozessen des Stoffwechsels beteiligt. Magnesium wird für die Produktion von Fettsäuren und Proteinen gebraucht und spielt eine wichtige Rolle bei der Nervenreizleitung.

- **Magnesium-Antagonisten**
  - Kalzium und Magnesium treten bei der Absorption in Konkurrenz.
  - Ethanol fördert die Ausscheidung von Magnesium über den Urin.
  - Ballaststoffe erschweren die Magnesiumaufnahme.
  - Fluorid und Magnesium treten bei der Absorption in Konkurrenz.

Wussten Sie, dass …

- … die Aufnahme von Magnesium nicht nur vom Gehalt in der Nahrung, sondern ebenso von deren Zusammensetzung abhängt?
- … die Nieren bei zu geringer Magnesiumzufuhr weniger davon über den Urin ausscheiden?

- Eisen senkt den Magnesiumspiegel im Blut.
- Mangan und Magnesium treten bei der Absorption in Konkurrenz.
- Phosphor verringert die Magnesiumaufnahmekapazität des Darms.
- Zink kann die Magnesiumaufnahme erschweren.

- **Zur Unterstützung der Magnesiumaufnahme**
  - Vitamin B_6: Ein ausgewogener Vitamin-B_6-Gehalt sorgt für einen ebenfalls ausgewogenen Magnesiumgehalt.

- **Magnesium zur Nahrungsergänzung** Magnesium ist in verschiedenen Formen verfügbar. Zu bevorzugen ist es jedoch in gebundener Form in Verbindung mit einem Produkt des Citratzyklus (Maltat, Succinat, Fumarat oder Citrat) oder als Amino-Chelat wie auch als Oxid, Gluconat, Hydroxit oder Chlorid.

Magnesium ist oral eingenommen gut absorbierbar, besonders in Verbindung mit einem Citrat oder einem anderen Zwischenprodukt des Citratzyklus. Anorganische Magnesiumsalze (z. B. Magnesiumsulfat) lösen in höherer Dosierung oftmals Durchfall aus, was bei organisch gebundenem Magnesium (als Citrat, Aspartat oder Amino-Chelat) nicht zu beobachten ist.

Zwischen den organischen und anorganischen Formen besteht auch ein Unterschied im Hinblick auf die Menge an vorliegendem elementarem Magnesium. Am meisten elementares Magnesium enthält Magnesiumoxid (60 % elementares Magnesium), gefolgt von Magnesiumphosphat (27 %), Magnesiumchlorid (25 %), Magnesiumsulfat (20 %), Magnesiumcitrat (16 %) Magnesiumlactat (12 %), Magnesium-Amino-Chelat (9,5 %) und Magnesiumgluconat (5 %).

Um die Zellmembran zu passieren, benötigt Magnesium die Unterstützung von Vitamin B_6. Daher sollten pro 400 mg Magnesium zusätzlich 25 mg Vitamin B_6 eingenommen werden, am besten in organischer Form als Citrat, Orotat, Gluconat, Aspartat usw.

- … Milch relativ viel Phosphor enthält? Bei der Aufnahme in den Körper tritt dieser Mineralstoff in Konkurrenz mit dem Kalzium.

- … Erfrischungsgetränke mit Kohlensäure viel Phosphor enthalten und dadurch die Kalziumaufnahme behindern? Bereits in der Wachstumsphase kann ein übermäßiger Genuss zu Osteoporose führen.

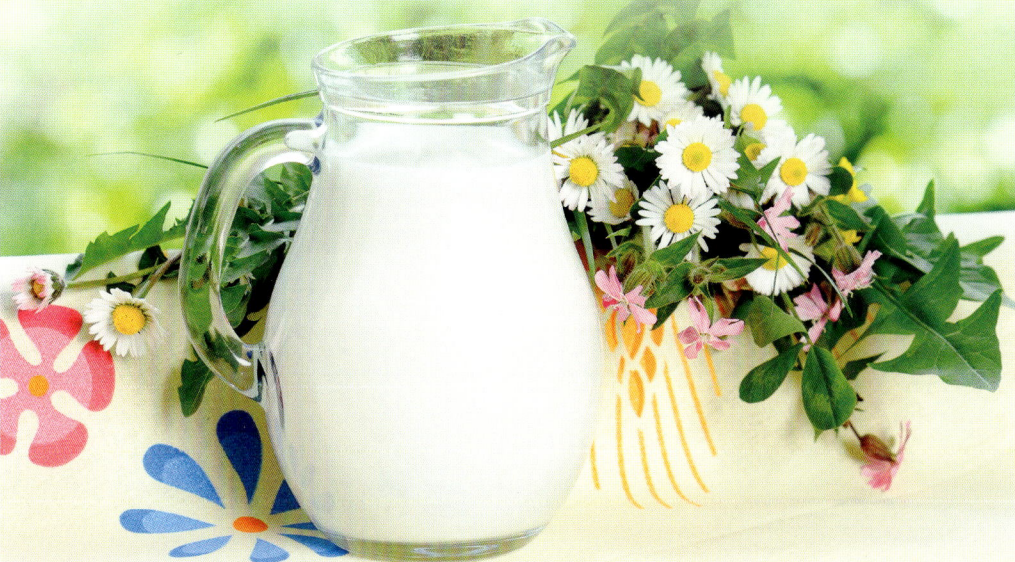

Phosphor

Phosphor ist ein anerkanntes Hirntonikum und stärkt das Nervensystem. Es spielt dieselbe wichtige Rolle wie das Kalzium, mit dem es in Wechselwirkung steht. Ein höherer oder niedriger Gehalt des einen wirkt sich auf den Gehalt des anderen aus. In Verbindung mit Kalzium und Magnesium dient es der Vermeidung von Osteoporose.

- **Aufnahme und Bioverfügbarkeit von Phosphor**
  Der in der Nahrung enthaltene Phosphor wird in anorganischer Form im Darm aufgenommen. Durch Einwirkung von alkalischer Phosphatase (ein Enzym) wird der mit der Nahrung aufgenommene Phosphor im Darm in anorganischer Form absorbiert. Die alkalische Phosphatase hydrolysiert das organische Phosphat zu anorganischem Phosphat, als das es aufgenommen werden kann. Die Bioverfügbarkeit des Phosphors ist abhängig davon, ob er in organischer oder anorganischer Form vorliegt. Auch der im Zwölffingerdarm vorherrschende pH-Wert, der möglichst im sauren Bereich liegen sollte, ist hierbei entscheidend.

- **Empfohlene Dosis**
  RDA: 700 mg

- **Phosphor-Quellen**
  Vollkorngetreide, Trockenfrüchte, Bierhefe, Knoblauch, Zwiebel, Karotten, Äpfel, Tomaten, Spinat, Käse und Fleisch

- **Wofür Phosphor gebraucht wird**
  Phosphor erfüllt viele wichtige Funktionen in unserem Organismus. Er ist z. B. ein Baustein von ADP (Adenosintriphosphat), der wichtigsten Energiequelle unseres Körpers. Außerdem ist er Bestandteil der Zellmembrane.

- **Phosphor-Antagonisten**
  – Ballaststoffe: Sie binden den Phosphor und scheiden ihn über den Kot aus.

- **Zur Unterstützung der Phosphoraufnahme**
  Vitamin D begünstigt die Aufnahme von Phosphor.

Kupfer

Dieses Spurenelement dient der Festigung von Kalzium und Phosphor. In Zusammenwirkung mit Eisen ist es an der Bildung des Hämoglobins beteiligt.

- **Aufnahme und Bioverfügbarkeit von Kupfer**
  Die Absorption von Kupfer beginnt bereits im Magen und wird im Dünndarm abgeschlossen, indem es durch aktiven Transport und passive Diffusion von der Darmwand aufgenommen wird. An Albumin (ein Bluteiweiß, das in der Leber gebildet wird) gebunden, gelangt es dann ins Blut.

- **Empfohlene Dosis**
  RDA: 1 mg

- **Kupfer-Quellen**
  Fleisch, Obst, Blattgemüse, Hülsenfrüchte, Soja, Bananen, Karotten, Weizenkeime, Champignons, Trockenfrüchte, Pollen und Fisch

- **Wofür Kupfer gebraucht wird**
  Viele Enzyme enthalten Kupfer als einen ihrer Bausteine. Außerdem ist es an der Produktion von Melanin sowie einigen neurochemischen Substanzen im Gehirn beteiligt. Ebenso wird Kupfer für die Muskeltätigkeit und die Immunabwehr benötigt.

- **Kupfer-Antagonisten**
  – Alkohol vermindert die Aufnahme von Kupfer.
  – Eier: Die Inhaltsstoffe des Eigelbs reagieren mit dem freien Kupfer zu unlöslichem Kupfersulfit.
  – Fruktose: Es erschwert die Kupferaufnahme, wenn Kohlenhydrate dem Körper hauptsächlich in Form von Fruktose zugeführt werden.
  – Eisen vermindert die Aufnahme von Kupfer im Darm.
  – Molybdän verstärkt die Ausscheidung von Kupfer.
  – Schwefelhaltige Aminosäuren vermindern die Verfügbarkeit von Kupfer und können Mangelerscheinungen hervorrufen.
  – Vitamin C: Hohe Dosen an Vitamin C hemmen die Aufnahme von Kupfer.

– Zink: Ein Überangebot an Zink vermindert die Aufnahmefähigkeit von Kupfer im Darm.

- **Zur Unterstützung der Kupfer-Aufnahme**
  Vitamin B_6 unterstützt die Kupferaufnahme im Darm.

Zink

Dieses Spurenelement wird nur in sehr geringen Mengen benötigt, ist aber dennoch von großer Wichtigkeit. Es unterstützt das Drüsensystem und ermöglicht es dem Körper, den Zuckerspiegel zu senken. Außerdem steigert es die sexuelle Leistungsfähigkeit und hat eine ausgleichende Wirkung auf die Prostata. Zink wird zu allen Zellen transportiert und in allen Geweben gebraucht.

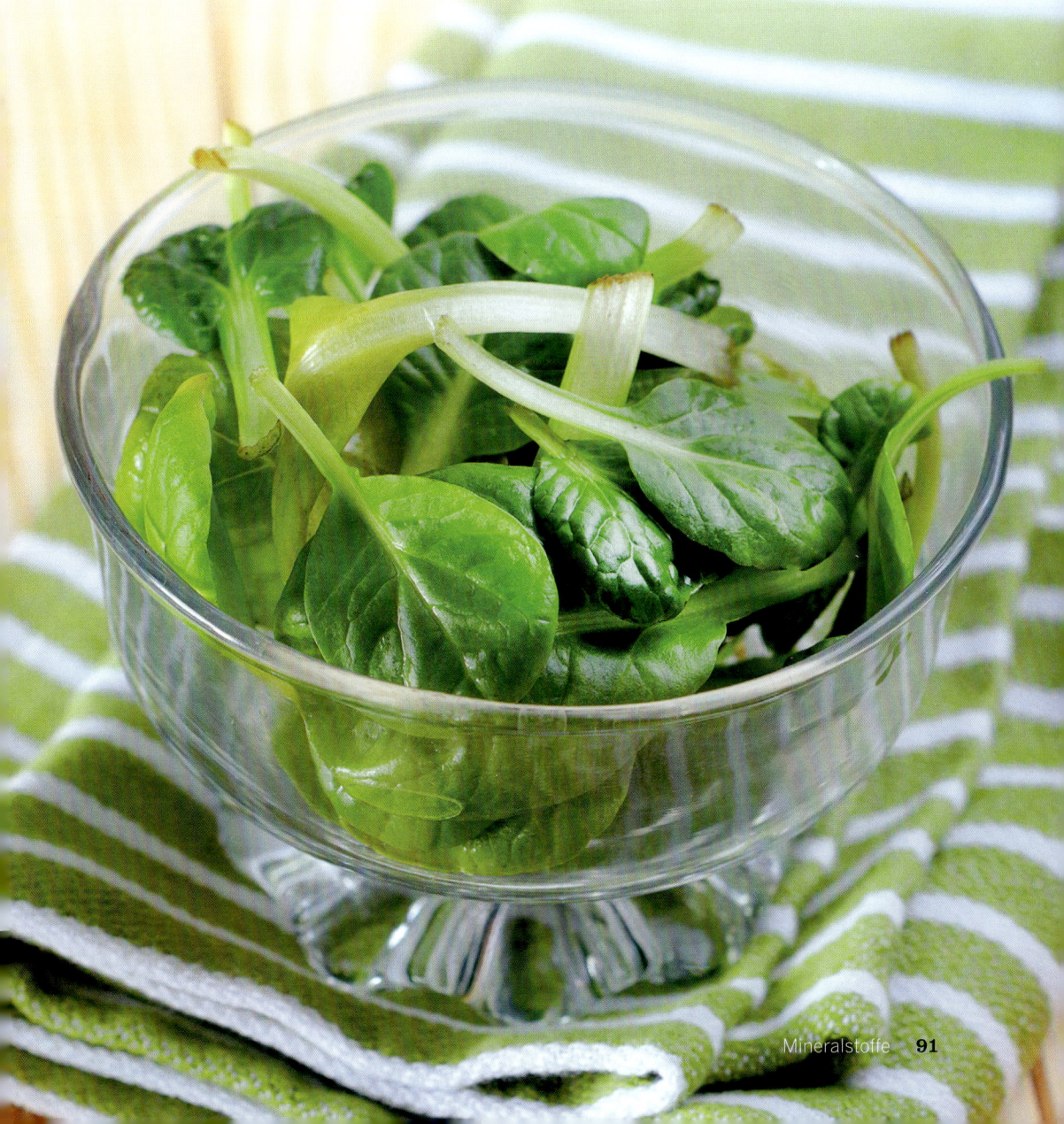

- **Aufnahme und Bioverfügbarkeit von Zink**
  Nicht alle Schritte der Zinkaufnahme sind wissenschaftlich erforscht. Es scheint jedoch, dass eine proteinreiche Ernährung für die Absorption dieses Spurenelementes von der Dünndarmwand förderlich ist. Die Aminosäuren der Proteine aus der Nahrung kreisen das Zink ein und bilden Chelate. Dadurch wird es komplett aufgenommen und steht dem Körper vollständig zur Verfügung. Nach der Absorption wird das Zink zur Leber transportiert und von dort zu allen Geweben des Körpers weitergeleitet.

- **Empfohlene Dosis**
  RDA: 10 mg

- **Zink-Quellen**
  Vollkorngetreide, grünes Blattgemüse, Trockenfrüchte, Pinienkerne, Meeresfrüchte, Fisch, Eigelb, Milchprodukte, Karotten, Tomaten, Salat usw.

- **Wofür Zink gebraucht wird**
  Zink ist ein wichtiges Spurenelement für den Stoffwechsel von Kohlenhydraten, Proteinen und Fetten. Es spielt eine wichtige Rolle bei vielen Transportmechanismen im Körper. Auch für die Immunabwehr sowie die reibungslose Aktivität etlicher Enzyme ist Zink von grundlegender Bedeutung. Außerdem wird es benötigt für die Rückgewinnung von Kollagen und zur Regeneration und Stärkung des Bindegewebes. Ein Zinkmangel hat direkte negative Auswirkungen auf das Immunsystem und auf die Wundheilung.

- **Zink-Antagonisten**
  – Eisen vermindert die Zinkaufnahme. Studien haben gezeigt, dass eine Nahrungsergänzung mit Eisen den Zinkgehalt im Körper deutlich herabsetzen kann.

Wussten Sie, dass...

... Zink viele wohltuende Eigenschaften hat?

- gegen Haarausfall
- zur Vorbeugung von Altersbeschwerden
- zur Stärkung des Immunsystems
- zur Steigerung der Potenz und der sexuellen Aktivität
- zur Vorbeugung von Grippe und Erkältungen

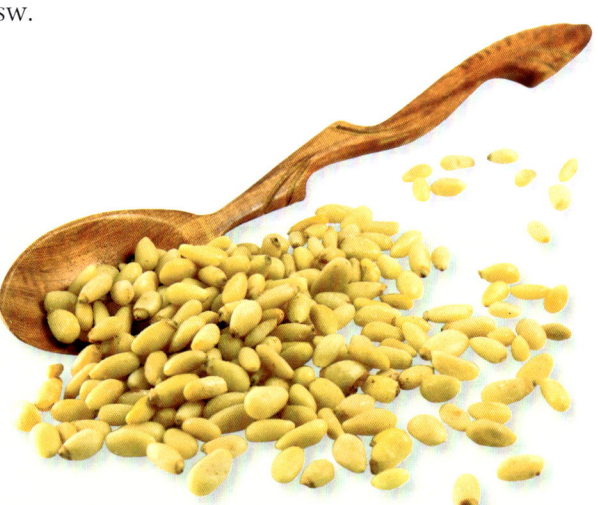

- Ballaststoffe oder Phytate (bioaktive Substanzen, die für das Keimen von Pflanzen benötigt werden) behindern die reibungslose Aufnahme von Zink.
- Kupfer und Cadmium benutzen dasselbe Transportsystem, um vom Körper absorbiert zu werden.
- Kalzium: Ein hoher Kalziumspiegel vermindert die Menge an aufgenommenem Zink.
- Folsäure kann die Aufnahme von Zink weiter herabsetzen, wenn die Zufuhr von diesem Spurenelement über die Nahrung zu gering ist.

- **Zur Unterstützung der Zink-Aufnahme**
  - Riboflavin sorgt für eine bessere Aufnahme von Zink im Darm.
  - Magnesium unterstützt die Zinkabsorbtion.
  - Vitamin D unterstützt die Zinkabsorption.
  - Vitamin A unterstützt die Zinkabsorption.
  - Vitamin E unterstützt die Zinkabsorption.

- **Zink zur Nahrungsergänzung**
  Hierfür können verschiedene Zinkverbindungen verwendet werden:
  - Zinkoxid führt dem Körper bis zu 80 % elementares Zink zu.
  - Zinksulfat führt dem Körper bis zu 41 % elementares Zink zu.
  - Zinkcitrat führt dem Körper bis zu 34 % elementares Zink zu.
  - Zinkpicolinat führt dem Körper bis zu 21 % elementares Zink zu.
  - Zinkaspartat führt dem Körper bis zu 17 % elementares Zink zu.
  - Zinkgluconat führt dem Körper bis zu 14 % elementares Zink zu.
  - Zink-Amino-Chelat führt dem Körper bis zu 10 % elementares Zink zu.

Studien haben gezeigt, dass Zinkoxid die beste Bioverfügbarkeit besitzt, gefolgt von Zinksulfat. Am verträglichsten sind jedoch die organischen Zinkverbindungen wie Zinkcitrat, Zinkgluconat, Zinkpicolinat oder Zink-Amino-Chelat.

Im Handel werden Zinktabletten oder -kapseln angeboten mit einem Gehalt von 20–50 mg pro Einheit. Ebenso sind Zink-Kautabletten verfügbar (mit Zinkcitrat oder -gluconat) oder als Bestandteil komplexer Nahrungsergänzungsmittel, die 5–10 mg elementares Zink enthalten.

Wenn Zink zur Nahrungsergänzung eingenommen wird, muss dabei das Verhältnis von Zink und Kupfer berücksichtigt werden, das ca. 10:1 betragen sollte.

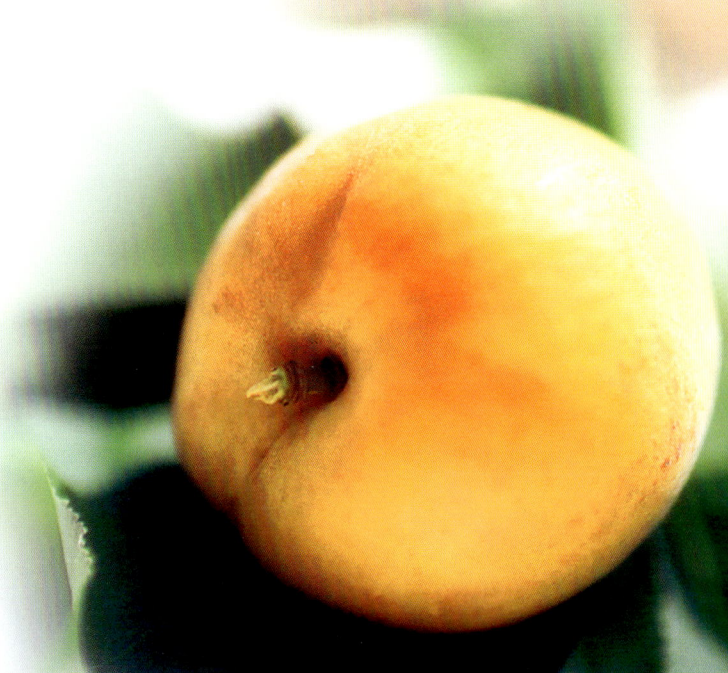

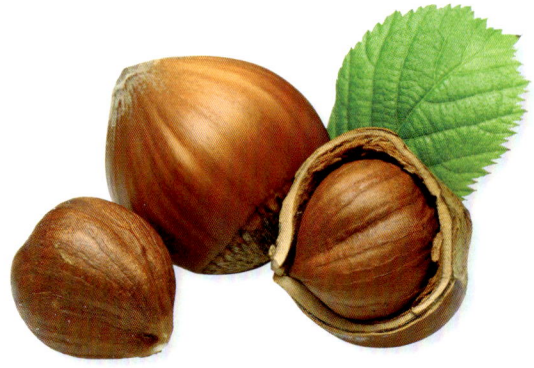

Eisen

Zusammen mit Kupfer dient dieses Spurenelement als Baustein für die Produktion von Hämoglobin. Eisenmangel führt zu Blutarmut und in der Folge zu Mattigkeit, Schlafstörungen und einem Mangel an Vitalität.

Eine gesteigerte Verfügbarkeit an Eisen kann bereits durch das Vermeiden von gleichzeitiger Aufnahme gerbstoffhaltiger Lebensmittel, v. a. Getränke wie Rotwein oder schwarzer Tee, erreicht werden.

- **Aufnahme und Bioverfügbarkeit von Eisen**
  Die tägliche Menge an aufgenommenem Eisen beläuft sich auf 0,5–1 mg, wobei die individuellen Unterschiede abhängig von Alter, Geschlecht und bereits vorhandenen Reserven stark variieren können. Überschüssiges Eisen wird mit dem Kot ausgeschieden. Eisen aus tierischen Nahrungsmitteln (Hämeisen) ist im Vergleich zu pflanzlichen Quellen (Nicht-Hämeisen) leichter aufnehmbar. Fleisch verfügt außerdem über die Aminosäure Cystin, wodurch die Eisenaufnahme erleichtert wird. Wer Kaffee, Tee oder Alkohol in größeren Mengen zu sich nimmt, hat größere Mühe, seinen Eisenbedarf zu decken.
  Nach dem Verzehr von eisenhaltigen Nahrungsmitteln und deren Aufschluss durch Verdauungsenzyme im Magen gelangt das Eisen in den Dünndarm und von hier als Transferrin oder Ferritin in den Blutkreislauf. Die Mengenaufnahme wird von der Darmschleimhaut kontrolliert. Es wird nur so viel absorbiert, wie der Organismus benötigt.

- **Empfohlene Dosis**
  RDA: 14 mg

- **Eisen-Quellen**
  Rotes Fleisch vom Rind, Lamm, Schwein oder Wild, Aprikosen, Hafer, Kresse, Haselnüsse, Maronen, Gerste, Sesam, Hirse, Buchweizen, Quinoa, Amaranth, frische und getrocknete Kräuter aller Art, Datteln, Meeresfrüchte, Hülsenfrüchte, Walnüsse, Pollen, Eigelb.
  Die aufgenommene Menge an Eisen hängt ab von der Zusammensetzung der Kost und von der Regulation der Darmschleimhaut. Je nachdem, ob Eisen als Hämeisen (Eisen aus Fleisch) bzw. Nicht-Hämeisen vorliegt oder weitere unterstützende oder hemmende Faktoren gegeben sind, ist seine Bioverfügbarkeit größer oder kleiner. So fördern Ascorbinsäure, Zitronensäure oder Milchsäure die Eisenaufnahme. Durch Phosphate, Phytate, Kalzium, Ballaststoffe, Oxalate, Polyphenole usw. wird seine Bioverfügbarkeit hingegen reduziert.
  Hämeisen besitzt eine bessere Bioverfügbarkeit, weil es ohne weiteren Umbau oder Wechselwirkung mit

anderen Bestandteilen der Nahrung absorbiert werden kann. Das höchste Angebot an Eisen bieten Nahrungsmittel tierischer Herkunft wie Fleisch oder Fisch.

Einerseits ist eine Zufuhr an Hämeisen, wie es in Fleisch und Fisch vorliegt, sehr wichtig. Andererseits sollte ebenso auf eine ausgewogene Zufuhr an in geringerem Maße bioverfügbares Nicht-Hämeisen aus pflanzlichen Nahrungsmitteln wie verschiedene Getreide, v.a. Haferflocken, Trockenfrüchten, Nüssen oder Algen geachtet werden. Man sollte dabei jedoch nicht vergessen, dass diese ebenso Phosphate und Ballaststoffe enthalten, durch die die Absorption vermindert werden kann. Hämeisen besitzt eine Bioverfügbarkeit von 20–30 %. Die Bioverfügbarkeit von Nicht-Hämeisen kann durch gleichzeitigen Verzehr Vitamin-C-haltiger Lebensmittel, z.B. frische Kräuter oder Kartoffeln, gesteigert werden, da Vitamin C die Eisenaufnahme fördert. So kann unser Organismus von den zugeführten Nährstoffen, darunter auch das Eisen, am besten profitieren. Durch den Verzehr von ausgewogener Kost – reich an frischem und grünem Gemüse (das dem Körper Chlorophyll zuführt), Getreide, Hülsenfrüchten, Trockenfrüchten, Fleisch und Fisch von guter Qualität – und den Verzicht auf raffinierten Zucker, gesüßte Erfrischungsgetränke, Kaffee, Alkohol und industriell verarbeitete Lebensmittel kann die Bioverfügbarkeit von Eisen erheblich gesteigert werden.

- **Wofür Eisen gebraucht wird**
  Eisen greift in verschiedene Funktionsabläufe im Körper ein. Zusammen mit dem Kupfer ist es Teil des Hämoglobins, dem Farbstoff der roten Blutkörperchen, mit dessen Hilfe die Gewebe und Körperzellen mit Sauerstoff versorgt werden. Ebenso ist Eisen an der Bildung von Myoglobin beteiligt, einem Transportprotein, durch das der Sauerstoff zu den Muskelzellen gelangt. Außerdem ist es ein wichtiger Baustein für viele Enzyme, die an der Atmungskette (unabdingbar für die Energiegewinnung) teilhaben, wodurch es dem Organismus letztendlich Kraft, Widerstandsfähigkeit und Vitalität verleiht.

- **Eisen-Antagonisten**
  - Kalzium: Ein Überangebot an Kalzium (mehr als 2 g pro Tag) reduziert die Aufnahme von Eisen und kann zu Mangelerscheinungen führen.
  - Chrom vermindert die Absorptionsfähigkeit von Eisen. Es kann auf den Eisenstoffwechsel Einfluss nehmen, indem es bei der Bindung an Apotransferrin mit dem Eisen in Konkurrenz tritt.

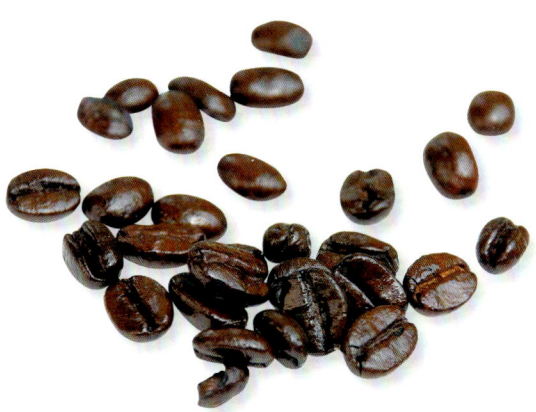

- Cobalt konkurriert bei der Absorption mit dem Eisen.
- Ballaststoffe vermindern die Absorptionsfähigkeit von anorganischem Eisen.
- Mangan vermindert die Absorptionsfähigkeit von Eisen.
- Milch vermindert die Absorptionsfähigkeit von Eisen.
- Tannine und Polyphenole vermindern die Absorptionsfähigkeit von Eisen (Quellen: Tee, Kaffee, Obst, Gemüse und einige Gewürze).
- Vitamin D kann die Absorptionsfähigkeit von Eisen vermindern, da es die Absorptionsfähigkeit von Kalzium verbessert (Kalzium und Eisen treten bei der Absorption miteinander in Konkurrenz).
- Zink: Eine zusätzliche Gabe von Zink kann die Absorption von Eisen reduzieren.

- **Zur Unterstützung der Eisen-Aufnahme**
  - Fruktose geht mit dem Eisen eine Verbindung ein und unterstützt dadurch seine Aufnahme.
  - Salzsäure: Eine optimale Konzentration der Magensäure begünstigt die Löslichkeit und die Verfügbarkeit von Eisen aus der Nahrung.
  - Tierische Proteine: Rindfleisch, Huhn, Lamm und Fisch fördern die Aufnahme von Eisen.
  - Vitamin A ist wichtig für die Bildung von Hämoglubin.
  - Vitamin C verbessert die Aufnahme von Eisen und seine Verfügbarkeit für die Zellen.

- **Ursachen für Blutarmut**
  Die individuelle Eisenversorgung ist abhängig von mehreren Faktoren: von der Wechselwirkung einzelner Inhaltsstoffe in der Nahrung, von der Bioverfügbarkeit, vom Verbrauch und vom Bedarf der jeweiligen Person. In bestimmten Lebensphasen ist die Eisenzufuhr nicht ausgeglichen und der Organismus muss für eine angemessene Erythropoese (Bildung von Erythrozyten, den roten Blutkörperchen) auf seine Reserven zurückgreifen. In solchen Phasen kann eine eisenarme Ernährung zu Blutarmut führen.

  Die Gründe für Blutarmut reichen von einer unzureichenden Ernährung bis hin zu Absorptionsstörungen oder zu geringen Eisenvorräten. Gelegentlich geht sie auf Blutungen im Verdauungstrakt, auf Zöliakie, starke Monatsblutungen oder wiederholtes Nasenbluten zurück. Auch Frühgeborene oder Zwillinge leiden oftmals an Blutarmut.

- **Risikogruppen**
  Von Blutarmut gefährdet sind hauptsächlich Kinder in den ersten Lebensjahren, Frauen während der Schwangerschaft sowie ältere Menschen. Eisenmangel kann andererseits auch verursacht werden durch Langzeiteinnahme von Verhütungsmitteln, Aspirin, Säureneutralisierungsmitteln, Entzündungshemmern, gerinnungshemmenden Arzneimittel sowie Steroiden. Auch Erkrankungen wie z.B. Fibrose im Verdauungstrakt oder Unterleib setzen die Aufnahmefähigkeit von Eisen herab oder steigern seinen Bedarf.

- **Eisen zur Nahrungsergänzung**
Meistens wird Eisen in Form von Eisensulfat eingenommen. Dabei wird dieses anorganische Salz jedoch hydrolisiert und das Eisen kommt in direkten Kontakt mit der Darmschleimhaut. Dadurch werden freie Radikale mit reizender Wirkung freigesetzt und es kann zu Unverträglichkeiten wie Bauchschmerzen, Übelkeit und Erbrechen kommen.

Zur idealen Nahrungsergänzung sollte nicht nur die chemische Form, in der das Eisen vorliegt, beachtet werden. Gleichermaßen wichtig sind die Nährstoffe, die in Kombination mit Eisen aufgenommen werden. Empfehlenswert ist Eisen als Fumarat, Sulfat oder proteingebunden. In diesen Formen ist es besonders stabil und kann gut absorbiert werden.

Eine besonders hohe Absorbierbarkeit hat Eisen in Verbindung mit Piperin, einer Substanz aus dem

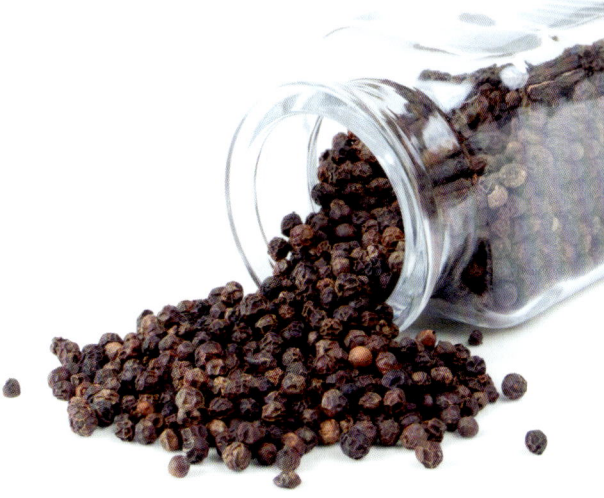

schwarzen Pfeffer. Es hat dann die Eigenschaft, die Bioverfügbarkeit vieler Nährstoffe erheblich zu steigern, was durch zahlreiche klinische Studien aus den USA nachgewiesen wurde.

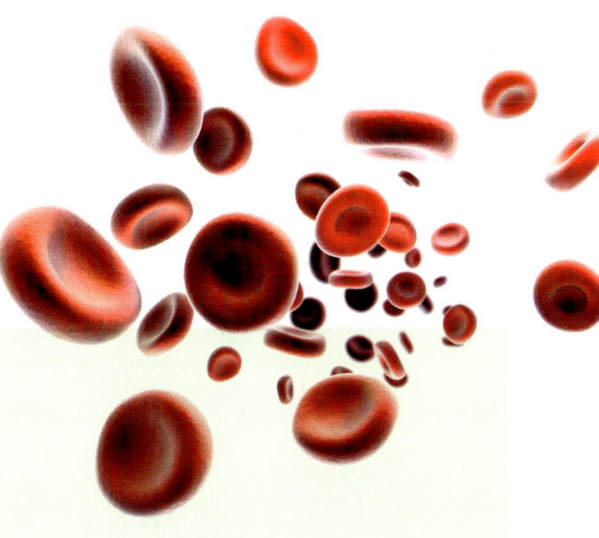

Wussten Sie, dass …

- … Eisen zur Nahrungsergänzung am besten in Form eines Amino-Chelats eingenommen werden sollte? Es wird besonders gut absorbiert und hat keine Nebenwirkungen. Andere Präparate enthalten Eisenglycinat oder -bisglycinat.
- … schwarzer Tee ca. eine Stunde vor dem Essen getrunken werden sollte? Dann hat er keinen Einfluss mehr auf die Nährstoffaufnahme. Teegenuss direkt nach der Mahlzeit kann die Absorption einiger Mineralstoffe und Spurenelemente stark vermindern.

Mangan

Dieses Spurenelement verleiht Vitalität und wirkt Arthritis entgegen. Es ist ein Bestandteil von vielen Enzymen wie z. B. der Glutamin-Synthetase (heute auch Glutamat-Ammonium-Ligase), der Pyruvatcarboxylase und der Superoxyddismutase. Außerdem ist Mangan wichtig für den gesunden Aufbau von Bindegewebe sowie der Knochen und wird benötigt für den Kohlenhydrat- und Fettstoffwechsel.

- **Aufnahme und Bioverfügbarkeit von Mangan**
  Aufgenommen wird Mangan vom gesamten Dünndarm.

- **Empfohlene Dosis**
  RDA: 2 mg

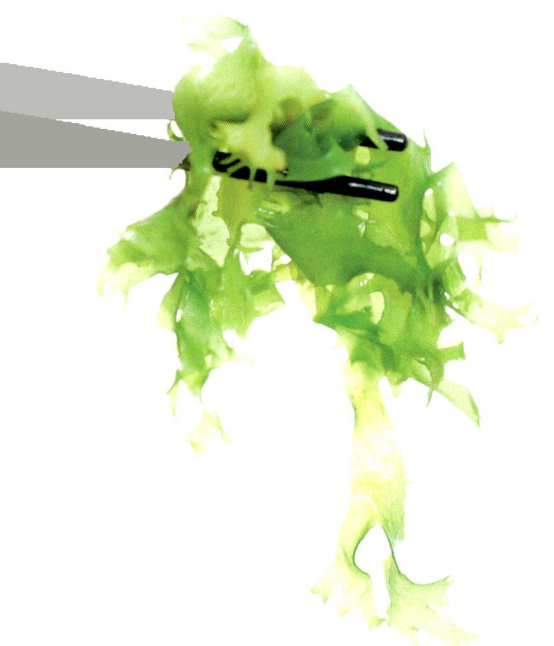

- **Mangan-Quellen**
  Vollkorngetreide, Bierhefe, Trockenfrüchte, grünes Blattgemüse, Eier, Fisch, Bananen

- **Wofür Mangan gebraucht wird**
  Dieses Spurenelement wird benötigt für einen gesunden Aufbau von Bindegewebe und Knochen. Darüberhinaus erfolgt die Aktivierung vieler Enzyme mithilfe von Mangan.

- **Mangan-Antagonisten**
  - Kalzium vermindert die Absorption von Mangan.
  - Nicht-Hämeisen vermindert die Absorption von Mangan.
  - Kobalt tritt bei der Absorption mit dem Mangan in Konkurrenz.

- **Zur Unterstützung der Mangan-Aufnahme**
  - Zink erhöht die Mangankonzentration im Blut.

Jod

Rund 75 % des aufgenommenen Jods werden für die Funktion der Schilddrüse benötigt.

- **Aufnahme und Bioverfügbarkeit von Jod**
  Jod wird im Dünndarm absorbiert und von der Schilddrüse für die Produktion von Triiodthyronin (T3) und Thyroxin (T4) gebraucht. Auch Selen wird für den Jodstoffwechsel benötigt. Es ist Baustein eines Enzyms, das zur Produktion von T3 beiträgt.

- **Empfohlene Dosis**
  RDA: 150 µg

- **Jod-Quellen**
  Algen, Fisch, Meeresfrüchte

- **Wofür Jod gebraucht wird**
  Jod ist an der Produktion der Schild-
  drüsenhormone beteiligt und spielt
  eine wesentliche Rolle für die Gesunderhaltung von Haut, Haaren und Nägeln. Es fördert das Wachstum und
  die Entwicklung des Organismus,
  regt die Synthese von Cholesterin an
  und fördert die mentalen Fähigkei-
  ten. Jodmangel führt unter anderem
  zu Schilddrüsenunterfunktion und
  einer verminderten Fruchtbarkeit.

- **Jod-Antagonisten**
  Ein übermäßiger Verzehr von rohem
  oder fermentiertem Kohl, Rüben oder
  Soja kann die Jodaufnahme behindern.
  Dadurch kann sich ein Kropf bilden.

- **Zur Unterstützung der Jod-Aufnahme**
  Selen ist ein wichtiges Spurenelement für die reibungslose Verwendung von Jod.

Kalium

Kalium ist eng mit dem Natrium verbun-
den. Es reguliert den Wassergehalt der
Körperzellen und spielt eine wichtige Rol-
le bei der Produktion von Proteinen und
Glycosiden. Außerdem wird es für die
Übertragung der Nervenreize benötigt.

- **Aufnahme und Bioverfügbarkeit
  von Kalium**
  Kalium wird während des gesamten
  Verdauungsvorganges aufgenommen.

- **Empfohlene Dosis**
  RDA: 2000 mg

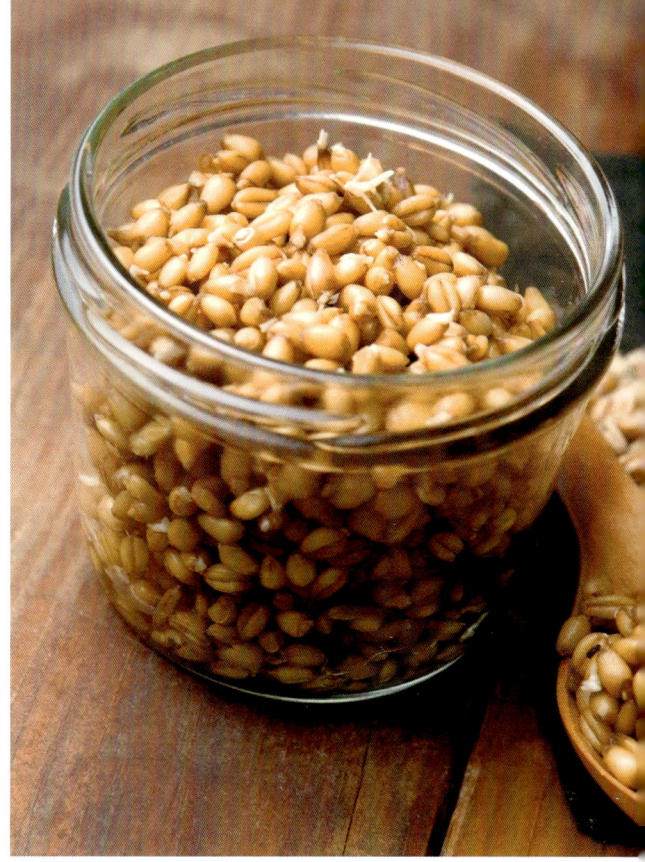

- **Kalium-Quellen**
  Bierhefe, Weizenkeime, Meeresfrüchte, rohes Gemüse, Walnüsse, Datteln,
  Johannisbeeren, Sonnenblumenkerne, Bananen usw.

- **Wofür Kalium gebraucht wird**
  Kalium ist der Partner des Natriums.
  Gemeinsam regulieren sie den Säure-
  Basen-Haushalt des Organismus und
  das Gleichgewicht zwischen innen
  und außen der Körperzellen. Ein ausgeglichener Kalium-Natrium-Spiegel
  ist wichtig für die Gesunderhaltung
  des Herzens. Kalium kann den Natri-
  umgehalt in den Zellen reduzieren,
  indem es dem Körper Flüssigkeit
  entzieht. Es senkt den Blutdruck und
  sorgt für die reibungslose Kontraktion der Muskeln sowie für die Übertragung der Nervenreize.

- **Kalium-Antagonisten**
  Koffein fördert die Ausscheidung von Kalium über den Urin.

- **Zur Unterstützung der Kalium-Aufnahme**
  Magnesium reguliert den Kaliumgehalt im Organismus.

Natrium

Natrium reguliert den Wassergehalt der Gewebe. Es ist das häufigste Kation (positiv geladenes Teilchen) außerhalb der Körperzelle. Es steht mit dem Kalium in enger Verbindung: Bei verstärkter Natriumaufnahme wird dem Körper Kalium entzogen.

- **Aufnahme und Bioverfügbarkeit von Natrium**
  Natrium wird während des gesamten Verdauungsvorgangs aufgenommen.

- **Empfohlene Dosis**
  RDA: 115 mg

Zur Nahrungsergänzung: In unserer Ernährung herrscht ein Überangebot an Natrium vor, das über das Kochsalz (ca. 10–15 g/Tag) aufgenommen wird. Ein Nahrungsergänzung mit Natrium ist daher nicht notwendig.

- **Natrium-Quellen**
  Natrium ist praktisch in allen Nahrungsmitteln enthalten, hauptsächlich in Oliven, Wurstwaren, Gepökeltem, Eiern, Weißbrot, Käse und Joghurt.

- **Wofür Natrium gebraucht wird**
  Natrium ist ein wichtiger Elektrolyt. Trotz seines schlechten Rufs spielt es eine wichtige Rolle beim Ausgleich des Säure-Basen-Haushalts und der Regulierung der Körperflüssigkeiten. Zusammen mit dem Kalium macht es die Zellmembran durchlässig und ermöglicht somit den Eintritt von lebensnotwendigen Nährstoffen.

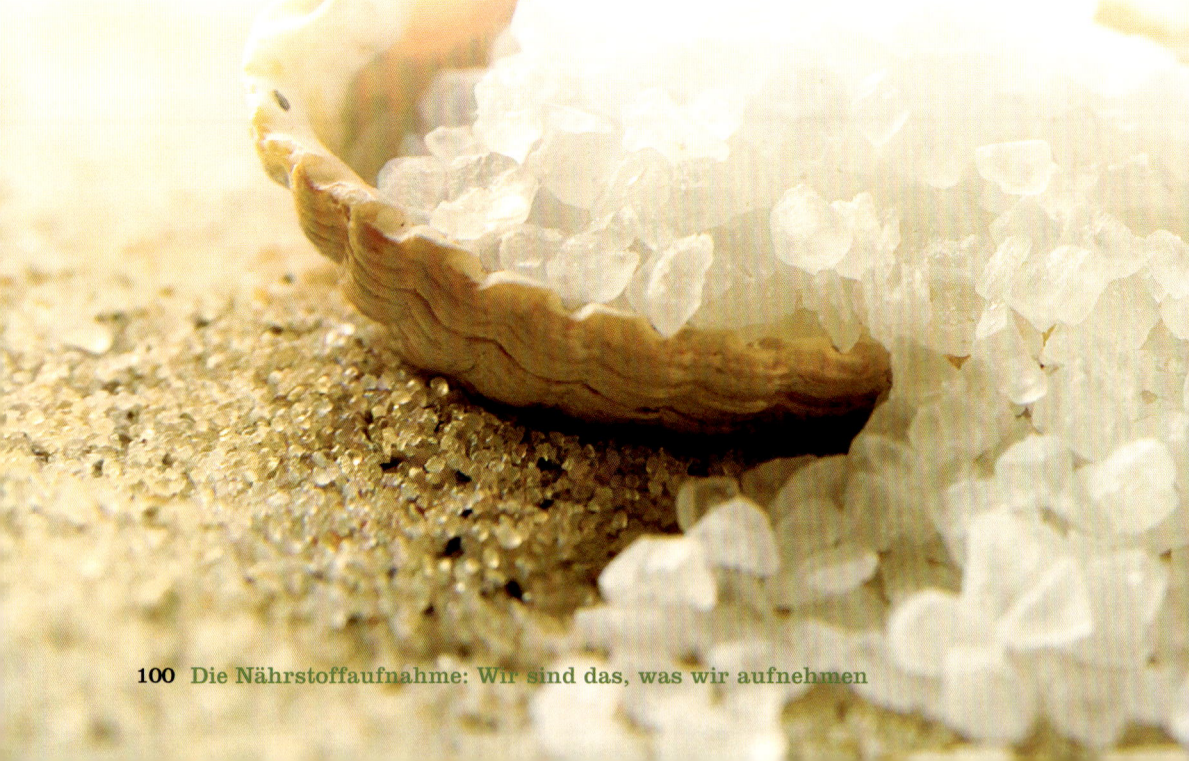

- **Natrium-Antagonisten**
  - Koffein fördert die Ausscheidung von Natrium über den Urin.
  - Kalzium fördert die Ausscheidung von Natrium über den Urin.

- **Zur Unterstützung der Natrium-Aufnahme**
  Ein ausgewogenes Verhältnis von Natrium und Kalium hält den Organismus im Gleichgewicht.

Wussten Sie, dass …

- … wir meistens viel mehr Natrium aufnehmen, als wir benötigen? Z. B. wird dem Wasser zum Garen von Speisen Salz hinzugefügt.
- … Natrium ebenfalls durch den Verzehr von Konserven, Milchprodukten, Süßstoffen (Natriumbenzoat, Natriumcyclamat usw.), Mineralwasser und Backwaren aufgenommen wird?
- … der Körper nur bei vermehrter Ausscheidung, z. B. durch Schwitzen, eine größere Zufuhr an Natrium benötigt?

Selen

Selen ist als ein essenzielles Spurenelement an der Produktion des Enzyms Glutathionperoxidase beteiligt, dem wichtigsten Antioxidationsmittel unseres Organismus, das in allen Körperzellen zum Schutz gegen freie Radikale zu finden ist.

- **Aufnahme und Bioverfügbarkeit**
  Selen wird im oberen Abschnitt des Dünndarms aufgenommen.

- **Empfohlene Dosis**
  RDA: 55 µg

- **Selen-Quellen**
  Kokosnuss, Gerstenkörner, Weizenkörner, Weizenkeime, Weizenflocken, Cashewnüsse, Erbsen, Rettich, Vollkornreis, Petersilie, Soja und Austern

- **Wofür Selen gebraucht wird**
  Selen wird benötigt zur Synthese des Proteins Glutathionperoxidase, dem wichtigsten Antioxidans unseres Organismus. Glutathionperoxidase bekämpft Krankheiten, die auf den Alterungsprozess zurückzuführen sind. Außerdem schützt dieses Protein vor Herz-Kreislauf-Erkrankungen sowie Vergiftungen durch Schwermetalle, Alkohol und Tabak und hält die Haut geschmeidig und elastisch.

- **Selen-Antagonisten**
  - Eine proteinarme Ernährung vermindert die Selen-Aufnahme.
  - Eine Ernährung auf der Grundlage von raffinierten Getreideprodukten bewirkt eine verminderte Aufnahme von Selen

Wussten Sie, dass …

… Selen den Körper unterstützt:

- bei der Immunabwehr
- bei der Entgiftung von Tabak, Alkohol und anderen Genussmitteln
- bei der Kräftigung der Haare, der Vermeidung von Schuppen und der Gesunderhaltung der Haut
- bei der Abwehr von bestimmten Krebsarten
- beim Schutz vor Kreislauferkrankungen
- beim Schutz vor frühzeitiger Alterung?

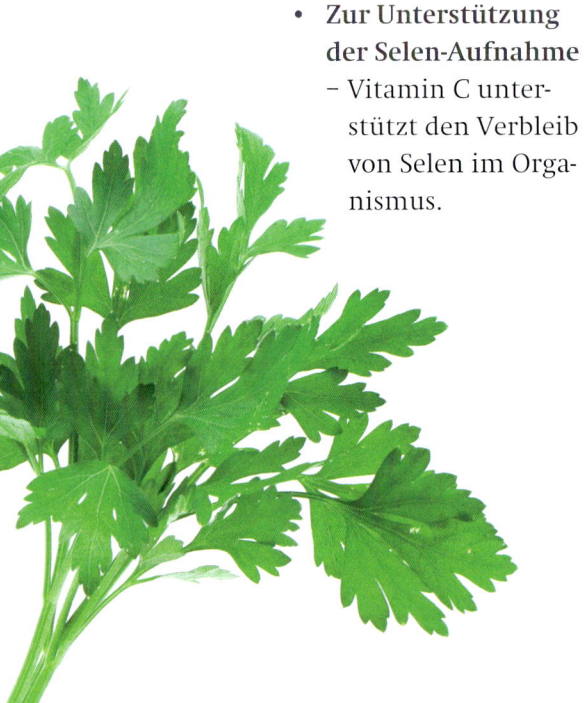

- **Zur Unterstützung der Selen-Aufnahme**
  - Vitamin C unterstützt den Verbleib von Selen im Organismus.
  - Vitamin E ergänzt die Wirkung von Selen und verstärkt seine antioxidativen Eigenschaften.

- **Selen zur Nahrungsergänzung**
  Geeignet sind hierfür sowohl anorganische (Selen-Natrium-Verbindungen) als auch organische Verbindungen. Organische Selenverbindungen werden aus Bierhefen hergestellt, die mit Selen angereichert werden. Als verzehrbares Selen ist haupsächlich L-Selenomethionin erhältlich. Besonders empfehlenswert sind Präparate, bei denen Selen in einem ausgewogenem Verhältnis mit Mineralien und Vitaminen kombiniert sind.

Wussten Sie, dass …

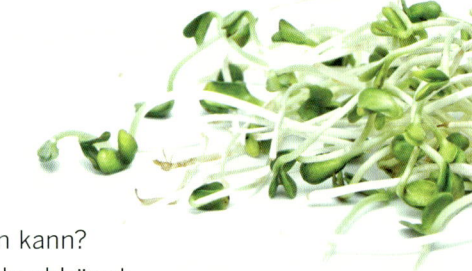

- … Selen vergleichsweise instabil ist? Die Menge an Selen in den Nahrungsmitteln ist abhängig von der Garzeit.
- … die Aufnahme von Schwermetallen die Bioverfügbarkeit von Selen verringern kann?
- … der Selengehalt in den Nahrungsmitteln abhängt von der Verfügbarkeit dieses Spurenelements im Boden?

Chrom

Dieses Spurenelement liegt in verschiedenen Formen vor, unter denen das dreiwertige (III) und das sechswertige (VI) Chrom von ihrer biologischen Bedeutung her am relevantesten sind. In der Nahrung ist die dreiwertige Form in niedrigen Konzentrationen zu finden.

Chrom hat eine positive Auswirkung auf den Protein-, Fett- sowie insbesondere den Zuckerstoffwechsel.

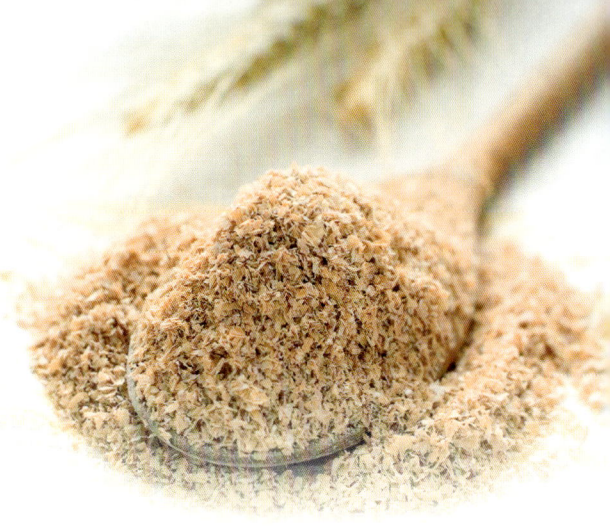

- **Aufnahme und Bioverfügbarkeit**
  Eisenmangel führt zu einer verstärkten Aufnahme von Chrom.

- **Empfohlene Dosis**
  RDA: 40 µg

- **Chrom-Quellen**
  Kleie, Weizenkeime, Bierhefe, Rübenzuckermelasse, Thymian, Fleisch, Eigelb

- **Wofür Chrom gebraucht wird**
  Chrom steigert die Wirksamkeit des Insulins für den Glukose-Stoffwechsel, durch den die Körperzellen mit Energie versorgt werden. Es trägt dazu bei, dass die Glukose schneller zu den Körperzellen gebracht wird.

Außerdem schützt es den Körper vor einem zu hohen Cholesterinspiegel.

- **Chrom-Antagonisten**
  – Kalziumcarbonat
  – Vanadium: Es konkurriert mit den Rezeptorplätzen für das Chrom und verhindert so die Wirkungssteigerung des Insulins.

- **Zur Unterstützung der Chrom-Aufnahme**
  Chrom ist ein Baustein des GTF (Glukosetoleranzfaktor), das außerdem aus zwei Vitamin-B_3-Molekülen, Glutaminsäure, Glycin und Cystein besteht. GTF wird in seiner Funktion von Kalzium, Zink, Magnesium und Mangan unterstützt.

Wussten Sie, dass …

- … Bierhefe der beste Chromlieferant ist? Sie enthält eine natürliche Form von GTF (Glukosetoleranzfaktor), das aus dreiwertigem Chrom, Glycin, Nikotinsäure (Vitamin B_3) sowie Cystein besteht.

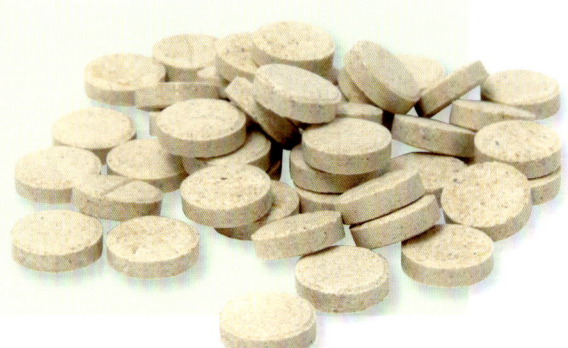

Wechselwirkungen zwischen Nährstoffen und Arzneimitteln

Wussten Sie, dass sich die Einnahme von Arzneimitteln auf die Aufnahme der Nährstoffe, die in den Lebensmitteln enthalten sind, auswirken kann? Ebenso haben bestimmte Nährstoffe einen Einfluss auf die Wirksamkeit von Arzneimitteln. Eine Langzeiteinnahme von Medikamenten kann die Absorption einiger Nährstoffe vermindern und langfristig zu Mangelerscheinungen führen. Wenn Ihnen ein Medikament verschrieben wurde, sollten Sie sich mit eventuellen Nebenwirkungen vertraut machen und sich darüber informieren, ob sie mit bestimmten Nahrungsmitteln in Wechselwirkung treten können.

Säureneutralisierungsmittel

In einigen Säureneutralisierungsmitteln ist Aluminiumhydroxid enthalten. Es kann die Aufnahme von Phosphor aus der Nahrung blockieren. Grundsätzlich sollten Säureneutralisierungsmittel eine Stunde nach oder zwischen den Mahlzeiten eingenommen werden. Außerdem sollte der Verzehr von Milchprodukten in diesem Fall vermieden werden, da die darin enthaltenen Proteine die Konzentration der Magensäure erhöhen.

Antikonvulsiva

Antikonvulsiva werden auch Antiepileptika genannt. Sie werden zur Behandlung oder Verhinderung von epileptischen Anfällen eingesetzt. Durch diese Arzneimittel kann die Aufnahme von Folsäue vermindert werden, was zu einer megaloblastären Anämie (die Blutzellen reifen nicht aus und werden

Wie man Wechselwirkungen zwischen Arzneimitteln und Nährstoffen vermeiden kann

- Sorgen Sie für eine gesunde und ausgewogene Ernährung.
- Fragen Sie einen Fachmann um Rat und befolgen Sie seine Anweisungen.
- Informieren Sie den Spezialisten über Ihre derzeitigen Ernährungsgewohnheiten (Kräuter und Nahrungsergänzungsmittel mit eingeschlossen) und teilen Sie ihm ebenfalls jegliche Bedenken und Unsicherheiten mit.

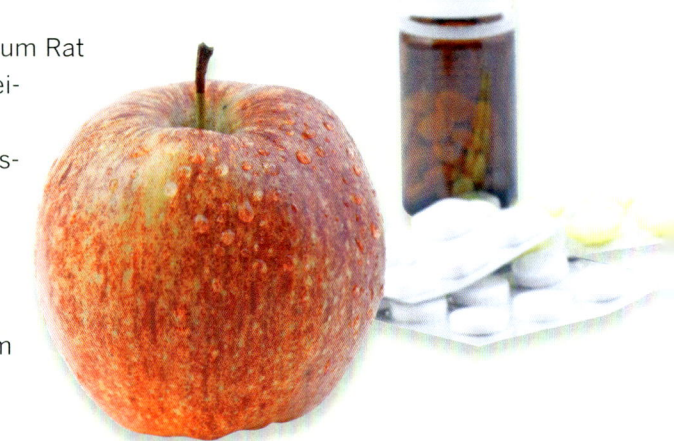

dadurch größer) führen kann. Ebenso wird dadurch Vitamin D zerstört, das zur Festigung des Kalziums in den Knochen benötigt wird.

Cholesterinsenker

Einige Cholesterinsenker erzielen ihre Wirkung mithilfe von Gallensäuren. Diese haben im Körper die Funktion, die fettlöslichen Vitamine (A, D, K und E) aufzunehmen. Eine Langzeiteinnahme kann die Absorption dieser Vitamine erschweren.

Antibiotika

Durch ihre abtötende Wirkung auf Bakterien zerstören diese Arzneimittel sowohl krankheitserregende wie auch gesundheitsfördernde Bakterien, darunter ebenso jene Darmbakterien, die Vitamin K produzieren. Die Verfügbarkeit von Vitamin K im Darm wird infolgedessen reduziert. Ebenso wird die Absorption der Vitamine B_3, B_6, B_9 und B_{12} vermindert.

Bei der Einnahme von einigen Antibiotika wie z. B. Erythromycin, Penicillin, Ampicillin und Cloxacillin sollte man auf den Verzehr von sauren Nahrungsmitteln (Kaffee, Zitrusfrüchte, Tomaten usw.) verzichten, weil diese Arzneimittel dadurch in ihrer Wirkung gehemmt werden.

Da die Bakterienflora im Darm durch Antibiotika zerstört wird, sollte man nach einer Behandlung unbedingt für eine Neubesiedelung sorgen. Dabei können Präparate mit Milchsäurebakterien hilfreich sein.

Oral verabreichte Verhütungsmittel

Durch die Einnahme von Verhütungsmitteln kann die Verfügbarkeit von Vitamin B_6, B_9 und C herabgesetzt werden.

Diuretika

Einige Diuretika (Arzneimittel zur Entwässerung) führen zu einer vermehrten Urinausscheidung von Kalium und Magnesium, die für die Gesunderhaltung der Muskulatur und des Herzens sehr wichtig sind.

Blutgerinnungshemmer

Bei einer Behandlung mit Blutgerinnungshemmern sollte der Verzehr von Lebensmitteln mit hohem Vitamin-K-Gehalt (Spargel, Spinat, Brokkoli, Salat usw.) beachtet werden. Sie fördern die Blutgerinnung und verringern die Wirkung des Medikaments.

Acetylsalicylsäure

Eine Langzeiteinnahme dieses Medikaments kann die Aufnahme von Folsäure und Eisen verringern, was zu Blutarmut führen kann.

Die Fortschritte der Wissenschaft

Die Nutrigenomik ist ein neuer Zweig der Ernährungswissenschaften. Sie beschäftigt sich mit der Ernährung und ihren Auswirkungen auf den Organismus. Dabei nutzt sie die Forschungsmethoden der Molekularbiologie, der Bio-Informatik, der Epidemiologie, der Biochemie sowie der Ernährungswissenschaften und macht sich die Erkenntnisse der Humangenetik zunutze. Eines ihrer Ziele ist die Bestimmung der Auswirkungen von Nährstoffen und ihrer Moleküle auf den Organismus wie auch die Erforschung von deren Wechselwirkungen.

Daneben hat sich außerdem der Wissenschaftszweig der Nutrigenetik etabliert. Ihr Ziel ist es, die Auswirkungen bestimmter Ernährungsweisen und deren Bestandteile unter Berücksichtigung der genetischen Veranlagung des Einzelnen zu untersuchen. Daher gilt die Nutrigenetik auch als personalisierte oder individualisierte Ernährungswissenschaft. Die Nutrigenomik dagegen untersucht die Auswirkungen der Nährstoffe auf das Genmaterial, d.h. ob bestimmte Gene durch die Nahrung aktiviert bzw. deaktiviert werden können und mit welcher Häufigkeit.

Einige Spezialisten sehen in den sich rasch entwickelnden Wissenschaften der Nutrigenomik und der Nutrigenetik das Potenzial, einen völlig neuen ernährungswissenschaftlichen Ansatz zu erlangen.

Abführmittel

Sie behindern die Aufnahme von aktivem Vitamin D und Vitamin E. Außerdem wird die Verfügbarkeit von Vitamin B_{12} herabgesetzt.

Wechselwirkungen

Gleichermaßen schränken einige Nahrungsmittel bestimmte Arzneimittel in ihrer Wirkung ein oder verstärken sie.

- Eine kalziumreiche Ernährung kann die Wirkung von Antibiotika des Typs Tetracyclin erschweren, da das Kalzium mit dem Medikament reagiert

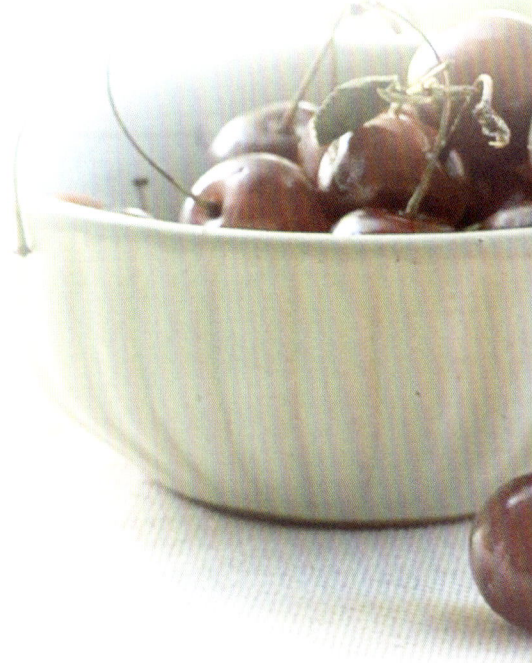

und eine Verbindung eingeht, die nicht mehr aufgenommen werden kann.

- Vitamin K kann die Wirkung bestimmter Blutgerinnungshemmer verringern.
- Tyramin (enthalten in Käsesorten wie Edamer, Cheddar, Emmentaler, Camembert, Brie u. a., in Bananen sowie in Sojasoße) kann mit MAO-Hemmern (Monoaminooxidase-Hemmern, sie werden bei Parkinson, Depressionen und Angstzuständen eingesetzt) in Wechselwirkung treten.
- Säurehaltige Erfrischungsgetränke oder Fruchtsäfte können zu einer Übersäuerung des Magens führen und eingenommene Arzneimittel zersetzen, lange bevor sie im Darm absorbiert werden.

Medikamente werden am schnellsten nüchtern aufgenommen. Je mehr Nahrung sich im Magen befindet, desto schlechter werden die Arzneimittelwirkstoffe absorbiert. Bestimmte Arzneimittel sollten mit den Mahlzeiten eingenommen werden, andere hingegen mit zeitlicher Verzögerung vor oder nach dem Essen.

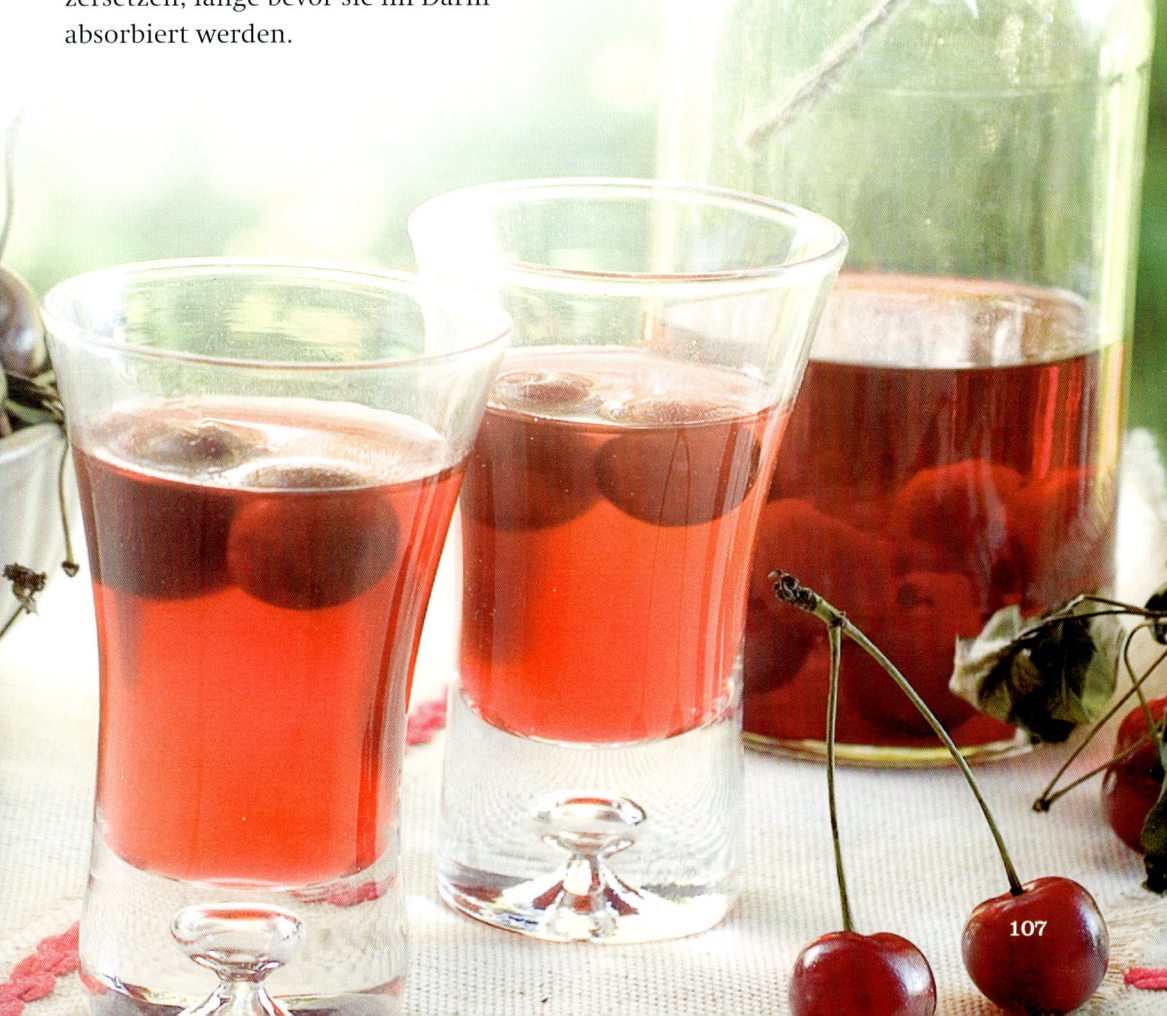

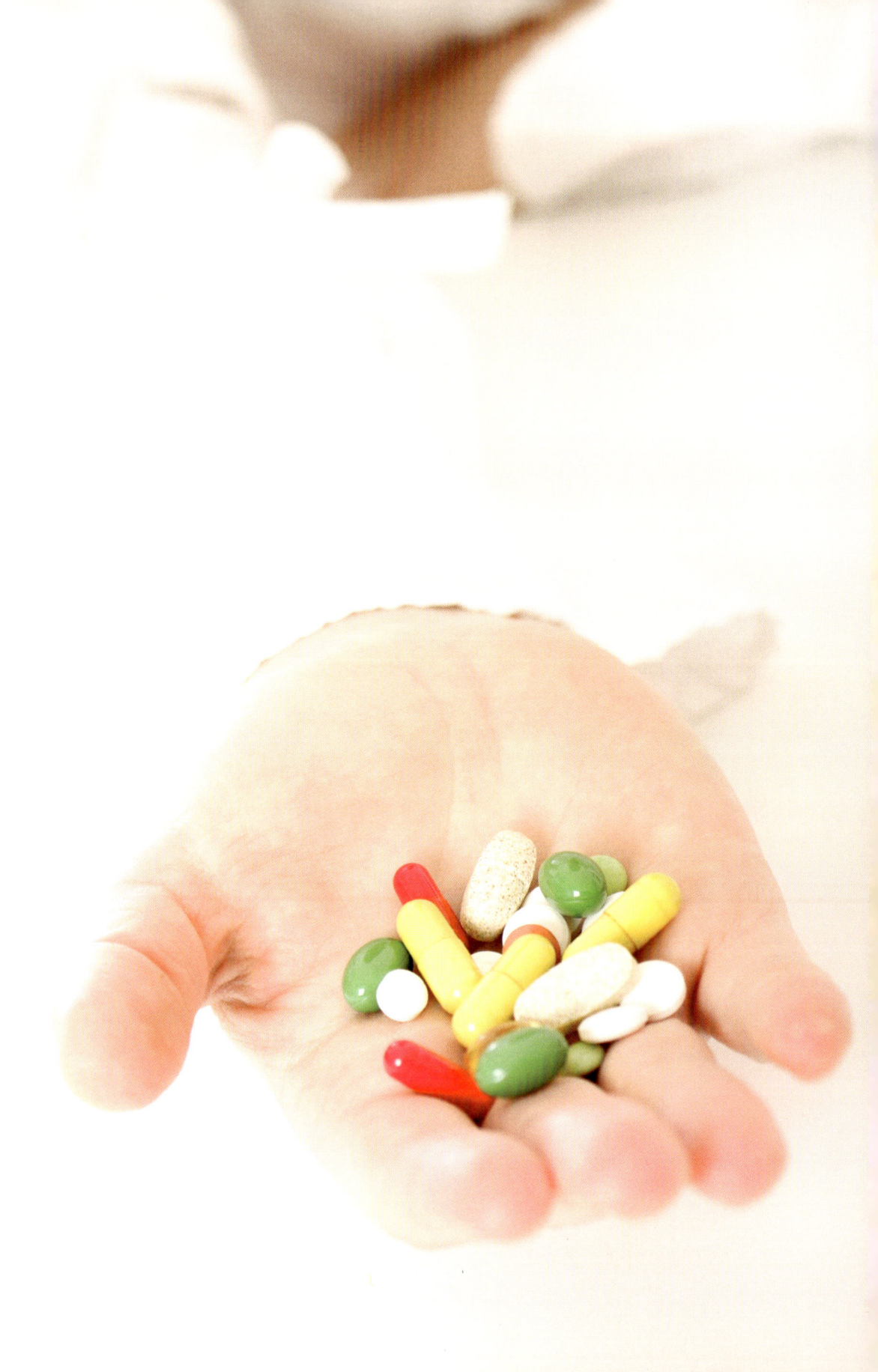

Nahrungsergänzungsmittel sinnvoll einsetzen

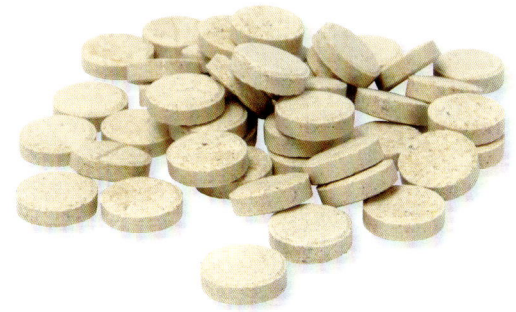

Über die Einnahme von Nahrungsergänzungsmitteln sind viele verschiedene Informationen im Umlauf, die teilweise zweifelhaft oder sogar widersprüchlich sind. Manche Menschen nehmen Vitamin- oder Mineralstoffpräparate auf Anraten eines Fachmanns ein, andere ergänzen ihre Ernährung wahllos mit irgendwelchen Zusatzprodukten.

Zwar sind Nahrungsergänzungsmittel keine Medikamente im engeren Sinne, allerdings ist von einer willkürlichen Auswahl und Zusammenstellung dringend abzuraten. Einerseits ist es eine unnötige Belastung für den Geldbeutel, andererseits ist es sinnlos, wenn man sich nicht darüber im Klaren ist, was man mit der Einnahme von Vitaminen, Nährstoffen, Antioxidantien usw. eigentlich genau erreichen will. Viele Menschen sind der Ansicht, dass sie damit ihrer Gesundheit etwas Gutes tun. Allerdings ist es fraglich, ob die Nahrungsergänzungsmittel auch tatsächlich absorbiert werden können.

Am sinnvollsten ist es, einen Gesundheitsspezialisten zu Rate zu ziehen. Er kann feststellen, ob ein Nahrungsergänzungsmittel sinnvoll ist und wie Sie es am besten einnehmen, um damit einen maximalen Erfolg zu erzielen. Außerdem kann er Ihnen bei der Wahl einer bestimmten chemischen Zusammensetzung behilflich sein, die eine möglichst gute Aufnahme der Zusatzstoffe ermöglicht.

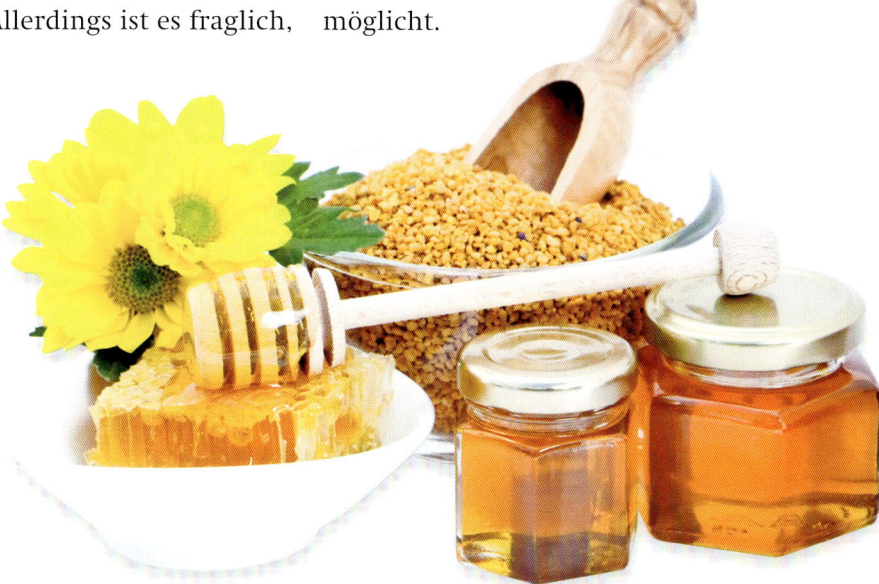

Warum sollte man Nahrungsergänzungsmittel einnehmen?

Heutzutage haben wir uns fast schon daran gewöhnt, mit Verdauungsproblemen und stressbedingten Schlafstörungen zu leben, abgespannt zu sein und uns mit aufputschenden Erfrischungsgetränken wieder munter zu machen. Für viele Menschen ist das zumindest vorübergehend völlig normal und sie messen dem kaum Bedeutung bei. In Wirklichkeit sind diese gesundheitlichen Unpässlichkeiten jedoch auf eine Unterversorgung mit Nährstoffen zurückzuführen.

Es ist allgemein bekannt, dass der Mangel an einem bestimmten Nährstoff zu bestimmten Krankheitserscheinungen führen kann. In früheren Zeiten wurden beispielsweise die Seeleute während ihrer langen Fahrten nicht mit ausreichenden Mengen Vitamin C versorgt, was zu Skorbut führte. Ähnliches ist im Fall der Beri-Beri-Krankheit zu beobachten. Dafür ist eine Unterversorgung mit Thiamin (Vitamin B_1) die Ursache. Glücklicherweise treten Krankheiten dieser Art heutzutage nicht mehr auf, dennoch gerät in der Hetze, in der wir leben, vieles ins Ungleichgewicht. Genau betrachtet ist der Grund dafür meistens eine schlechte Ernährung. Die meisten Fachleute sind sich darüber einig, dass die meisten Krankheiten in unserer Zivilisation auf eine schlechte Ernährung zurückzuführen sind. Die Ursachen für Herz-Kreislauf-Erkrankungen, Diabetes, Übergewicht, Bluthochdruck und sogar Krebs sind heutzutage in der Ernährungsweise zu suchen. Glücklicherweise kann man sich über die Ernährung informieren und sie verändern. Dadurch kann man nicht nur seine Gesundheit erhalten, sondern auch künftigen Krankheiten vorbeugen.

Für eine optimale Versorgung mit Nährstoffen sollte man sich an die empfohlenen Tagesdosierungen (RDA = *Recommended Daily Allowances*) halten. Dabei handelt es sich um die nach aktuellem wissenschaftlichem Kenntnisstand für ausreichend erachteten Mengen an Nährstoffen, um den täglichen Bedarf eines gesunden Menschen zu decken. Der individuelle Bedarf in bestimmten Lebensphasen (wie z. B. in der Wachstumsphase, in der Schwangerschaft oder in besonderen Belastungssituationen) wird dabei nicht berücksichtigt und sollte daher zusätzlich ermittelt werden. Darüberhinaus müssen ebenso die Belastungen des Organismus durch Umwelteinflüsse, Nahrungsmittelzusatzstoffe oder den Konsum von Alkohol und Ähnlichem berücksichtigt werden, die ebenso einen Einfluss auf die Aufnahme und

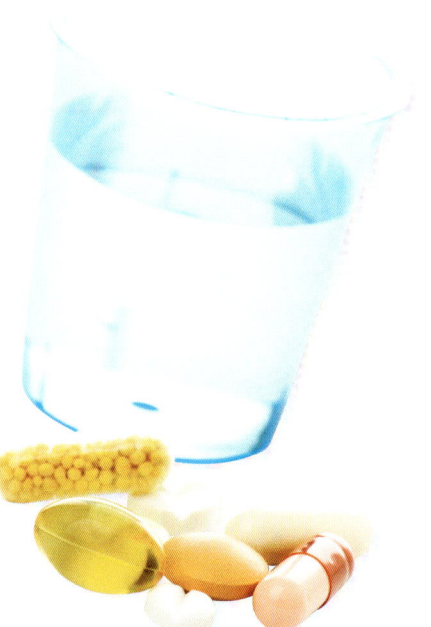

die Verarbeitung von Nährstoffen haben. Zwar laufen wir nicht Gefahr, an Skorbut oder Beri-Beri zu erkranken, jedoch sind Beschwerden wie Verdauungsstörungen, Angstzustände, Verstopfung oder Unfruchtbarkeit recht häufig, die ebenso auf eine unzureichende Nährstoffversorgung zurückzuführen sind.

Ein gesunder Organismus benötigt für einen einwandfreien Ablauf der Prozesse in den Körperzellen eine optimale Menge an Nährstoffen. Eine Grundversorgung an Nährstoffen schützt uns zwar vor schwerwiegenden Mangelerscheinungen, reicht jedoch nicht aus, um den Organismus gesund zu erhalten. Daher ist es auch wichtig, die Lebensmittel sorgfältig auszuwählen und hochwertige Nahrungsmittel, am besten aus lokaler und ökologischer Produktion, zu verwenden. Sollte die Nährstoffversorgung dennoch nicht ausreichend sein, kann sie durch Nahrungsergänzungsmittel ausgeglichen werden. Bei stärkeren geistigen Belastungen wie z.B. in einer Prüfungsphase kann das Nervensystem mithilfe von Phosphatdylserin oder Phosphatdylcolin sowie Docohexaensäure (DHA) unterstützt werden. Eine

andere besondere Belastungssituation ist die Schwangerschaft. In dieser Zeit benötigt die Frau eine zusätzliche Menge an Nährstoffen und Vitaminen, wie z.B. Folsäure (Vitamin B_9) und Mineralstoffe wie Eisen, Jod und essenzielle Fettsäuren wie beispielsweise DHA. Wer besonderem Stress ausgesetzt ist oder sehr viel arbeiten muss und an Schlafstörungen leidet, dem kann mit einer Gabe von Vitaminen der B-Gruppe in Kombination mit Magnesium geholfen werden. Als Grundlage muss stets eine ausgewogene und abwechslungsreiche Ernährung vorausgesetzt werden, damit die zusätzlich eingenommenen Mineralstoffe und Vitamine optimal aufgenommen werden können.

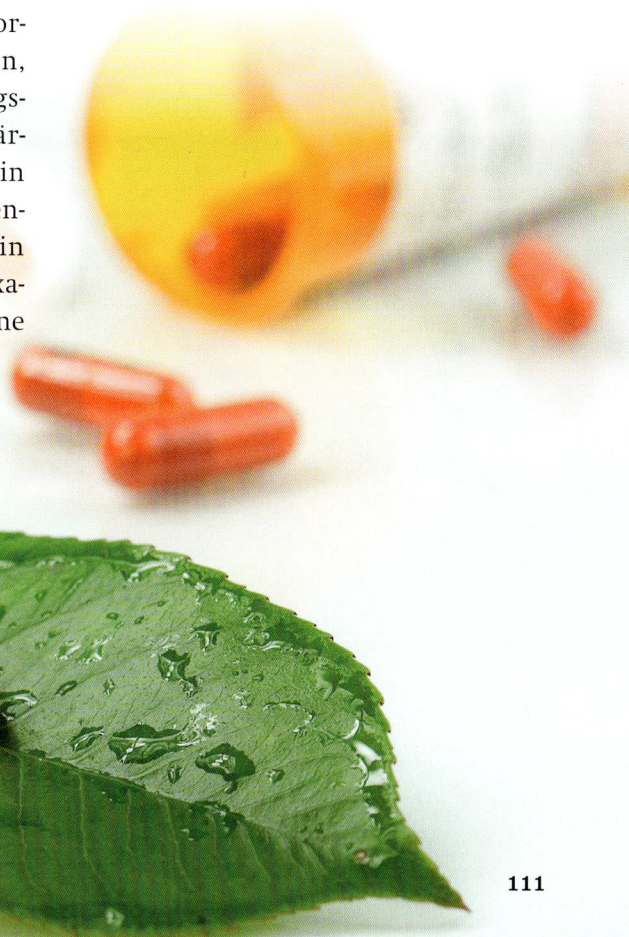

Eine andere wichtige Strömung in der Medizin ist das sogenannte Anti-Aging oder auch Altershemmung. Dieses Konzept basiert auf der Naturheilkunde nach Hippokrates, der bereis zu seiner Zeit erkannt hatte, welche Auswirkungen Ernährung und Bewegung auf den Organismus und eine langes und gesundes Leben haben können. Das Anti-Aging konzentriert sich auf die Wirkung der freien Radikale, die für eine vorzeitige Alterung des Organismus verantwortlich sind. Heutzutage gibt es viele Gründe für die Existenz einer übermäßigen Menge an freien Radikalen im Organismus. Eine schlechte Ernährungsweise, reich an gesättigten Fetten, raffiniertem Speiseöl und industriell bearbeiteten Nahrungsmitteln, führt im Organismus Stresssituationen herbei, durch die freie Radikale freigesetzt werden. Dadurch entstehen degenerative Krankheitserscheinungen und die Gesundheit des Organismus gerät in Gefahr. Weitere Faktoren der vorzeitigen Alterung sind

Umweltbelastungen sowie Stress am Arbeitsplatz. Um dagegen vorzugehen, ist eine Ernährungsumstellung in Verbindung mit einer Ergänzung mit zusätzlichen Nährstoffen und Antioxidantien die beste Möglichkeit.

Auch Unfruchtbarkeit ist in der heutigen Zeit ein großes Problem. Bei den Frauen sind die Gründe dafür z.B. die Langzeiteinnahme von Verhütungsmitteln, Nährstoffmangelerscheinungen verursacht durch den Verzehr von industriell behandelten Lebensmitteln sowie eine übermäßige Belastung mit Schwermetallen und chemischen Substanzen, die sich in den Eierstöcken ablagern. Bei den Männern führen die Belastung durch Umweltgifte sowie eine schlechte Ernährungsweise zu einer verminderten Anzahl an Spermatozoen und einer grundsätzlich schlechteren Samenqualität. Auch der Einsatz von Pestiziden, die über den Verzehr von Nahrungsmitteln aus der möglichst effektiv arbeitenden Landwirtschaft in den Organismus gelangen

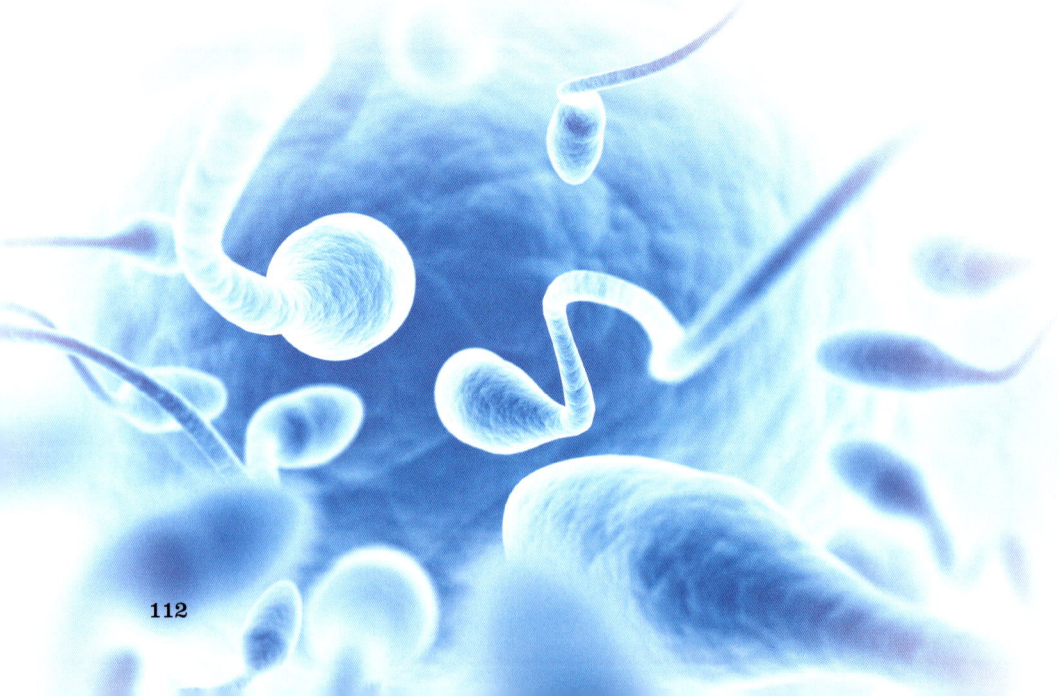

und sich dort ansammeln, kann in vielen Fällen zu Sterilität führen. Genau betrachtet lässt sich Unfruchtbarkeit nicht auf eine einzige Ursache zurückführen, sondern wird durch mehrere Gründe wie Stress sowie veränderte und chemisch belastete Lebensmittel ausgelöst. Mithilfe von ausgewogen dosierten Nahrungsergänzungsmitteln kann das hormonelle Gleichgewicht des Organismus stabilisiert und einer Unfruchtbarkeit entgegengewirkt werden.

Für eine ausgewogene Ernährung

Unsere heutige Gesellschaft ist zerstörerisch. Sie setzt den einzelnen Menschen einem Übermaß an Stress aus, was für die Gesundheit eine große Gefahr bedeutet. Die Folgen sind ein höherer Nährstoffbedarf (z. B. an Vitaminen der B-Gruppe und an Zink) wie auch psychische Beschwerden (Depressionen, Angstzustände, Stimmungsschwankungen usw.), die wiederum psychosomatische Auswirkungen haben. Bereits Hippokrates sagte: *„Wir sind, was wir essen"*. Die Nahrungsmittel versorgen uns biochemisch mit den nötigen Nährstoffen, durch die unser Organismus gesund und aktiv bleiben kann. Aus mehreren Gründen (industriell bearbeitete Nahrungsmittel, eine unzureichende Versorgung mit Vollkornprodukten, ausgelaugte Anbauflächen, der Verzehr von Fertiggerichten, ein erhöhter Nährstoffbedarf) können die Bedürfnisse unseres Organismus mit den modernen Nahrungsmitteln nicht abgedeckt werden. Stattdessen werden unsere Organe mit schädlichen Substanzen wie Konservierungsmitteln und Farbstoffen, die Allergien auslösen können, Abfallprodukten, gesättigten Fetten und übermäßig kalorienhaltigen Speisen belastet.

Um dem zum Schutz der eigenen Gesundheit entgegenzuwirken, sollte man seinen Lebensstil ändern und die Ernährung umstellen. Nahrungsergänzungsmittel können hierbei eine Hilfe sein, um die Lücke zwischen einer angemessenen und einer optimalen Ernährungsweise zu schließen. Wer sich zur Einnahme von Nahrungsergänzungsmitteln entschließt, sollte sie angemessen und in passender Form einsetzen. Davon profitiert Ihr Wohlbefinden und es macht Ihre Ernährungsumstellung rentabel.

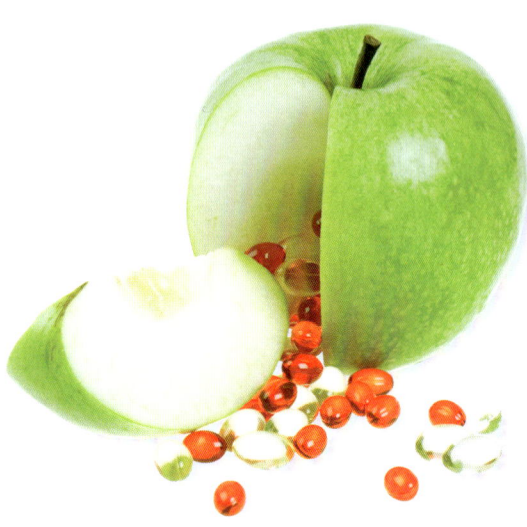

Warum sind natürliche Nahrungsergänzungsmittel besser?

Natürliche Nahrungsergänzungsmittel behalten ihren Nährwert bei. Pollen, Gelée Royale, Bierhefe usw. zählen zu den natürlichen Nahrungsergänzungsmitteln. Dazu gehören ebenso Enzyme, Aminosäuren und beispielsweise die essenziellen Fettsäuren Omega-3 und Omega-6. Anders als synthetische Nahrungsergänzungsmittel werden sie von unserem Organismus leichter aufgenommen, weil sie ihre natürliche Unversehrtheit beibehalten. Synthetisch produzierte Nahrungsergänzungsmittel dagegen sind schwerer verdaubar und absorbierbar, weil ihnen die natürliche Ausgewogenheit fehlt, durch die sich auch Lebensmittel auszeichnen. Unser Körper nimmt sie als fremde Stoffe wahr.

Woran man ein gutes Nahrungsergänzungsmittel erkennen kann

Ein gutes Nahrungsergänzungsmittel sollte eine gute Bioverfügbarkeit (eine pharmakologische Messgröße, die den Anteil eines Wirkstoffs angibt, der dem Körper, insbesondere dem Blutkreislauf, unverändert zur Verfügung steht) haben, d. h. unser Organismus muss es in angemessener Weise aufnehmen und weiterverarbeiten können. Es muss für die Körperzellen also erkennbar sein, damit es den Stoffwechselabläufen des Körpers zur Verfügung gestellt werden kann.

Zu welchen Zeiten sollten Nahrungsergänzungsmittel eingenommen werden?

Außer den Vorteilen von natürlichen Nahrungsergänzungsmitteln gegenüber synthetisch hergestellten sollte man ebenso den idealen Zeitpunkt am Tag kennen, zu dem bestimmte Präparate eingenommen werden sollten, um sie am besten aufnehmen und für den Körper nutzbar machen zu können.

- Wasserlösliche Vitamine: mit den Mahlzeiten.
- Aminosäuren: ca. 30 Minuten vor oder nach den Mahlzeiten.
- Fettlösliche Vitamine: mit den Mahlzeiten (da sie sich in Fett lösen, können sie zusammen mit der Nahrung besser aufgenommen werden).
- Mineralstoffe: vor den Mahlzeiten.
- Essenzielle Fettsäuren: mit den Mahlzeiten, genau wie fettlösliche Vitamine.
- CoQ10 (Coenzym Q10) und essenzielle Fettsäuren (Omega-3 und Omega-6): mit den Mahlzeiten, genau wie fettlösliche Vitamine.
- Enzyme: vor den Mahlzeiten. Damit sie ihre entzündungshemmende Wirkung voll entfalten können, sollten Enzyme am besten 30 Minuten vor den Mahlzeiten eingenommen werden.

Einnahme von Nahrungsergänzungsmitteln in Einklang mit dem Biorhythmus

Wenn wir den Biorhythmus unseres Organismus berücksichtigen, können die in Nahrungsergänzungsmitteln enthaltenen Nährstoffe besonders effektiv genutzt werden. Der Biorhythmus ist von unserer „biologischen Uhr" abhängig. Sie ist in der Großhirnrinde situiert und steuert die Stoffwechselvorgänge in unserem Körper. Von 5–17 Uhr werden unsere Körperzellen mit Energie versorgt, um die verschiedenen Funktionsabläufe stets von Neuem zu erfüllen. Von 17–5 Uhr wiederum werden die Zellen zum Reparieren und zur Regeneration angeregt. Daher ist es sinnvoll, Präparate mit essenziellen Fettsäuren am Abend einzunehmen, da sie für die Wiederherstellung der Zellmembrane eine große Rolle spielen.

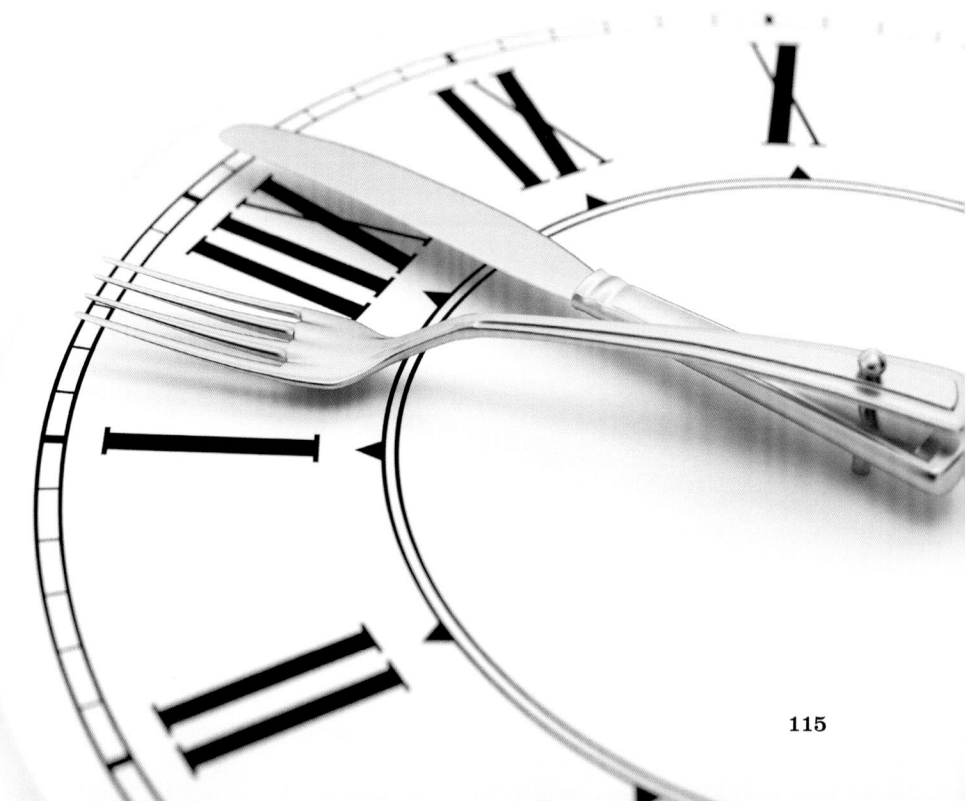

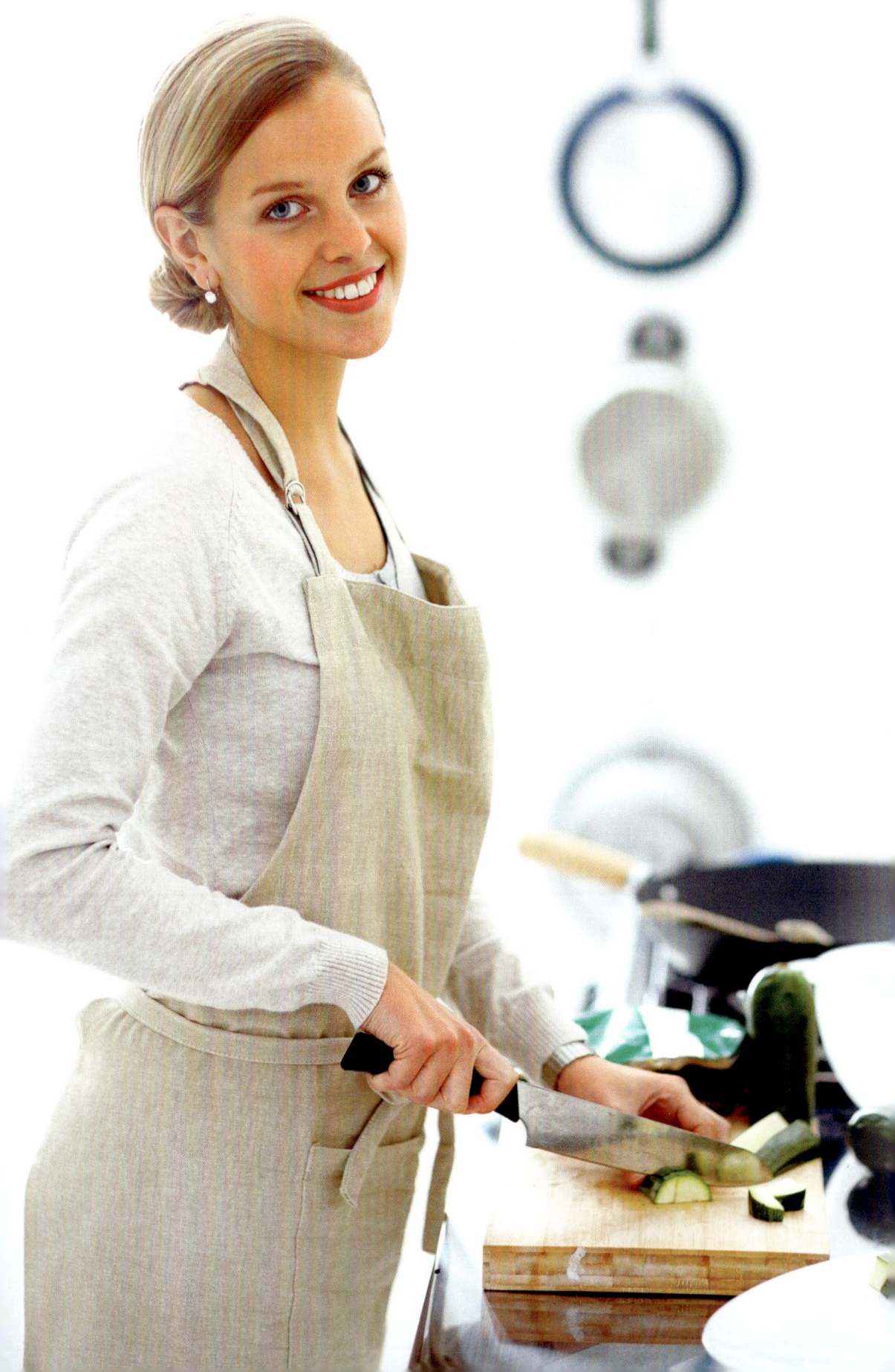

Die Zubereitung der Nahrungsmittel – für eine bessere Bekömmlichkeit

In ihrem natürlichen Zustand enthalten Lebensmittel Nährstoffe in einem ausgewogenen Gleichgewicht. Durch den Garvorgang gerät dieses Gleichgewicht bei einigen Nahrungsmitteln durcheinander und die Molekularstruktur ihrer Nährstoffe wird verändert. Beispielsweise liegen Mineralstoffe nicht mehr in einer Verbindung mit Aminosäuren vor, sodass sie vom Körper nur noch schwer aufgenommen werden können. Etliche Proteine werden durch das Garen bei hohen Temperaturen beschädigt und einige Aminosäuren verlieren ihre Stabilität.

Proteinhaltige Nahrungsmittel verderben, wenn sie lange gegart werden. Dabei entstehen Toxine, die von den Nieren entsorgt werden müssen.

Kohlenhydrathaltige Nahrungsmittel wie Getreide werden durch den Garvorgang erst bekömmlich und das Kochen fördert die Aufnahme ihrer Nährstoffe. In rohem Zustand sind sie nicht essbar, auch wenn die Enzyme des Speichels selbst rohe Stärke aufspalten können. Durch das Kochen und durch sorgfältiges Kauen werden Kohlenhydrate wesentlich leichter verdaulich.

Die gesündesten Garmethoden

- **Gemüse:** Brühen, Dampfgaren, Grillen, Sautieren (kurzes Anbraten bei hohen Temperaturen, d. h. zwischen 160–240 °C).
- **Fleisch:** Backen, Grillen
- **Fisch:** Dampfgaren, Grillen, Backen
- **Getreide:** Kochen
- **Hülsenfrüchte:** Kochen

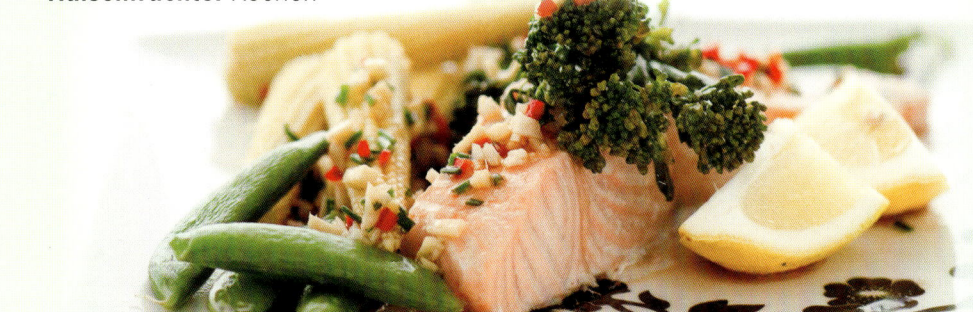

Fetthaltige Nahrungsmittel hingegen bleiben auch gekocht schwer verdaulich. Aus diesem Grund brauchen in viel Fett gebratene Lebensmittel wesentlich länger, um verdaut zu werden, als beispielsweise dampfgegarte oder gegrillte Kost.

Das Schneiden von Gemüse

Um von den Nährstoffen am meisten zu profitieren, sollte beim Schneiden von Gemüse auf die natürliche Pflanzenstruktur geachtet werden. Besonders gut kann man sich dabei an der japanischen Küchentradition orientieren, in der Gemüse in der Regel diagonal geschnitten wird.

Tipps zur Erhaltung von Vitaminen und Mineralstoffen

- Verzehren Sie hauptsächlich Gemüse der Saison.
- Bereiten Sie nur Obst und Gemüse von guter Qualität und am besten aus biologischem Anbau zu. Studien haben gezeigt, dass ökologische Feldfrüchte wesentlich mehr essenzielle Nährstoffe enthalten als konventionell angebaute.
- Es gibt viele Gründe, lieber Obst und Gemüse aus regionalem Anbau zu kaufen, die ohne den Einsatz von chemischen Düngemitteln, Pestiziden oder genetisch veränderten Organismen erzeugt werden. Besonders interessant ist eine Studie, die 2008 unter der Leitung von Carlo Leifert, Agraringenieur sowie Doktor der Mikrobiologie und Professor Reino Unido von der Universität Newcastle im Rahmen des *Quality Low Input Food*-Projekts (QLIF, ein Forschungsprojekt zur Optimierung des Ökolandbaus, das von der Europäischen Union finanziert wurde) durchgeführt wurde. Sie zeigte, dass Ökoprodukte ein höheres Trockengewicht aufweisen und über einen höheren Gehalt an Antioxidantien (Polyphenole und Flavonoide) verfügen, die den

Zubereitung von Hülsenfrüchten zur besseren Bekömmlichkeit

Nach dem Einweichen ist es sinnvoll, Hülsenfrüchte etwas gegeneinander zu reiben, damit sich die lose Haut leichter entfernen lässt. Nach dem Kochen können sie durch ein Sieb passiert oder mit dem Pürierstab püriert werden. Zur besseren Bekömmlichkeit der Ballaststoffe wird beim Kochen eine Alge (z. B. Kombu) hinzugegeben. Die Ballaststoffe von Bohnen, Linsen oder Kichererbsen werden dadurch geschmeidiger und können besser verdaut werden.

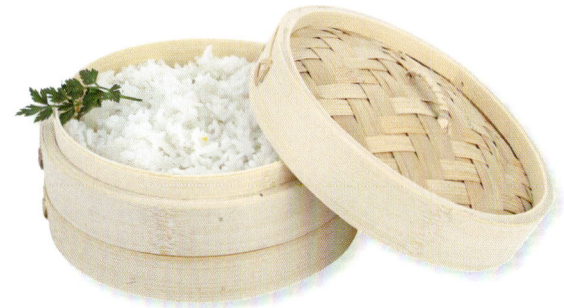

Alterungsprozess der Körperzellen aufhalten und die Abwehrkräfte zum Schutz vor verschiedenen Krankheiten stärken. Außerdem enthalten sie mehr Mineralstoffe (wie Phosphor, Kalium, Kalzium, Magnesium, Eisen und Zink), Vitamine (A, B und C) und mehrfach ungesättigte Fettsäuren wie Omega-3 als auch Kohlenhydrate.

Auch aus den Forschungsergebnissen von Dr. Dolores Raigon (Agraringenieurin an der Universität Valencia und Lehrkraft an der Hochschule für Bodenkunde und Chemie in der Landwirtschaft) geht hervor, dass ökologisch angebaute Nahrungsmittel wesentlich nährstoffhaltiger sind.

- Kernobst sollte stets aus ökologischem Anbau stammen!

- Vermeiden Sie es, Obst und Gemüse lange zu lagern. Mit der Zeit verlieren sie an Vitaminen und Mineralstoffen. Am besten verzehrt man Obst und Gemüse der Saison.
- Kochen Sie Gemüse mit Schale und zerschneiden Sie es, nachdem es gar ist. Auf diese Weise gehen weniger Nährstoffe verloren.
- Obst und Gemüse sollte zügig gewaschen werden und nicht zu lange im Wasser liegen.

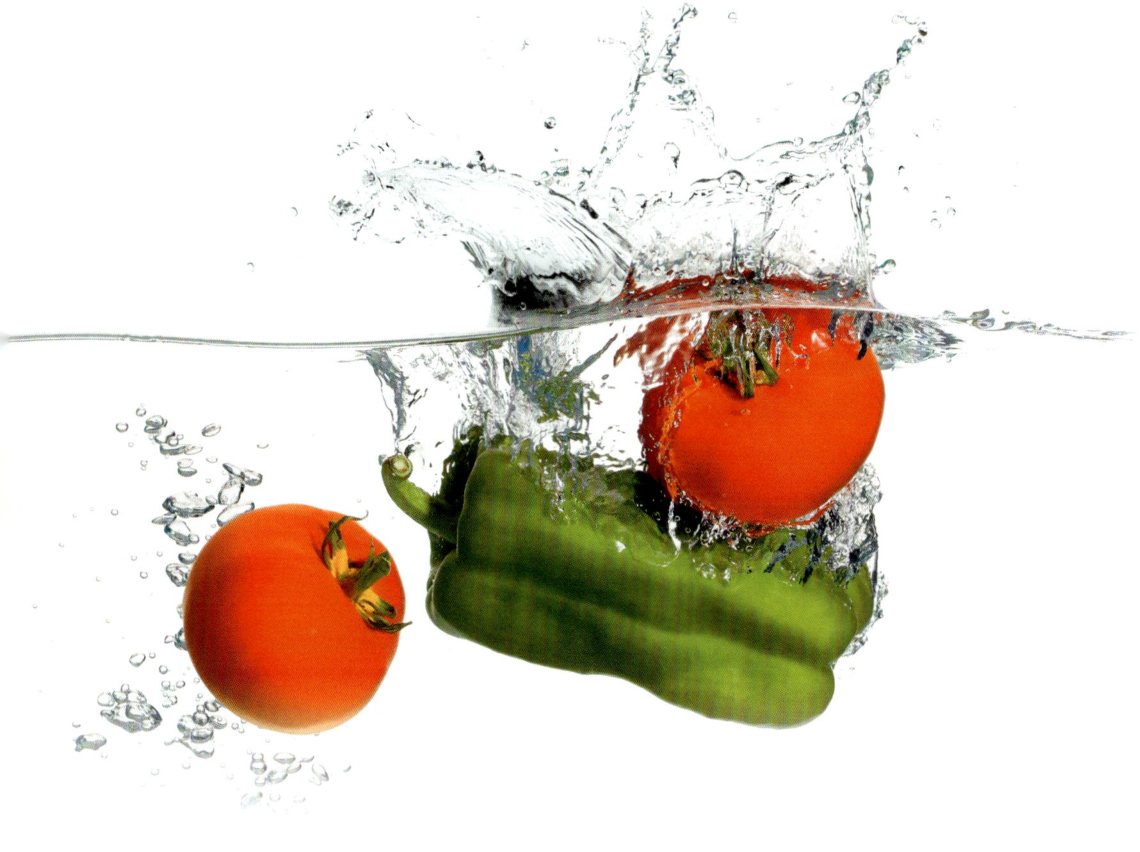

Mineralstoffverluste beim Garvorgang

Nahrungsmittel: grüne Bohnen
Garmethode: Kochen in Wasser
Garzeit: 25 Minuten
Mineralstoffverlust: 22 %

Nahrungsmittel: ungeschälte Karotten
Garmethode: Kochen in Wasser
Garzeit: 40 Minuten
Mineralstoffverlust: 6 %

Nahrungsmittel: ungeschälte Karotten +
4 g Salz
Garmethode: Kochen in Wasser
Garzeit: 40 Minuten
Mineralstoffverlust: 39 %

Nahrungsmittel: geschälte Karotten
Garmethode: Kochen in Wasser
Garzeit: 40 Minuten
Mineralstoffverlust: 4 %

Nahrungsmittel: geschälte Karotten +
4 g Salz
Garmethode: Kochen in Wasser
Garzeit: 40 Minuten
Mineralstoffverlust: 22 %

Nahrungsmittel: geschälte Karotten,
in Stücke geschnitten
Garmethode: Kochen in Wasser
Garzeit: 30 Minuten
Mineralstoffverlust: 11 %

Nahrungsmittel: geschälte Karotten,
in Stücke geschnitten + 4 g Salz
Garmethode: Kochen in Wasser
Garzeit: 30 Minuten
Mineralstoffverlust: 11 %

Nahrungsmittel: geschälte Karotten,
in Scheiben geschnitten
Garmethode: Garen im Dampfdrucktopf
Garzeit: 4 Minuten
Mineralstoffverlust: 5 %

Nahrungsmittel: grüner Paprika,
im Ganzen
Garmethode: Backen im Backofen
Garzeit: 60 Minuten
Mineralstoffverlust: 4 %

Nahrungsmittel: frische Maiskörner
Garmethode: Kochen in Wasser
Garzeit: 10 Minuten
Mineralstoffverlust: 20 %

Nahrungsmittel: frische Maiskörner + 4 g
Salz
Garmethode: Kochen in Wasser
Garzeit: 30 Minuten
Mineralstoffverlust: 20 %

Nahrungsmittel: frische Erbsen
Garmethode: Kochen in Wasser
Garzeit: 18 Minuten
Mineralstoffverlust: 12 %

Nahrungsmittel: frische Erbsen + 4 g Salz
Garmethode: Kochen in Wasser
Garzeit: 30 Minuten
Mineralstoffverlust: 33 %

Nahrungsmittel: frische Erbsen
Garmethode: Kochen in Wasser
Garzeit: 18 Minuten
Mineralstoffverlust: 12 %

Nahrungsmittel: frische Erbsen + 4 g Salz
Garmethode: Kochen in Wasser
Garzeit: 18 Minuten
Mineralstoffverlust: 15 %

Nahrungsmittel: tiefgekühlte Erbsen
Garmethode: Auftauen und Kochen
in Wasser
Garzeit: 7 Minuten
Mineralstoffverlust: 5 %

Nahrungsmittel: getrocknete Erbsen
Garmethode: Einweichen und Kochen
in Wasser
Garzeit: 8 Minuten
Mineralstoffverlust: 2 %

Nahrungsmittel: ungeschälte Kartoffeln
Garmethode: Kochen in Wasser
Garzeit: 40 Minuten
Mineralstoffverlust: 2 %

Nahrungsmittel: geschälte Kartoffeln
Garmethode: Kochen in Wasser
Garzeit: 40 Minuten
Mineralstoffverlust: 16 %

Nahrungsmittel: geschälte Kartoffeln,
in Stücke geschnitten
Garmethode: Kochen in Wasser
Garzeit: 23 Minuten
Mineralstoffverlust: 22 %

Nahrungsmittel: geschälte Kartoffeln,
in Stücke geschnitten + 4 g Salz
Garmethode: Kochen in Wasser
Garzeit: 23 Minuten
Mineralstoffverlust: 31 %

Ein weiterer Faktor für den Mineralstoffverlust ist außerdem die beim Kochen
verwendete Wassermenge.

Aus der Übersicht geht hervor, dass
die Garmethode bei der Zubereitung von
Nahrungsmitteln eine wesentliche Rolle
spielt. An dieser Stelle sei auf die Bücher
von Montse Bradford hingewiesen, in denen optimale und besonders nährstoffer-
haltende Garmethoden vorgestellt werden.

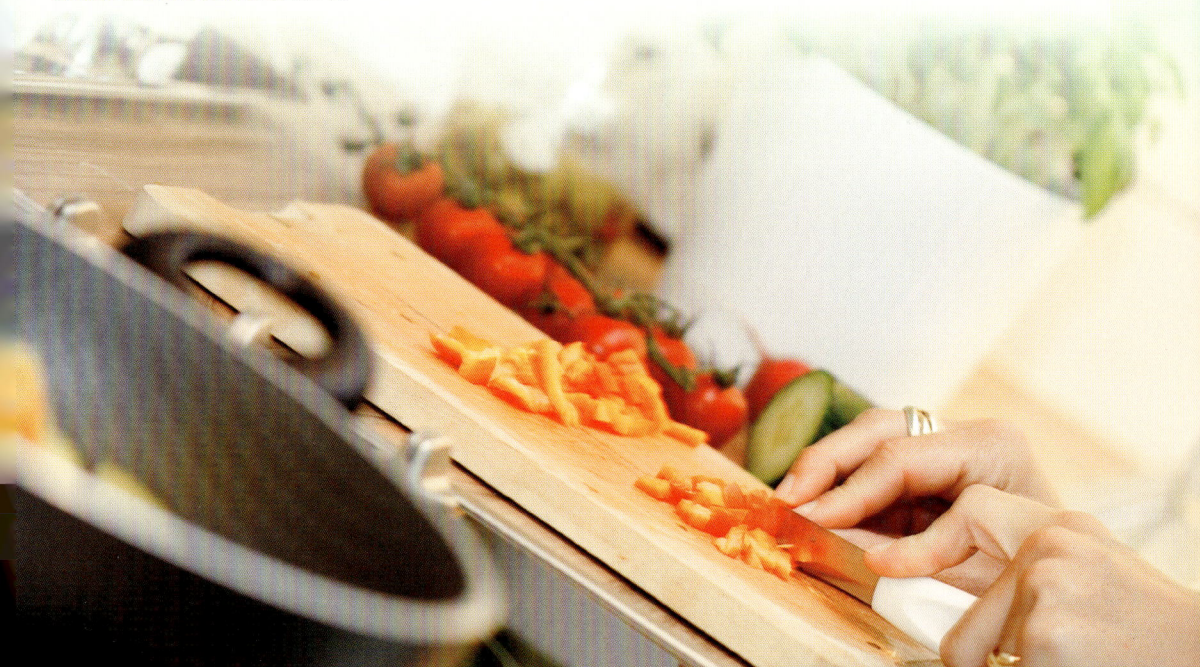

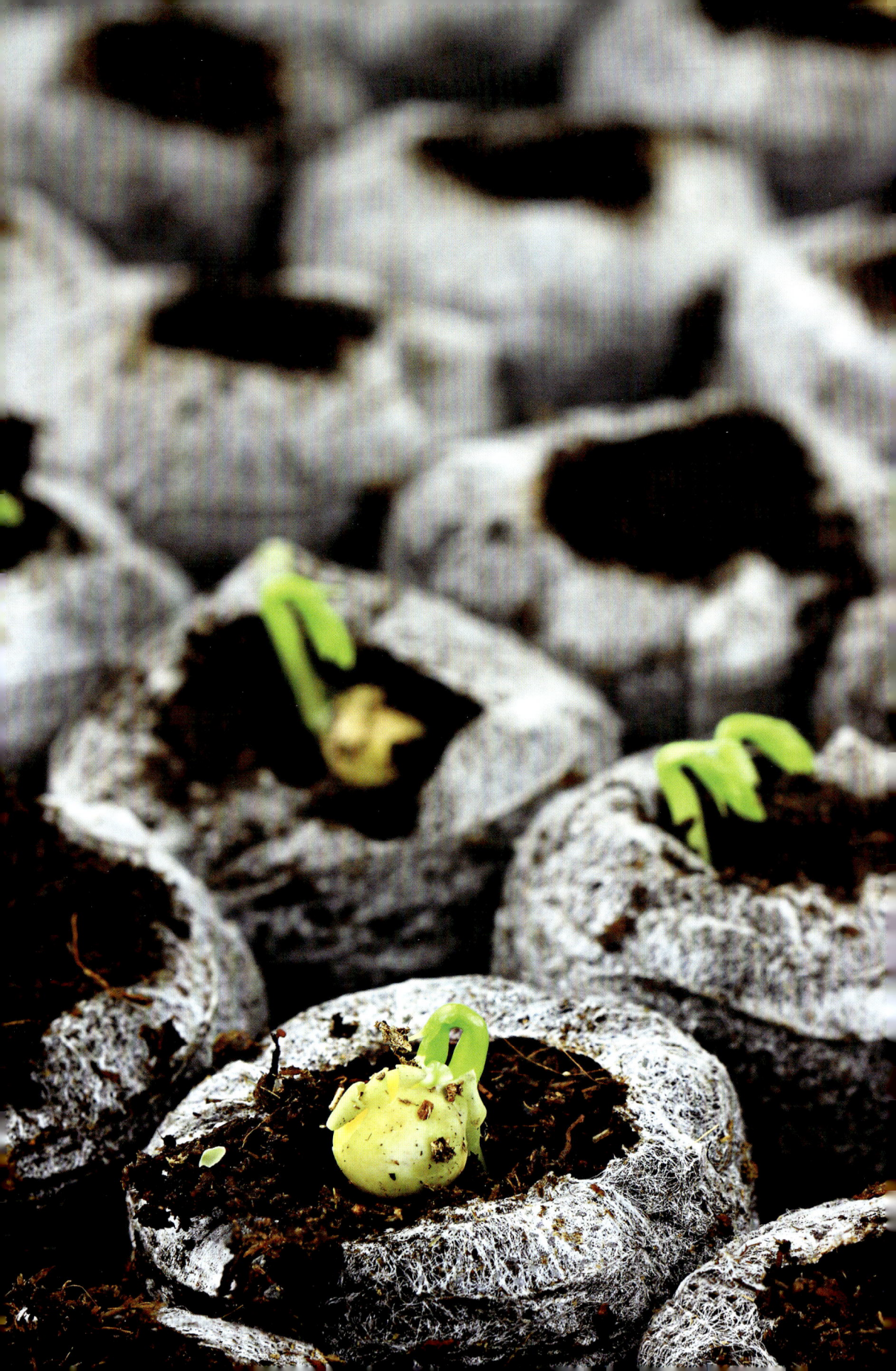

Die Hauptakteure im Hintergrund

„Es sind die Eiweiß-Biokatalysatoren, die die Abläufe in unserem Organismus steuern."
James Balch

In den vorhergehenden Kapiteln wurde erklärt, wie unser Verdauungssystem funktioniert und wie die Nährstoffe aufgenommen werden, die wir täglich mit der Nahrung zu uns nehmen. Dabei dürfen die Enzyme nicht vergessen werden, die bei der Verdauung und der Energieversorgung der Körperzellen eine wichtige Rolle spielen.

Enzyme: die Fünkchen des Lebens

Bei Enzymen handelt es sich um Proteine, die für alle chemischen Reaktionen im Organismus eine grundlegende Bedeutung haben. Ohne ihre Wirkung würden diese Reaktionen wesentlich langsamer vonstatten gehen und als Folge wäre das Leben nicht möglich.

Man unterscheidet drei Klassen von Enzymen:
- Stoffwechselenzyme, die die Körperfunktionen aufrecht erhalten
- Verdauungsenzyme, mit deren Unterstützung die Nahrung verdaut wird
- Enzyme aus der Nahrung, die in Rohkost enthalten sind und ebenfalls die Verdauung unterstützen

Im Verdauungssystem zerkleinern die Enzyme die Nahrung in kleinere Bausteine, damit die Nährstoffe verdaut und danach vom menschlichen Organismus aufgenommen werden können.

Ernährungsempfehlungen
- Unsere Ernährung sollte mit lebendigen Lebensmitteln bereichert werden. Sie wirken in unserem Organismus wie eine Putzkolonne und helfen dabei, Gifte aus unserem Körper zu beseitigen.
- Enzyme sind hauptsächlich in Hülsenfrüchten, Vollkorngetreide und Keimlingen zu finden, weniger in frischem Obst und Gemüse.
- Um möglichst viele Enzyme in den Hülsenfrüchten zu erhalten, sollten sie vor dem Kochen über Nacht in Wasser eingeweicht werden. Ähnlich wird mit Getreide verfahren.
- Enzyme aus der Nahrung sind in Keimlingen, fermentierten Lebensmitteln (Gemüse, Obst- und Gemüsesäfte, Sojasoße, Miso usw.), Imkereierzeugnissen (Pollen, Gelée Royale und Honig), in Vollkornbrot mit Hefe oder in biologisch erzeugter Milch enthalten.
- Es ist ratsam, immer wieder eine Keimling-Kur zu machen, bei der

man über einen Zeitraum von 5 oder 20 Tagen mehrmals täglich einige Löffel Getreidekeimlinge verzehrt, sowohl auf nüchternen Magen als auch zum Mittagessen.

Tipps für eine gute Enzymaktivität

- Greifen Sie wenn möglich auf lebendige Nahrungsmittel aus biologisch-kontrollierter Landwirtschaft zurück. Das garantiert Ihnen Obst und Gemüse von guter Qualität und ohne die Belastung durch chemische Spritz- und Düngemittel. Bio-Obst und -Gemüse verfügt außerdem über einen wesentlich höheren Nährstoffgehalt. Sich biologisch zu ernähren bedeutet, chemische Zusatzstoffe zu vermeiden. Karotten, Rote Beete, Spinat und Salat weisen oftmals einen erhöhten Gehalt an Nitrat auf, das in unserem Organismus mit Aminosäurederivaten Nitrosamine bildet – Substanzen, die in hohem Maße krebserregend sind. Außerdem enthalten konventionell angebaute Feldfrüchte Rückstände von Pestiziden und Herbiziden. Sie alle behindern eine reibungslose Nährstoffaufnahme und machen die Darmwand gleichzeitig durchlässiger.
- Reduzieren Sie Ihren Zuckerkonsum.
- Reduzieren Sie Ihren Fleischkonsum. Fleisch enthält nur wenig Enzyme und verzögert die Stoffwechselabläufe, sodass das Immunsystem dadurch beeinträchtigt werden kann.

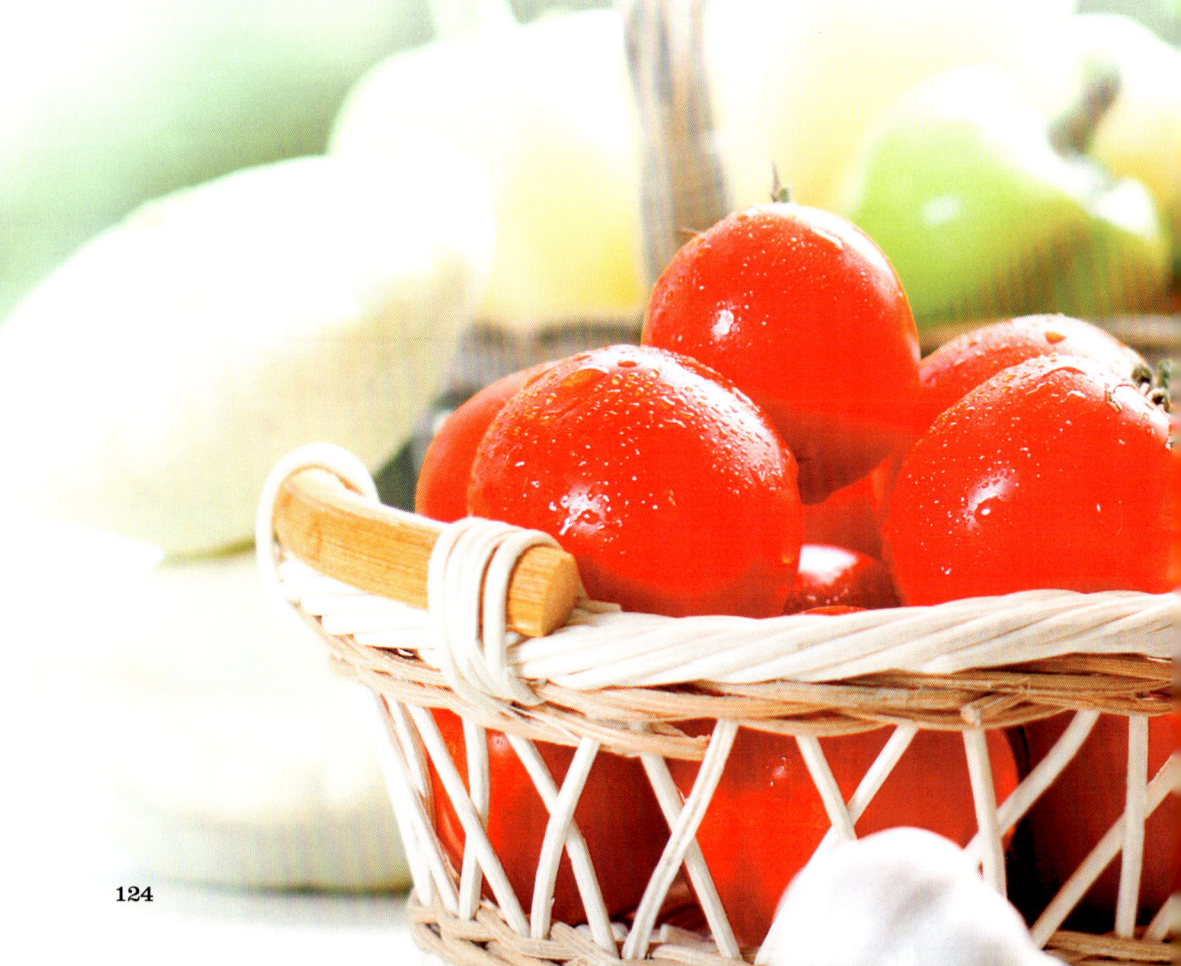

- Garmethoden: Enzyme sind temperaturempfindlich und verändern ihre Struktur oberhalb von 47 °C. Wenn man enzymreiche Lebensmittel wie z. B. Hülsenfrüchte am Vorabend der Zubereitung in Wasser einweicht, können die Enzyme erhalten bleiben. Dabei kommt ein enzymatischer Prozess in Gang, der erst beim Kochen abgeschlossen wird. Ebenso sorgen die Stoffwechselenzyme für ein besseres Immunsystem.

Enzyme als Nahrungsergänzungsmittel

In Kombination mit einer nährstoffreichen Ernährung auf der Grundlage von viel rohem Obst und Gemüse kann die Einnahme von Enzymen zu folgenden positiven Resultaten führen:

- Steigerung der verfügbaren Energie
- bessere Entgiftung des Körpergewebes
- Aufhalten des Alterungsprozesses
- leichteres Abnehmen
- verhindert Entzündungen
- regt die Durchblutung an
- wirkt krebshemmend
- leichtere Aufnahme von Vitaminen und Mineralstoffen

Enzymmischungen aus Pankreatin, Papain, Lipase, Amylase, Bromelain, Trypsin und Chymotrypsin, am besten in Verbindung mit Bioflavonoiden, stärken das Immunsystem und sorgen für eine bessere Nährstoffaufnahme. Zur Nahrungsergänzung werden meistens Bromelain und Papain eingesetzt.

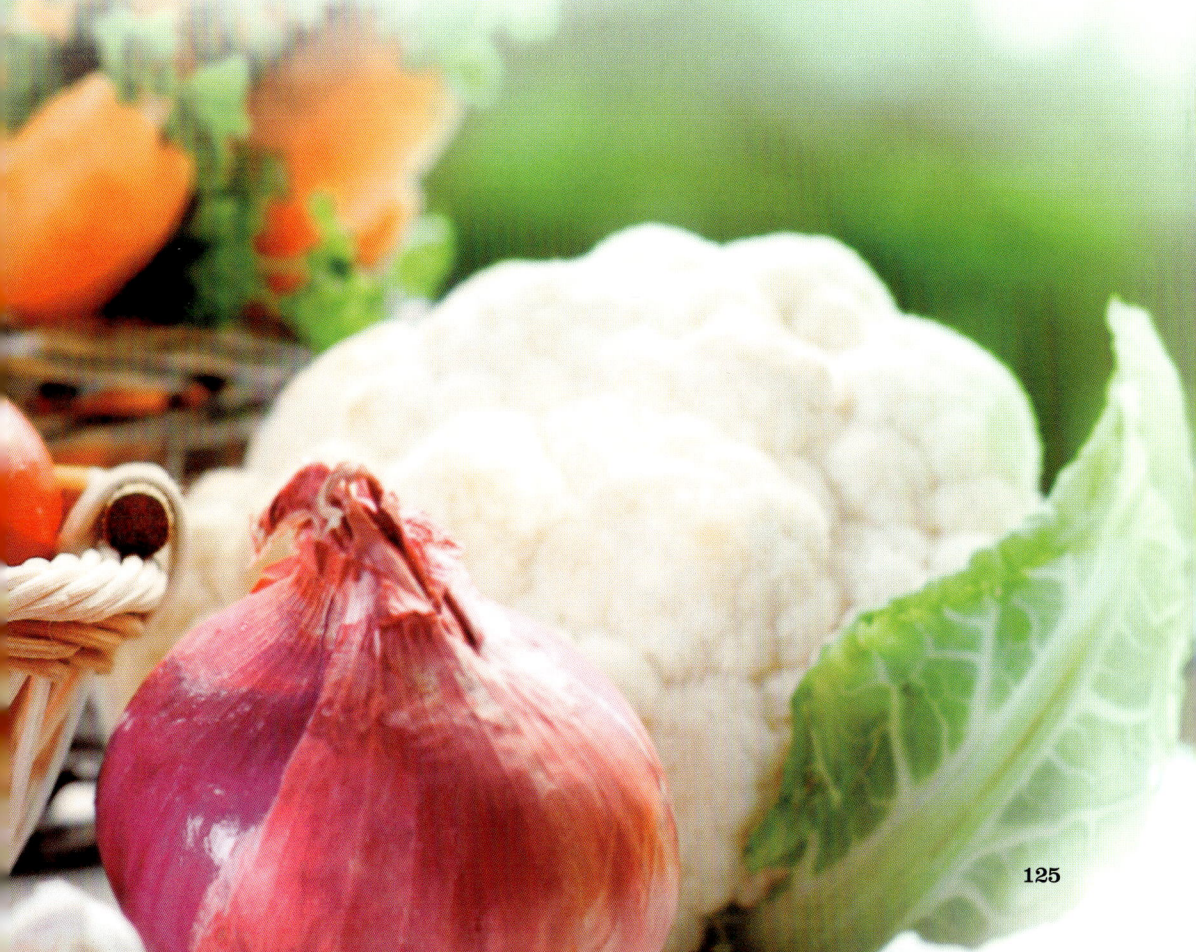

Die wichtigsten Enzyme und ihre Funktionen

• Enzyme im Mund
Enzym: Ptyalin (Speichel-Amylase)
Zielsubstanz: Stärke
Endprodukt: Maltose und Dextrin

• Enzyme im Magen
Enzym: Renin
Zielsubstanz: Kasein (Milchprotein)
Endprodukt: bereitet das Kasein vor, damit es später durch das Enzym Pepsin zerlegt werden kann

Enzym: Pepsin (in Unterstützung mit Salzsäure, HCl)
Zielsubstanz: Proteine
Endprodukt: Polypeptide und Aminosäuren

Enzym: Lipase
Zielsubstanz: Fette
Endprodukt: freie Fettsäuren

• Verdauungssäfte der Bauchspeicheldrüse
Enzym: Trypsin
Zielsubstanz: Proteine und Polypeptide
Endprodukt: Polypeptide

Enzym: Chymotrypsin
Zielsubstanz: Proteine und Peptide
Endprodukt: Polypeptide

Enzym: Carboxypeptidase
Zielsubstanz: Polypeptide
Endprodukt: Aminosäuren

Enzym: Elastase
Zielsubstanz: Faserproteine
Endprodukt: Peptide und Aminosäuren

Enzym: Lipase
Zielsubstanz: Fette (unter Einwirkung von Gallensalzen)
Endprodukt: Fettsäuren und Glycerol

Enzym: Esterase
Zielsubstanz: Cholesterin
Endprodukt: Fettsäuren

Enzym: Alpha-Amylase
Zielsubstanz: Stärke und Dextrine
Endprodukt: Dextrine und Maltose

• Enzyme im Dünndarm (im Epithel der Darmschleimhaut)
Enzym: Corboxypeptidase
Zielsubstanz: Polypeptide
Endprodukt: Aminosäuren

Enzym: Aminopeptidase
Zielsubstanz: Polypeptide
Endprodukt: Aminosäuren

Enzym: Dipeptidase
Zielsubstanz: Polypeptide
Endprodukt: Aminosäuren

Enzym: Nukleosidase
Zielsubstanz: Nukleotide
Endprodukt: Nukleotide und Phosphorsäure (H_3PO_4)

Enzym: Enterokinase
Zielsubstanz: Trypsinogen
Endprodukt: Trypsin

Enzym: Lipase (im Darm)
Zielsubstanz: Monoglyceride

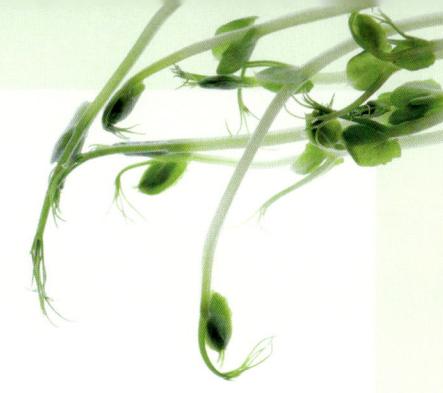

Endprodukt: Fettsäuren und Glycerol
Enzym: Saccharase
Zielsubstanz: Saccharose
Endprodukt: Glukose und Fructose

Enzym: Alpha-Dextrinase (Isomaltose)
Zielsubstanz: Dextrin
Endprodukt: Glukose

Enzym: Maltase
Zielsubstanz: Maltose
Endprodukt: Glukose

Enzym: Lactase
Zielsubstanz: Lactose
Endprodukt: Glukose und Galactose

• **Enzyme im absteigenden Teil des Dünndarms**

Hier werden die Verdauungssäfte der Bauchspeicheldrüse ausgeschüttet und aktiviert. Sie bestehen aus Wasser und Gallensalzen.

- **Enterokinase (oder Enteropeptidase):** wird zur Aktivierung der Bauchspeichelenzyme (Trypsin und Chymotrypsin) sowie zur Produktion von verschiedenen Körpersekreten wie z. B. Nasensekret benötigt. Die Enzyme werden aktiviert, sobald sie mit der Darmschleimhaut in Berührung kommen.
- **Amylase:** zerkleinert (hydrolisiert) die Kohlenhydrate und die Einfachzucker (Glukose und Maltose)

- **Lipase:** zerkleinert (hydrolisiert) Fette, indem sie in freie Fettsäuren und Glycerol umgebaut werden
- **Ribo- und Desoxiribonuklease:** Enzyme, die die Desoxiribonukleinsäure (DNS) sowie Ribonukleinsäure (RNS) zerkleinern
- **Trypsin:** zerkleinert (hydrolisiert) Proteine, die die Aminosäure Lysin oder Arginin enthalten. Je mehr Aminosäuren vorhanden sind, desto besser geht die Zerkleinerung vonstatten.
- **Chymotrypsin:** zerkleinert (hydrolisicrt) Proteine, die Phenylalanin, Tyroxin oder Tryptophan enthalten
- **Carboxypeptidase:** zerkleinert (hydrolisiert) Polipeptide in einzelne Aminosäuren

• **Enzyme im Dickdarm**

Enzyme: Proteinase, Lipase, Maltase und Laktase
Zielsubstanzen: langkettige Aminosäuren, Fette, Maltose und Laktose
Endprodukte: Aminosäuren, Fettsäuren und Glycerin, Glukose und Galactose

Bromelain

Klinische Studien haben gezeigt, dass Bromelain ein guter Entzündungshemmer ist. Durch die Einnahme dieses Enzyms können Schwellungen, Prellungen sowie Wundschmerz (auch nach chirurgischen Eingriffen) vermindert und die Wundheilung wesentlich beschleunigt werden. Außerdem schützt Bromelain das Herz, fördert die Durchblutung und wirkt der Arterienverkalkung entgegen, weshalb es das Infarktrisiko senkt und die Gefahr für eine Erkrankung an *Angina pectoris* reduziert. Die Ausbildung von Krampfadern ist mit einem verminderten Abbauvermögen von Fibrin verbunden. Es lagert sich im Gewebe ab und verursacht Verhärtungen und Deformationen. Bromelain unterstützt den Fibrinabbau und beugt einer Gewebsverhärtung und -deformation im Bereich der Krampfadern vor.

Papain

Das Enzym Papain ist in der Lage, Proteine zu zerkleinern. Es wird aus unreifen Papayas gewonnen. Wer Schwierigkeiten hat, Proteine und Fette zu verdauen (z.B. bei einer Magenschleimhautentzündung oder einem geschwächten Zwölffingerdarm), kann seine Beschwerden durch die Einnahme dieses Enzyms wesentlich lindern. Neuere Studien haben gezeigt, dass durch eine tägliche Einnahme von 500–1000 mg Papain mit den Mahlzeiten bei etlichen Versuchspersonen die Verträglichkeit von Glutenen wesentlich verbessert werden konnte.

Papain unterstützt den Organismus bei der Produktion von Arginin, einer essenziellen Aminosäure, durch die das Wachstumshormon HGH (*Human Growth Hormone* = menschliches Wachstumshormon, oder auch Somatropin) aktiviert wird. Es wird benötigt für die Regeneration der Körperzellen, insbesondere in der Leber, in den Muskeln sowie in den Knochen. Auch die Haut profitiert wesentlich von HGH, indem sie dadurch geschmeidig wird und die Möglichkeit erhält, sich zu regenerieren.

Ferner unterstützt das Papain den Organismus im Kampf gegen Bakterien, Parasiten sowie Entzündungen und fördert die Wundheilung. Es wird zur Behandlung von Hautproblemen wie z.B. Ekzemen, Psoriasis und Geschwüren eingesetzt.

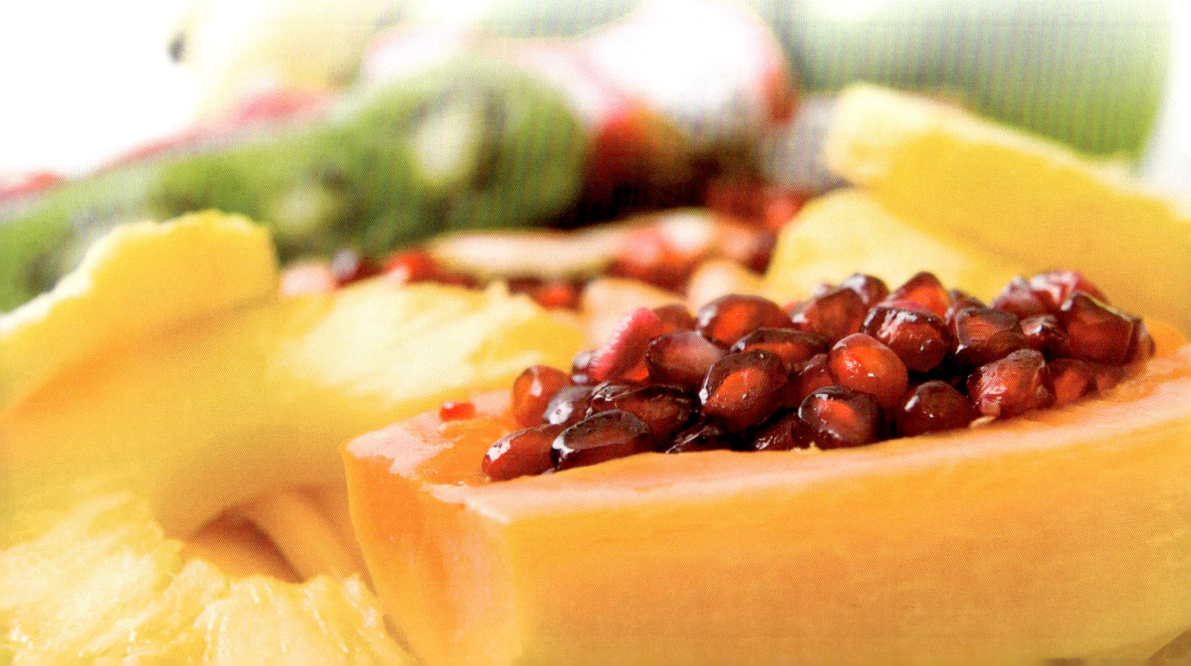

Der pH-Wert unseres Körpers

- **pH-Wert des Blutplasmas:** 7,35–7,45 (leicht basisch). Wenn dieser Wert überschritten wird, können die roten Blutkörperchen keinen Sauerstoff mehr aufnehmen und die Körperzellen können nicht mehr mit ausreichenden Mengen Sauerstoff durch das Blut versorgt werden.
- **pH-Wert des Speichels:** 6,4–6,8
- **pH-Wert des Magens:** 1,5–5
- **pH-Wert der Bauchspeicheldrüsensekrete:** 7,6–8,2
- **pH-Wert der Galle:** 7,0–7,5

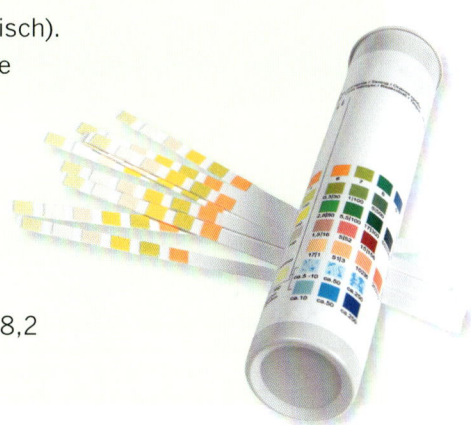

pH-Wert des Organismus

In unserem Körper laufen viele verschiedene Reaktionen ab, die für die Erhaltung unserer Gesundheit sehr wichtig sind. Dabei spielt der Säure-Basen-Haushalt eine entscheidende Rolle, der möglichst im Gleichgewicht sein sollte. Ist das nicht der Fall, gerät auch der Zellstoffwechsel aus dem Lot. Das führt zu Nährstoffaufnahmestörungen und verschiedenen Krankheitserscheinungen.

Saure und basische Substanzen

Eine saure Substanz kann Wasserstoffkationen (H^+) freisetzen. Eine basische oder alkalische Substanz kann H^+ aufnehmen. Wenn im Organismus übermäßig viele Giftstoffe

Was bedeutet „pH"?

„pH" geht auf den dänischen Chemiker Sören Sörensen zurück. Er führte diese Einheit um 1909 ein und bezeichnete damit den sauren oder basischen Charakter einer Substanz. Die Skala reicht von 0–14, wobei ein neutraler Wert bei 7 liegt. Das Säuremaximum liegt bei 0, das alkalische Maximum bei 14.

Jeder Grad auf der Skala bezeichnet eine weitere Potenzierung des Basischen bzw. Sauren, sodass eine Substanz mit dem pH-Wert 5 zehn Mal so sauer ist wie eine Substanz mit dem pH-Wert 6. Zur Bestimmung des pH-Werts sind Indikatorstäbchen gut geeignet, die durch eine farbliche Reaktion den Säure- bzw. Laugengehalt angeben: rot-violett (sauer), grün (neutral) und blau (alkalisch).

1 2 3 4 5 6   7   8 9 10 11 12 13 14
sauer   neutral   alkalisch

vorhanden sind, können dadurch Entzündungen oder Reizungen entstehen. Ebenso kann ein Nährstoffmangel ein Medium schaffen, in dem sich bestimmte Bakterien besonders gut vermehren. In beiden Fällen ist die Ursache ein Ungleichgewicht des Säure-Basen-Haushalts.

Was versteht man unter Übersäuerung?

Bei einem übersäuerten Magen verbleibt der Speisebrei dort über eine längere Zeitspanne und die Nahrung kann nur schwer verdaut werden. Dadurch entstehen ein Völlegefühl, Bauchschmerzen und man muss öfter aufstoßen.

Bei einem übersäuerten Zwölffingerdarm werden Kohlenhydrate und Fette nicht ausreichend verdaut und können dann nur noch im letzten Abschnitt des Dünndarms oder im Dickdarm gelöst und aufgenommen werden. Dadurch wird die Bakterienflora im Darm beeinträchtigt und es kommt zu Fäulnis- und Gärungsprozessen, die Verstopfung, Durchfall, Blähungen und übel riechende Winde nach sich ziehen können.

Ein übersäuerter Darm schwächt außerdem die Abwehrkräfte. „Der Tod sitzt im Darm", sagte der berühmte Arzt Paracelsus (1493–1541) bereits im 16. Jahrhundert – eine Aussage, die immer noch gültig ist. Wenn wir diesen Bereich entsäuern, schaffen wir die Voraussetzung für eine gesunde Verdauung.

Um mit der Fülle an Säure fertig zu werden, verfügt der Körper über ein Puffersystem. Dieses System neutralisiert jede Säure mithilfe einer Base, indem er daraus ein neutrales Salz sowie Wasser herstellt (Säure + Base = neutrales Salz + Wasser). Bei einem übersäuerten Organismus werden sämtliche Reserven an basischen Substanzen aufgebraucht. In diesem Moment greift der Körper auf die Basen und Mineralstoffe zurück, die in den Knochen, Gelenken, Haaren, Fingernägeln und Zähnen gespeichert sind. Dort befinden sich Vorräte an Kalzium, Magnesium und Kalium. Wenn unser Organismus auf diese Speicher zurückgreifen muss, kommt es zu Beschwerden wie Osteoporose, Arthrose, Haarausfall usw., worunter heutzutage sehr viele Menschen leiden.

Merkmale eines übersäuerten Organismus

- Müdigkeit
- Haarausfall
- verminderte Drüsentätigkeit
- Karies
- niedriger Blutdruck
- Schmerzen in den Trapezmuskeln (rechts und links der oberen Wirbelsäule) und der Oberschenkelmuskulatur

Wenn diese Symptome zutreffen, ist Ihr Organismus vermutlich übersäuert. Um das Säure-Basen-Millieu zu bestimmen, kann der pH-Wert des Urins gemessen werden. Bei einer ausgewogenen und gesunden Ernährung müsste der pH-Wert dem des Blutes entsprechen und zwischen 7 und 7,5 liegen.

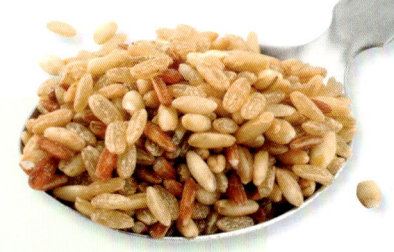

- **Übersäuernde Nahrungsmittel**
  Fleisch, Fisch und Fischprodukte, raffinierter Zucker, Kakao, Schokolade, Tee, chemische Konservierungsstoffe, Marmelade, Getreide und Getreideprodukte (insbesondere aus raffiniertem Mehl), Essig, Eier, Käse, bestimmte Gemüsesorten (gekochte Tomaten, Spinat, Mangold, Rhabarber, Kirschen), Öle und gesättigte Fette.

  Jeder längere Garvorgang führt dazu, dass einige Bestandteile der Nahrung übersäuernde Eigenschaften bekommen.

- **Ausgleichende Nahrungsmittel**
  Vollkorngetreide (Hirse, Reis, Quinoa, Roggen, Gerste), Weizenkeime, Walnüsse, Haselnüsse, kaltgepresste Pflanzenöle (leicht säuernd) usw.

- **Basische Lebensmittel**
  Sie haben eine mineralisierende Wirkung und gleichen die übersäuernde Wirkung anderer Lebensmittel aus – vorausgesetzt diese werden nicht in übermäßiger Menge verzehrt. Alle säuerlichen Obst- und Gemüsesorten können den Organismus alkalisieren. Dabei sind die Anbauart und der Reifegrad der Früchte entscheidend. Nur sorgfältig angebaute und reif geerntete Früchte verfügen über eine ausreichende Menge an Mineralsalzen und organischen Säuren. Das gilt für fast alle Sorten von Obst, Gemüse und Ölsaaten (z. B. Sesam).

Übersäuernde und basische Lebensmittel

Die übersäuernde oder basische Wirkung eines Lebensmittels hat nichts mit seinem anfänglichen Zustand zu tun. Sie hängt vielmehr vom Endprodukt des jeweiligen Stoffwechselvorgangs ab. Ob ein Nahrungsmittel als sauer oder basisch gilt, wird durch die Beschaffenheit der Ausscheidungen bestimmt, als die es unseren Körper wieder verlässt. Anschauliche Beispiele dafür sind saure Früchte und Natriumnitrat, bei denen es sich um saure Substanzen handelt. Während des Verdauungsvorgangs und der Nährstoffaufnahme entstehen daraus jedoch basische Substanzen mit alkalisierender Wirkung.

Um den Organismus in ein harmonisches Gleichgewicht zu bringen, sollten mehr basische als übersäuernde Nahrungsmittel aufgenommen werden.

Die Bestimmung des pH-Werts im Urin

Man fängt eine kleine Menge des Morgenurins in einem Behälter auf und taucht einen Messstreifen hinein (der Urin am Morgen ist meistens sauer). Im Laufe einer Minute wird der Messstreifen seine Farbe verändern, die dann mit der Farbskala auf dem Röhrchen verglichen werden kann. Der pH-Wert hängt ab von dem, was wir gegessen haben. Daher ist es sinnvoll, dreimal am Tag den pH-Wert

Tabelle zur Ermittlung des pH-Wertes im Organismus

morgens	1.	2.	3.	4.	5.	6.	7.	8.	9.	10.
mittags										
nachmittags										
nachts										

zu bestimmen und die Ergebnisse über einen Zeitraum von 10–12 Tagen zu verfolgen. Erst dann kann eine genauere Aussage darüber gemacht werden.

Die Bakterienflora

Heutzutage gibt es viele Faktoren, die einen Einfluss auf die Bakterienflora haben: anstrengende Lebensbedingungen und Stress, eine schlechte Ernährung, fortwährende Umwelteinflüsse, unsachgemäße Einnahme von Arzneimitteln, Antibiotikamissbrauch usw. Sie fördern bestimmte Krankheitserscheinungen wie Durchfall, Verstopfung, Krämpfe, Blähungen, Sodbrennen, Fäulnisprozesse, Gärung, Koliken, Divertikulose (Ausstülpungen der Darmwand), Morbus Crohn usw. Diese Krankheitserscheinungen können zu einer mangelhaften Entgiftung des Körpers führen und die Funktionalität bestimmter Organe sowie das Immunsystem stark einschränken. Mithilfe einer angemessenen

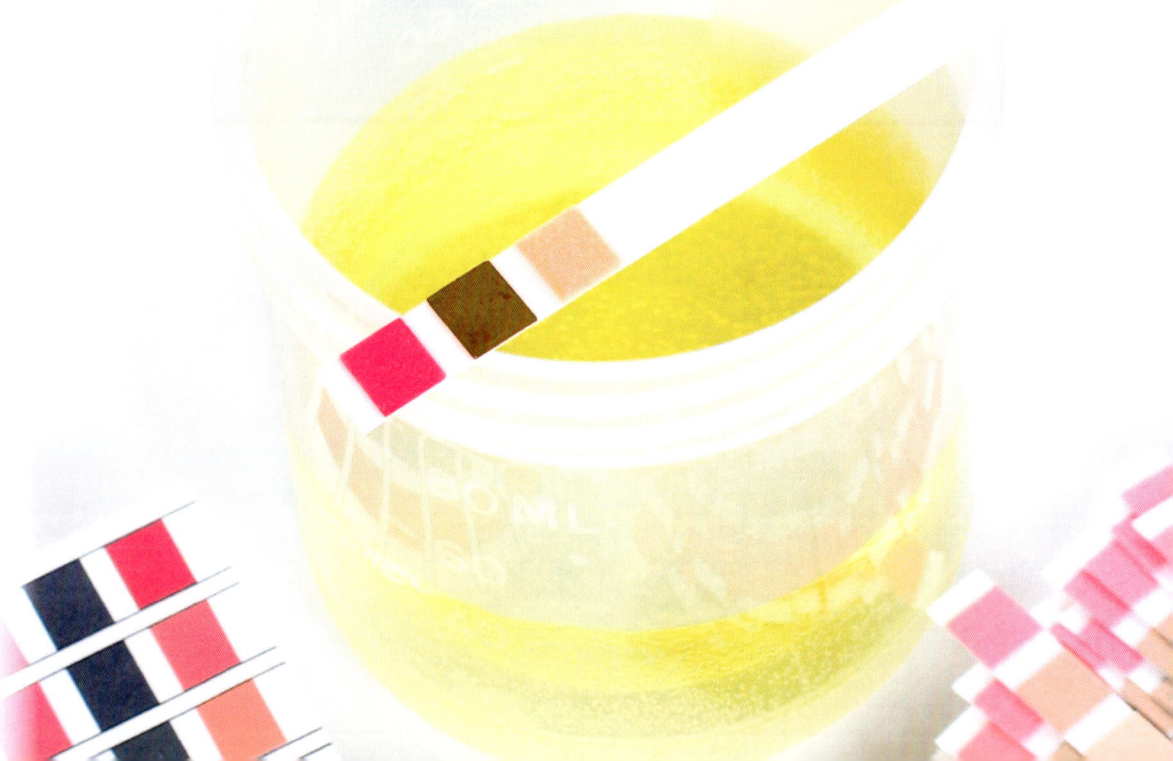

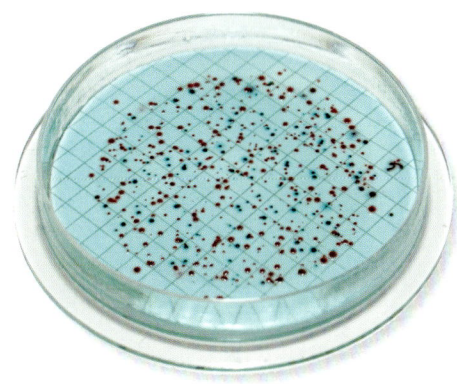

Ernährung können die Körperfunktionen erneut reguliert werden.

Vom Augenblick unserer Geburt an beginnen sich in unserem Verdauungstrakt Mikroorganismen zu entwickeln. Es entsteht ein Ökosystem, in dem verschiedene Mikroorganismen gemeinsam existieren. Im Lauf der Jahre passt sich die Bakterienflora je nach genetischer Veranlagung der Ernährung sowie den äußeren Gegebenheiten an. Die Bakterienflora kann in zwei Gruppen unterteilt werden: autochthone und flüchtige Bakterien. Die autochthonen Bakterien besiedeln die Darmschleimhaut, die flüchtigen sind sozusagen auf der Durchreise und gelangen über die Nahrung und aus der unmittelbaren Umgebung in den Verdauungstrakt.

Die Vorzüge der Bakterienflora
- Die Darmbakterien unterstützen die Verdauung und die Zerkleinerung der Nährstoffe.

- Sie unterstützen die Herstellung von körpereigenen Vitaminen (einige Vitamine der B-Gruppe).
- Sie spielen eine wichtige Rolle für den Schutz der Verdauungsorgane.
- Sie produzieren flüchtige Fettsäuren und Milchsäurederivate aus fermentierten Kohlenhydraten. Dadurch entsteht ein Millieu, in dem sich schädliche Mikroorganismen nicht ausbreiten können.

Veränderungen der Darmflora
Ein gestörtes Gleichgewicht der Darmflora kann eine Beschädigung der Darmschleimhaut zur Folge haben. Dann können allergene Stoffe und Makromoleküle in den Darm eindringen und allergische Reaktionen auslösen.

Wodurch kann die Bakterienflora gestört werden?
- Verstopfung und bestimmte Darmerkrankungen wie z. B. Morbus Crohn oder das Kurzdarmsyndrom (durch eine operative Entfernung oder das angeborene Fehlen großer Teile des Dünndarms) können zu einer Dünndarmfehlbesiedlung (bakterielle Falschbesiedlung des Dünndarms) führen.

Wussten Sie, dass …

- … 95 % der Bakterien im Körper im Darm angesiedelt sind, hauptsächlich im Dickdarm?
- … die Bakterienflora durch die Einnahme von probiotischen Nahrungsergänzungsmitteln und den Verzehr von lebendigen Lebensmitteln im Gleichgewicht gehalten werden kann?

Die Bakterienflora spielt eine wichtige Rolle

Zu Beginn des letzten Jahrhunderts machte der russische Mikrobiologe und Nobelpreisträger Ilja Metschnikow (1845–1916) die Entdeckung, dass die Bevölkerung Kaukasiens eine besonders lange Lebenserwartung hatte. Er untersuchte ihre Ernährungsweise und stellte fest, dass diese Menschen sich weitgehend von fermentierten Milchprodukten ernährten. Metschnikow empfahl daraufhin den Verzehr von fermentierten Milchprodukten zur Verbesserung der Darmflora. In der gleichen Epoche verglich der französische Mikrobiologe die Bakterienflora im Stuhl von gestillten mit dem von ungestillten Kindern. Er konnte bei Stillkindern eine wesentlich stärkere Präsenz von Bifidobakterien feststellen. Man musste also offenbar von einer wohltuenden Wirkung dieser Bakterien ausgehen.

- Auch eine Hypochlorhydrie (Fehlen oder zu geringe Konzentration der Magensäure im Magensaft), verursacht durch die Einnahme von Arzneimitteln, kann eine Dünndarmfehlbesiedelung nach sich ziehen.
- In fortgeschrittenem Alter kommt es oft zu einer Dünndarmfehlbesiedelung.
- Durch einen Mangel an Immunoglobulin A, eine Nebenwirkung von Prednison, einem Glucocorticoid zur Unterdrückung von starken Immunreaktionen
- Durch die Einnahme von Antibiotika
- Stress
- Schwangerschaft
- Durch die Einnahme von Verhütungsmitteln

Probiotische Bakterien

Unter den Bakterien sind *Lactobacillus*, *Bifidobacterium*, *Streptococcus* (z. B. *Streptococcus feacalis*), *Enterococcus* und *Escherichia* am besten untersucht. Die aussagekräftigsten Untersuchungsergebnisse liegen insbesondere zu den ersten beiden vor.

Der Verdauungstrakt des Menschen ist hauptsächlich und in zumeist gleichbleibender Anzahl von Bakterien der Gattung *Bifidobacterium* besiedelt. Der *Lactobacillus* dagegen ist zahlenmäßig unterlegen und seine Populationsdichte schwankt. Als weitere probiotische Bakterien sind *L. acidophilus*, *L. casei*, *L. fermentum*, *L. plantarum*, *L. reuteri*, *L. bulgaricus*, *B. bifidum*, *B. lomgum* und *B. coagulans* zu nennen. Bei Kindern findet man außerdem *B. infantis* und *B. adolescentis*. Auch verschiedene Stämme von *Escherichia coli* und *Enterococcus faecium* wurden im Labor untersucht.

Unter den Hefen wurde bisher nur *Saccharomyces boulardii* gründlich erforscht. Er wird in der Volksmedizin in einigen Gegenden Asiens eingesetzt und ist auf einer Pflanze zu finden.

Einige dieser Mikroorganismen werden als pharmazeutische Präparate vertrieben und enthalten einen oder mehrere Stämme. Befinden sich die Mikroorganismen der Darmschleimhaut jedoch nicht im Gleichgewicht, können probiotische Bakterien auch bei einer Einnahme über einen längeren Zeitraum nicht im menschlichen Verdauungstrakt (mit Ausnahme von *Lactobacillus rhamnosus GG*, einem patentierten Stamm) angesiedelt werden. Um einen positiven Effekt zu erzielen, müssen die probiotischen Mikroorganismen durch beständige Einnahme über längere Zeit künstlich auf hohem Niveau (mindestens 10 Millionen Zellen pro Gramm oder sogar mehr) gehalten werden.

Aufgaben der Mikroorganismen im Darm

- Sie unterstützen die Aufnahme von Nährstoffen (durch die Fermentierung von unverdaulichen Ballaststoffen), die Spaltung von Fetten und Laktose, den Abbau von Proteinen und Aminosäuren sowie die Snythese der Vitamine B_2, B_5, B_6, B_8, B_{12} und K.
- Sie unterstützen die Abwehrkräfte.
- Sie unterstützen die Bereitstellung der Ausgangsstoffe für den Stoffwechsel.

Die Mikroorganismen der Darmschleimhaut geben den Startschuss für den Reifeprozess des Immunsystems. Sie stehen in direkter Wechselwirkung mit den Abwehrzellen und sind bekannt dafür, eine Schlüsselrolle bei Allergien zu spielen: Orientierung des Immunsystems mithilfe von TH_1, Produktion der TGFs (durch

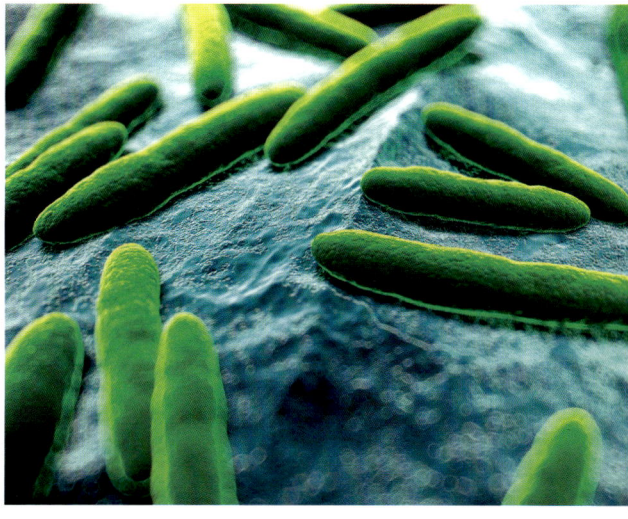

die allergische Reaktionen unterdrückt werden), Produktion von IgA (Immunoglobulin A) usw.

Gute Eigenschaften der Probiotika

Sie schützen die Mikroorganismen der Darmschleimhaut vor der Einwirkung durch andere schädliche Mikroorganismen und erhalten dadurch ihre Funktionalität aufrecht.

- Sie treten mit schädlichen Mikroorganismen in Konkurrenz um Nährstoffe oder Befestigungsstellen in der Darmschleimhaut.
- Sie produzieren Inhibitoren oder Hemmstoffe (z.B. Milchsäure).
- Sie hemmen die Produktion von Giftstoffen.

In Versuchen konnte nachgewiesen werden, dass Mäuse mit einer Blutvergiftung durch *E. coli*, denen *L. acidophilus* und *S. boulardii* verabreicht worden waren, wesentlich besser mit der Infektion zurechtkamen, als Tiere ohne die Zufuhr dieser Mikroorganismen. Vermutlich lösen die Probiotika bereits zu Beginn der Infektion eine Reaktion des Immunsystems aus (angeborene Immunität, Aktivität der Fresszellen), noch bevor die spezifischen Abwehrmechanismen (Antikörper usw.) aktiviert werden.

Die heilsamen Auswirkungen der Probiotika sind unter anderem:

- Durchfälle, verursacht durch die Einnahme von Antibiotika, durch Virusinfektionen oder eine Chemotherapie dauern wesentlich kürzer (sicherlich ein Effekt, der allgemein bekannt und anerkannt ist).
- Stimulation der Abwehrkräfte (sowohl psychisch als auch physisch). Verschiedene Stämme von Milchsäurebakterien haben sich bei Überempfindlichkeit im Experiment als für die Produktion von Antikörpern hemmend gezeigt. Außerdem wirkten sie aktivierend auf Fresszellen, hemmend auf die Ausbildung von entzündlichen Vorgängen im Darm sowie auf die Entstehung von Tumorzellen. Die zugrundeliegenden Wirkungsmechanismen müssen noch genauer erforscht werden.
- Verminderung von schädlichen Stoffwechselprodukten (z.B. Ammonium) und von kanzerogenen Enzymen im Dickdarm.

Weitere positive Auswirkungen von Probiotika:

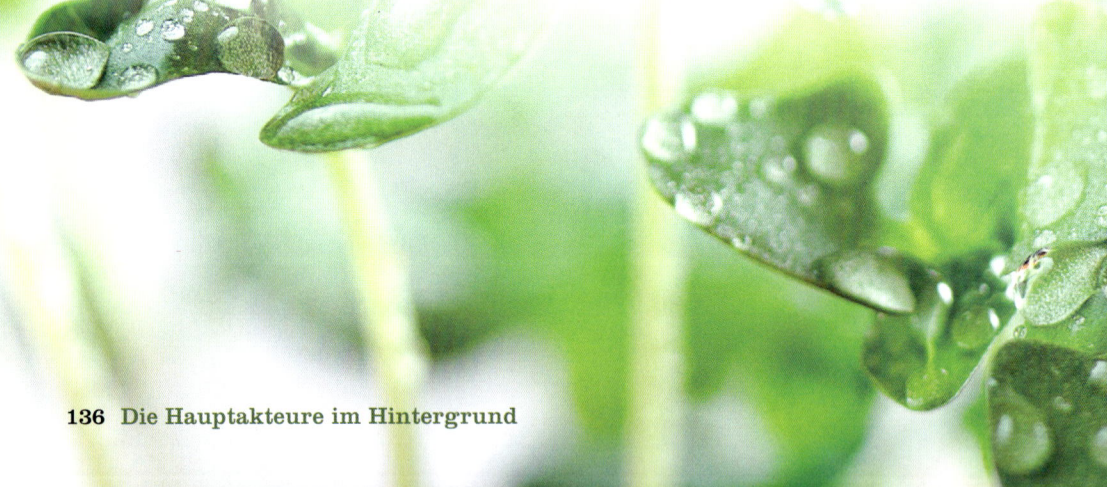

- Schutz vor Infektionen durch *H. pylori*
- Schutz vor allergischen Symptomen (Lebensmittelallergien, Ekzemen)
- Erleichterung bei Magen-Darm-Infekten und bei Reizdarm
- Verbesserung des Mineralstoffwechsels
- Schutz vor bestimmten Zellmutationen (Krebs)
- Reduktion des Cholesterinspiegels
- Schutz vor Laktoseintoleranz
- Schutz vor Scheidenentzündung
- Schutz vor Harnwegsinfekten

Probiotika sollten nicht nur bei Verdauungsproblemen oder nach einer Behandlung mit Antibiotika eingenommen werden. Durch ihre Unterstützung der Nährstoff- und Vitaminaufnahme bieten sie einen Schutz vor vorzeitiger Alterung und gegen die häufigsten Erkrankungen. Durch den regelmäßigen Verzehr von fermentierten Milchprodukten und gegebenenfalls durch die Einnahme bestimmter probiotischer Nahrungsergänzungsmittel kann die Gesundheit gefördert und erhalten werden.

Functional Food

Gegen Ende des 20. Jahrhunderts nahm das Interesse für eine gesunde Ernährung und einen besseren Lebensstil stark zu. In der Folge wurden neue und moderne Ernährungskonzepte entwickelt, die auf mittlerweile verfügbare hochwertige Nahrungsmittel zurückgreifen. In diesem Zusammenhang entstand der Begriff *Functional Food* (funktionelle Lebensmittel), der mehr auf den gesundheitlichen Nutzen von Lebensmitteln abzielt als auf deren Nährwert. Die Nahrungsmittelindustrie hat sich dieses Prinzip zunutze gemacht und neue Produkte entwickelt, die der Verbesserung und dem Erhalt der Gesundheit der Verbraucher dienen sollen.

Dieses Konzept bietet jedoch nichts wirklich Neues. Lebensmittel von guter Qualität sind an sich bereits lebensspendend und nicht nur als Nährstofflieferanten zu betrachten. Das gilt insbesondere für Präbiotika und Probiotika. Zu den Präbiotika zählen die unverdaubaren Lebensmittelbestandteile, die die Darmbakterien in ihrem Wachstum und ihrer Aktivität unterstützen. Präbiotische Lebensmittel schaffen die Voraussetzung für ein Millieu, in dem sich die Darmbakterien optimal entwickeln und vermehren können. Dazu gehören beispielsweise Oligofructose sowie Ballaststoffe, die hauptsächlich in Früchten zu finden sind.

Präbiotische Lebensmittel haben folgende Merkmale:

- pflanzlicher Ursprung
- Unverdaubarkeit für Enzyme
- Fermentierbarkeit für die Bakterien des Dickdarms
- osmotische Aktivität
- Zugehörigkeit zu einem heterogenen Ganzen, bestehend aus komplexen Molekülen

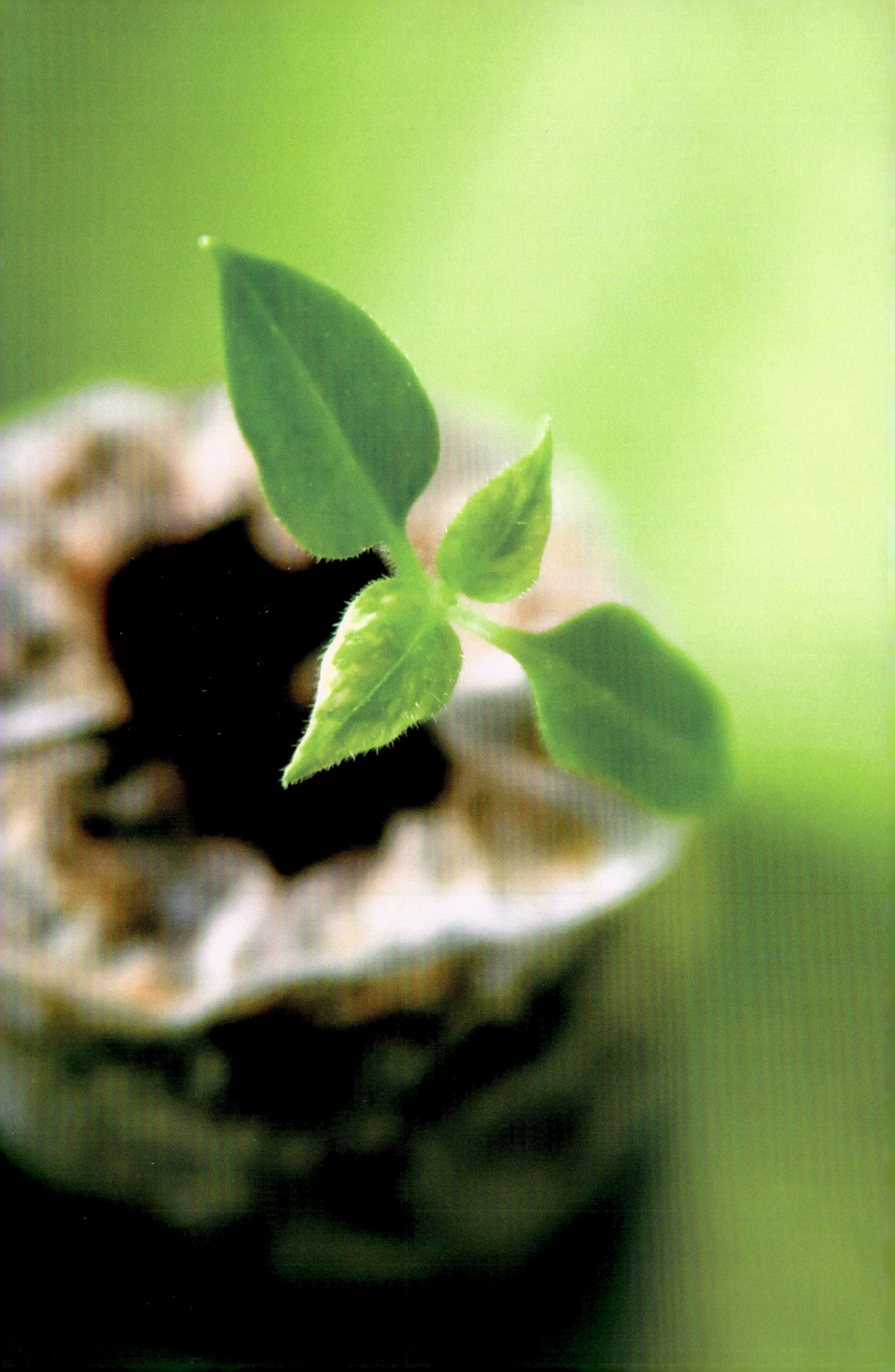

Von der Theorie zur Praxis: Mehr Nährstoffe durch gute Ernährung

Steigerung der Nährstoffaufnahme auf natürliche Weise

Unser Organismus gleicht in vieler Hinsicht einer landwirtschaftlichen Anbaufläche, auf der man möglichst gute Bedingungen schaffen muss, um eine bestimmte Nutzpflanze anzubauen und ihr ein gutes Wachstum zu ermöglichen. Wir benötigen einen hochwertigen Dünger oder Kompost, eine gute Erde und insbesondere Ausgangsprodukte von guter Qualität. Je nach Art der Pflanze, Blume oder Obstsorte, die angebaut werden soll, benötigen wir einen Dünger mit anderen Eigenschaften. Manche Pflanzen brauchen sehr viel Sonnenlicht, andere mehr Schatten. Manche benötigen einen Boden mit neutralem pH-Wert, andere bevorzugen einen leicht sauren Boden oder umgekehrt. Ein guter Kompost verbessert die chemischen und biochemischen Eigenschaften des Bodens und erhöht die Wasseraufnahmekapazität.

Mit dem Organismus verhält es sich ähnlich. Ein guter Boden gleicht einem guten Verdauungssystem, in dem die Nährstoffe auf optimale Weise aufgenommen, transportiert und verarbeitet werden können. Befindet sich der Organismus im Gleichgewicht, werden diese Vorgänge noch weiter optimiert. Entscheidend dafür sind eine gute Funktion der Enzyme, ein vorteilhafter pH-Wert und eine ausgewogene Bakterienflora im Verdauungstrakt.

Wodurch die Nährstoffaufnahme behindert wird:

- Alkohol
- gesättigte Fette
- Junkfood oder Fastfood
- übermäßiger Verzehr von Milchprodukten
- übermäßiger Verzehr von tierischem Eiweiß
- süße und kohlensäurehaltige Erfrischungsgetränke

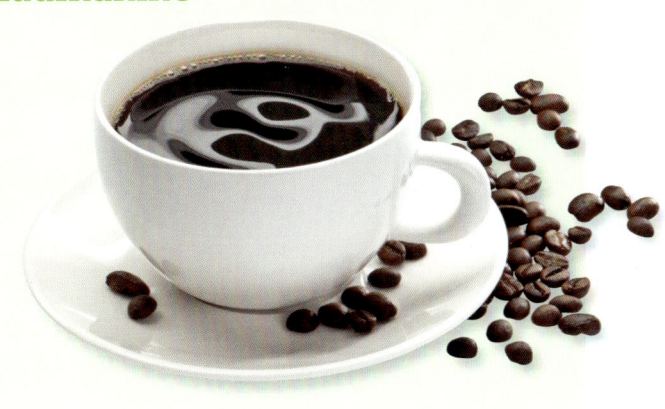

Der Schlüssel für eine gute Ernährung liegt nicht nur in den Nahrungsmitteln, sondern auch darin, wie unser Körper deren Nährstoffe aufschlüsselt, aufnimmt und verarbeitet. Entscheidend ist außerdem, ob die Nährstoffaufnahme durch die Einnahme von Medikamenten, Nahrungsmittelzusatzstoffen, Farbstoffen oder übersäuernden Substanzen beeinträchtigt wird. Auch Stress oder bestimmte Krankheiten können die Aufnahme von Nährstoffen behindern.

Zur Verbesserung der Nährstoffaufnahme

Wichtige Voraussetzungen für eine gute Nährstoffaufnahme sind gereinigtes Blut und ein entgifteter Körper. Wie man dafür am besten vorgeht, wird in diesem Kapitel erklärt.

Vermeidung von aufnahmehemmenden Substanzen

Wenn wir Stoffe meiden, die die Nährstoffaufnahme behindern, können wir die Belastung unseres Organismus enorm reduzieren und die Gesundheit unseres Verdauungssystems wesentlich unterstützen. Bereits durch das Einhalten einiger einfacher Regeln können wir unsere inneren Organe und den gesamten Organismus entlasten. Erfahren Sie im Folgenden, was Sie dafür tun sollten.

Nährstoffräuber

Weißer Zucker

Der Genuss von Saccharose, hauptsächlich bekannt als „Tafelzucker", stört das Gleichgewicht der Nebennieren und vermindert die Aufnahme aller Vitamine der B-Gruppe. Außerdem wird dadurch der Ausbruch von Allergien sowie das Prämenstruelle Syndrom begünstigt.

Der Teufelskreis des Zuckers

Zucker wird sehr schnell aufgenommen und geht rasch in den Blutkreislauf über. Dort sorgt er für einen schnellen Anstieg des Glukosespiegels und einen zeitlich

Wussten Sie, dass …

- … beim Raffinieren von Rohrzucker zu weißem Zucker viele wichtigen Nährstoffe und Vitamine verloren gehen?
- … weißer Zucker die Nährstoffreserven des Körpers anbricht?
- … weißer Zucker dem Körper Kalzium entzieht und ihn dadurch schwächt? Daraufhin muss auf Kalziumreserven zurückgegriffen wer-

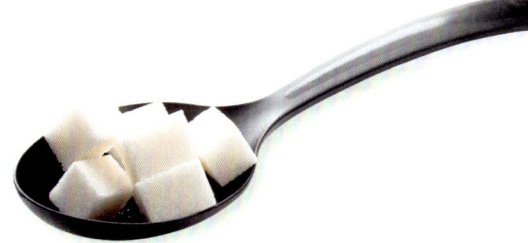

den, um eben diesen Zucker aufzunehmen.
- … weißer Zucker das Immunsystem schwächt? In der Folge werden zahlreiche Krankheiten wie z. B. Erkältungen, Verdauungsprobleme oder sogar Krebs begünstigt.

begrenzten euphorischen Zustand unseres Körpers. Wir fühlen uns gut und belebt. Sogleich schüttet die Bauchspeicheldrüse eine größere Menge Insulin aus, ein Hormon, das den Zucker im Blut zerlegt und für die Körperzellen nutzbar macht. Nach dieser schnellen und intensiven Anstrengung der Bauchspeicheldrüse fühlen wir uns müde und ermattet, eventuell deprimiert und hungrig, vielleicht sogar mit einer Stimmung von Furcht oder Beklemmung. Dies verleitet zu einer erneuten Aufnahme von noch größeren Mengen an Zucker und bringt den Teufelskreis von Neuem in Gang.

Sobald der Zucker ins Blut gelangt, werden weitere Mineralsalze benötigt, die dem Körper bereits zuvor entzogen wurden, was eine Demineralisierung zur Folge hat. Zum Süßen von Speisen ist vollwertiger Rohrzucker zu bevorzugen. Er zeichnet sich durch seine braune Farbe und eine grobkörnige und feuchte Beschaffenheit aus.

Als Alternative

Zum Süßen von Speisen sind Trockenfrüchte wie z.B. Datteln gut geeignet. Auch Zuckerrohrsaft, Getreidemelasse (Reismelasse oder Gerstenmalz), Ahorn- oder Agavensirup wie auch Stevia können verwendet werden. Vergessen Sie nicht, dass man den Gaumen außerdem an einen anderen Süßegrad gewöhnen kann! Es ist besser, den Joghurt selbst und mit weniger Zucker zu süßen, als unsere Geschmacksnerven durch synthetische und schädliche Substanzen, wie z.B. Süßstoffe, zum Narren halten zu lassen.

Verringern Sie die Menge an Zucker wöchentlich um einen Teelöffel und stellen Sie nach und nach auf eines der vorgestellten natürlichen Süßungsmittel um. Ersetzen Sie weißen Zucker schließlich ganz und bedenken Sie, dass der Körper auch von natürlichen Süßungsmitteln nur geringe Mengen benötigt.

Raffinierte Kohlenhydrate

Komplexe Kohlenhydrate, wie sie in Brot, Reis und Vollkornnudeln zu finden sind, sind reich an Vitaminen, Mineralstoffen und Enzymen. Beim Raffinieren verlieren sie viele Nährstoffe. Beim Mahlen von Weizen werden die wertvollen Keime und die Kleie (die Ballaststoffe, die den Körper bei vielen Schritten der Verdauung unterstützen) entfernt. Dadurch kann Verstopfung ausgelöst werden.

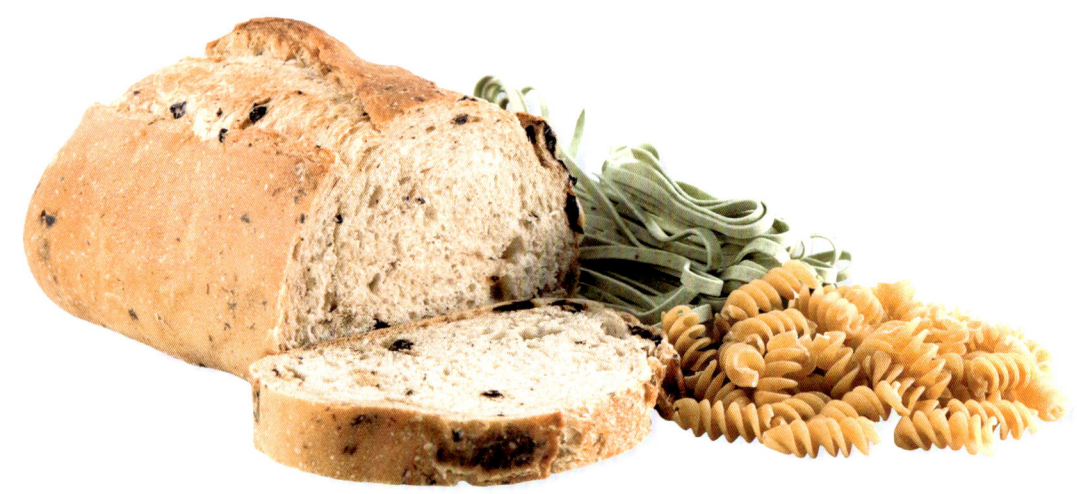

Vollkornprodukte in der Ernährung

Vollkorn ist die beste Wahl! Wer an Vollkornprodukte nicht gewöhnt ist oder sie nur sehr selten verzehrt, kann eine Abneigung dagegen haben. Um sie nach und nach in die Ernährung zu integrieren, kann zunächst mit Vollkornmischprodukten begonnen werden, z. B. beim Reis. Er kann z. B. mit leicht angebratenem Gemüse serviert werden. Wenn Sie mit der Zubereitung zufrieden sind, können Sie ein neues Rezept ausprobieren, entweder mit demselben Getreide oder mit einem anderen. Irgendwann beziehen Sie garantiert den Großteil Ihrer Kohlenhydrate aus Vollkornprodukten!

Industriell bearbeitete und gesättigte Fette

Es ist kein Geheimnis mehr, dass eine fettreiche Ernährung gesundheitsschädlich ist. Große Mengen an gesättigten Fetten stellen für den Blutkreislauf ein großes Problem dar, denn sie führen zu einer Verhärtung der Arterien und verursachen Blutgerinnsel. Eine fettreiche Kost verändert außerdem die Zusammensetzung der Gallenflüssigkeit, die für die Entgiftung durch die Leber von grundlegender Bedeutung ist. Gesättigte Fette sind enthalten in: Fleisch, Wurstwaren, Milch und Milchprodukten (Käse, Joghurt, Butter).

Wie kann die Aufnahme von gesättigten Fetten verringert werden?

Unsere Ernährung kann durch Nüsse oder Ölsaaten ergänzt werden. Ebenso kann die Menge an Hülsenfrüchten und Sojaprodukten (Tofu und Tempeh) erhöht werden. Auch Seitan eignet sich als Ersatz für Fleisch.

Fastfood

Wer ist noch nicht mit den Fastfood-Ketten und ihren Produkten in Berührung gekommen? Fastfood ist reich an Zusatzstoffen, die Geschmack und Konsistenz beeinflussen oder konservierend wirken. Darin finden sich ebenso große Mengen an nutzlosen Kohlenhydraten, die lediglich für ein höheres Körpergewicht und Verdauungsprobleme sorgen. Fastfood als schnelle Lösung zur Stillung des Hungers zu betrachten, ist ein Trugschluss.

Als Alternative

Viele Restaurants bieten wesentlich gesündere Mittagsmenüs zu einem günstigen Preis an. Wer eine vegetarische Ernährung bevorzugt, dem stehen mittlerweile auch zahlreiche vegetarische Restaurants oder fleischlose Gerichte auf der Speisekarte zur Verfügung. Gesundes Essen muss nicht immer teuer oder schwer verfügbar sein.

Milchprodukte

Diese Lebensmittel enthalten große Mengen an gesättigten Fetten, die für die Leber eine große Belastung darstellen. Darüber hinaus regen die in der Milch enthaltenen Proteine die Bildung von Antikörpern an, die die körpereigenen Gewebe angreifen und dadurch Autoimmunerkrankungen sowie Bindegewebsschäden hervorrufen. Außerdem verhindern die Milcheiweiße eine effiziente und ausgewogene Nährstoffaufnahme. Lebensmittelunverträglichkeiten stehen nach neuesten Erkenntnissen in engem Zusammenhang mit dem Verzehr von Milchprodukten und insbesondere homogenisierter und ultrahocherhitzter Milch. In den letzten Jahren wurde die Milch als sinnvolle Kalziumquelle gelobt, insbesondere für die Entwicklung und den Erhalt der Knochen bei Kindern im Wachstum und bei Frauen in den Wechseljahren. Jedoch geht aus aktuellen Studien immer wieder hervor, dass ein übermäßiger Verzehr von Milchprodukten zu einer Übersäuerung des Organismus und in der Folge zu einem Kalziumabbau in der Knochenstruktur führt.

Als Alternative

Zur Versorgung des Organismus mit Kalzium stehen bessere Quellen zur Verfügung: z. B. grüne Blattgemüse, Ölsaaten (wie z. B. Kürbiskerne, Sonneblumenkerne, Sesam), Trockenfrüchte und Algen.

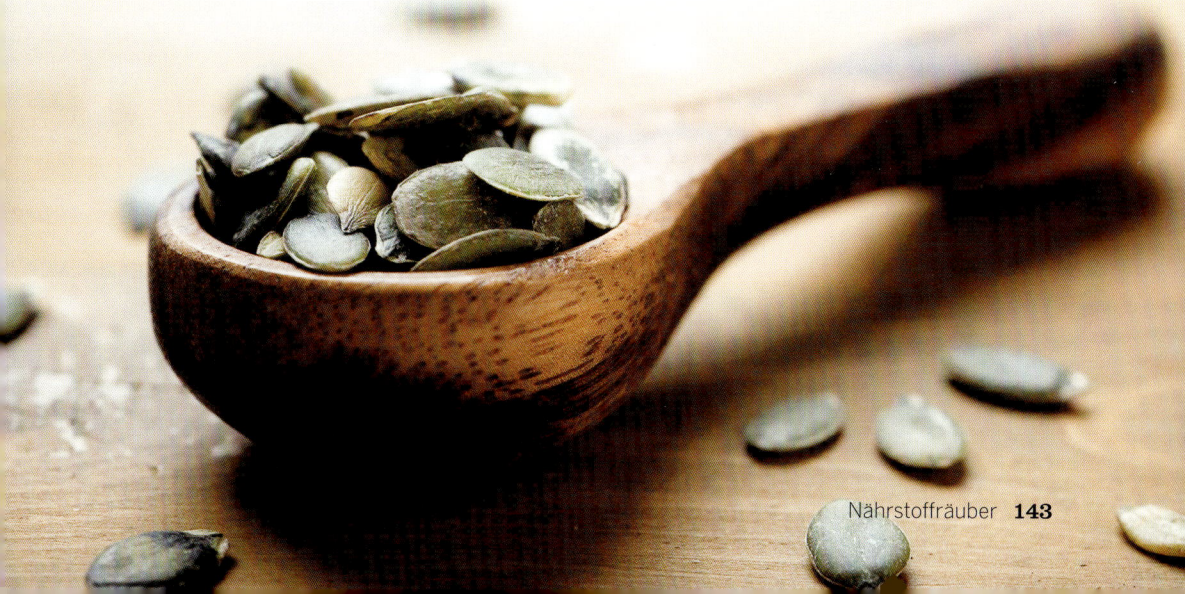

Industriell hergestellte Erfrischungsgetränke

Diese Getränke scheinen ein kulturelles Phänomen zu sein. Ihr Problem besteht darin, dass sie dem Körper wichtige Nährstoffe entziehen. Sie enthalten zumeist größere Mengen an Phosphor und Phosphorsäure und bewirken ein Ungleichgewicht des Säure-Basen-Haushalts des Körpers. Einige Erfrischungsgetränke enthalten außerdem Koffein und große Mengen an Zucker sowie künstliche chemische Substanzen, deren Auswirkungen auf unseren Organismus zumindest völlig unnütz sind.

Als Alternative

Der Verzicht auf industriell hergestellte Erfrischungsgetränke fällt oftmals leichter als man denkt. Eine gute Alternative sind Fruchtsäfte. Und wer auf den sprudelnden Effekt nicht verzichten möchte, fügt einfach kohlensäurehaltiges Mineralwasser hinzu. Sie befürchten, dann nach Fruchtsäften süchtig zu werden? Versuchen Sie es doch einfach und stellen Sie Ihre Gewohnheiten langsam und Schritt für Schritt um.

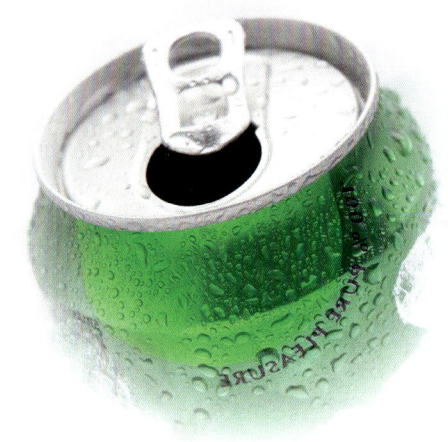

Koffein

Koffein ist ein gängiges Hilfsmittel, um am Morgen auf die Beine zu kommen. Mittlerweile hat sich eine neue Kaffeekultur entwickelt, die Raum für Austausch und Geselligkeit bietet und gleichzeitig den Genuss dieses wohlriechenden Getränks feiert. Die exotischen Kaffeebohnen sind reich an Koffein, einer Substanz, die eine Übererregung der Nerven und der Drüsen bewirkt. Außerdem führt auch der Konsum von Kaffee über einen längeren Zeitraum hinweg zu einer gestörten Nährstoffaufnahme und ist vergleichbar mit dem Teufelskreis des Zuckers: Auf einen kräftigen Schub an Energie folgt ein starker Abfall, der mit Niedergeschlagenheit und Reizbarkeit einhergehen kann. Außerdem können Kopfschmerzen, heftiges Herzklopfen und Schlaflosigkeit auftreten. Kaffee ist genau wie Zucker ein großer Feind der Nährstoffaufnahme, da er die Absorption von Vitaminen und Mineralstoffen hemmt.

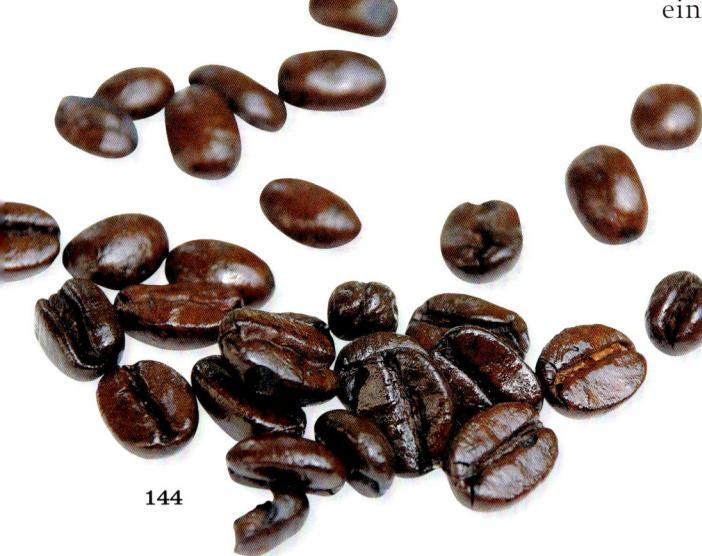

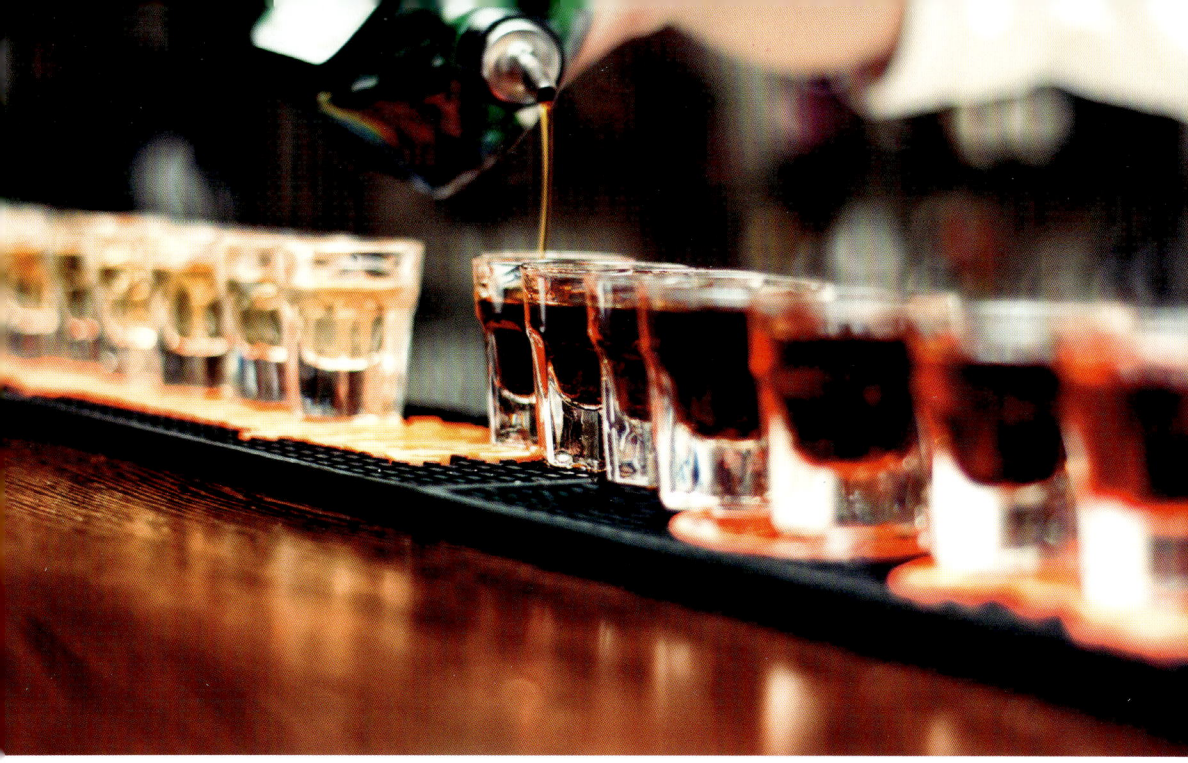

Als Alternative

Im Handel werden verschiedene Sorten von Kaffee auf der Grundlage von geröstetem Getreide angeboten, die in Geruch und Geschmack dem Kaffee nicht unähnlich sind. Sie stellen eine gute Alternative dar. Falls Sie sehr viel Kaffee trinken, sollten Sie nicht auf einmal aufhören. Es könnten sich Kopfschmerzen und Müdigkeit einstellen, ähnlich wie bei einem Kater. Gehen Sie behutsam vor und reduzieren Sie die täglich konsumierte Menge zunächst von beispielsweise 3 auf 2 Tassen und ersetzen Sie 1 Tasse durch Getreidekaffee. In der folgenden Woche verringern Sie die Menge auf 1 Tasse täglich, je nach Ihren Bedürfnissen im Lauf des Tages, und ersetzen eine weitere Tasse durch Getreidekaffee. Fahren Sie in der dritten Woche fort wie in der zweiten und ersetzen Sie den Bohnenkaffee in der vierten Woche vollständig durch Getreidekaffee. Schon bald werden Sie feststellen, wie sehr sich Ihr Wohlbefinden verbessert und dass Sie auch ohne Bohnenkaffee in Gang kommen.

Alkohol

Alkoholika richten in unserer Leber großen Schaden an, überlasten die Nebennieren, verändern den Schlafrhythmus und bewirken Niedergeschlagenheit. Natürlich kommt es ganz darauf an, wie viel Alkohol konsumiert wird: ob nur gelegentlich getrunken wird oder ob eine Alkoholabhängigkeit vorliegt. Alkoholiker leiden oftmals an Depressionen. Die Fachärzte machen dafür den Anstieg des Tryptophanspiegels verantwortlich, den der Alkoholabbau im Körper nach sich zieht. Normalerweise wird Tryptophan zu Serotonin umgewandelt, einem wichtigen Neurotransmitter mit stimmungsaufhellender Wirkung. Alkohol greift in diesen Stoffwechsel jedoch ein. Der Tryptophanspiegel sinkt in Folge des

Alkoholkonsums ab und in Verbindung damit ebenso der Gehalt an Serotonin. Als Folge tritt ein depressiver Zustand ein. Darüber hinaus hat der Genuss von Alkohol eine direkte Auswirkung auf die Bakterienflora der Darmschleimhaut und vermindert die Absorptionsfähigkeit von Fetten, Kohlenhydraten und Proteinen. Außerdem wird der Zuckerspiegel im Blut gesenkt, was erneut die Lust auf Süßes anfacht. Als Nährstoffräuber baut Alkohol die Vitamine A, B, C und E sowie ebenso Magnesium, Selen und Zink ab. Zusätzlich führt Alkohol dem Organismus überflüssige Kalorien zu und bewirkt eine Zunahme der freien Radikalen, was den Körper frühzeitig altern lässt.

Als Alternative

Alkohol kann durch Frucht- oder Gemüsesäfte ersetzt werden. Bei Alkoholabhängigkeit sollte ein Fachmann aufgesucht werden, der Ihnen bei der Entwöhnung behilflich sein kann.

Salz

Ein übermäßiger Verzehr von Salz kann zu einer vermehrten Ausscheidung von Kalium führen, was sich auf die Zusammensetzung der Gelenkschmiere in den Gelenken und in der Wirbelsäule auswirkt. Die meisten Menschen nehmen über die Ernährung wesentlich mehr Salz als Kalium auf. Durch dieses Missverhältnis kommt es außerdem zu hohem Blutdruck und Wassereinlagerungen, bei Frauen insbesondere in der zweiten Hälfte des Monatszyklus. Ein übermäßiger Salzkonsum überlastet zudem die Nieren und stört das Säure-Basen-Gleichgewicht. Ebenso werden dadurch die Verdauung sowie die Nährstoffaufnahme beeinträchtigt. Nicht zuletzt scheint ein Zusammenhang zwischen einem erhöhten Salzkonsum und der Ausbildung von Magenkrebs zu bestehen.

Als Alternative

Eine Reduktion der Salzmenge hat für die Gesundheit unseres Organismus viele Vorteile. Die erste Maßnahme besteht im Ersetzen von raffiniertem Salz durch ein hochwertiges Meersalz, das in Reformhäusern erhältlich ist. Auch Kräutersalz auf Meersalzbasis ist zum Würzen von Speisen gut geeignet. Es ist mit verschiedenen Gewürzkräutern versetzt: Pfefferminze, Petersilie, Kardamom, Kumin, Koriander, Kümmel, Fenchel, Ingwer und andere Kräuter in verschiedenen Kombinationen.

Sorgfältiges Kauen ...

- ...unterstützt die Verdauung.
- ...sorgt für einen stabilen Energiehaushalt und Vitalität.
- ...verringert den Appetit – man isst weniger.
- ...sorgt für mehr Geduld und innere Ausgeglichenheit.
- ...verringert die Bildung von Gasen im Verdauungssystem und verbessert das Absorptionsvermögen von Nährstoffen.
- ...sorgt für eine allumfassende Entspannung.
- ...regt die Drüsentätigkeit an und stärkt das Immunsystem.
- ...gleicht den pH-Wert des Blutes aus, indem es die verzehrten Lebensmittel alkalisiert, und unterstützt die Funktion der Verdauungsenzyme.
- ...schützt die Zähne und das Zahnfleisch.

Tierisches Eiweiß

Der Verzehr von großen Mengen an tierischem Eiweiß führt dem Körper viele gesättigte Fette zu, was eine Verhärtung der Arterien und eine Übersäuerung des gesamten Organismus zur Folge hat. Darüber hinaus werden Aufnahme und Stoffwechsel von Nähr- und Vitalstoffen erschwert.

Als Alternative

Wer auf lange Sicht seine Ernährung umstellen und seinen Körper von Grund auf reinigen möchte, sollte hochwertigen Eiweißquellen ohne gesättigte Fette den Vorrang geben. Richten Sie Ihr Augenmerk auf Proteine von pflanzlichem Ursprung, wie z.B. Hülsenfrüchte, Tofu, Tempeh. Als tierische Proteinquelle ist Fisch gut geeignet.

Die Colon-Hydro-Therapie

„Der Tod versteckt sich im Darm", besagt ein altes Sprichwort und zeigt damit die Grundlage für einen gesunden Organismus auf, der sich in einem gesunden Darm widerspiegelt. Nachdem Sie die Zufuhr von Nährstoffräubern reduziert und über eine Möglichkeit zur Reinigung des Organismus nachgedacht haben, sollten Sie Ihren Darm vor der Durchführung einer Entgiftungsdiät gründlich reinigen. Dadurch steigern wir unsere Nährstoffaufnahmekapazität und verbessern gleichzeitig die Gesundheit unserer Darmschleimhaut. Ein gutes Hausmittel ist die Darmspülung (oder Einlauf), jedoch lässt sich mit der Colon-Hydro-Therapie eine wesentlich gründlichere Reinigung durchführen. Sie wird von darauf spezialisierten Gesundheitszentren und Fachleuten durchgeführt. Nachdem der Darm gereinigt wurde, kann sich die Bakterienflora der Darmschleimhaut von Grund auf regenerieren. Dann kann der Darm seine Verdauungs- und Absorptionsfunktionen wieder aufnehmen und Abfallstoffe vollständig ausscheiden.

Bei der Colon-Hydro-Therapie wird gefiltertes und später mit Sauerstoff versetztes Wasser über einen Schlauch in den Darm geleitet. Dabei wird ein elektrisches Gerät eingesetzt, das den Zufluss sowie Temperatur und Druck des Wassers reguliert. Mit dieser Maßnahme können wir unseren Körper dabei unterstützen, noch immer vorhandene Kotreste loszuwerden, die im Laufe der Jahre nicht vollständig ausgeschieden worden sind. Nach Abschluss der Behandlung muss der Darm rektal erneut mit Elektrolyten versorgt werden.

Die Colon-Hydro-Therapie bietet der Gesundheit viele Vorteile, wie z. B. eine tiefgreifende Entgiftung des Organismus und eine Verbesserung der Absorptionsfläche im Darm sowie eine bessere Nutzung von Vitaminen und Mineralstoffen. Beispielsweise werden die Aufnahme und Weiterverarbeitung von Kalzium in den Knochen und Gelenken wesentlich verbessert, das Immunsystem gestärkt, die Bakterienflora in der Darmschleimhaut unterstützt und pathogene Mikroorganismen bekämpft. Darüber hinaus vermindert sie die Bildung von Verdauungsgasen und steigert unsere Vitalität und die für uns verfügbare Energie.

Entgiftung in 20 Tagen

Erst nachdem alle Nährstoffräuber aus dem Körper gebannt sind und der Darm gründlich gereinigt wurde, können wir

- **Eine Colon-Hydro-Therapie ist zu empfehlen bei:** Verstopfung, Durchfall, Blähungen, Reizdarm, Divertikulitis (entzündliche Ausstülpungen der Darmschleimhaut), Morbus Crohn, Kandidose (Infektionskrankheiten mit *Candida albicans*), Migräne, Krampfadern, Hämorrhoiden usw.

- **Eine Colon-Hydro-Therapie ist nicht zu empfehlen bei:** chirurgischen Eingriffen am Colon, Schwangerschaft, Verletzungen und Rissen in der Darmschleimhaut, Fisteln am After, Darmkrebs, Herz-Kreislauf-Erkrankungen, Geschwüren, Magenblutungen.

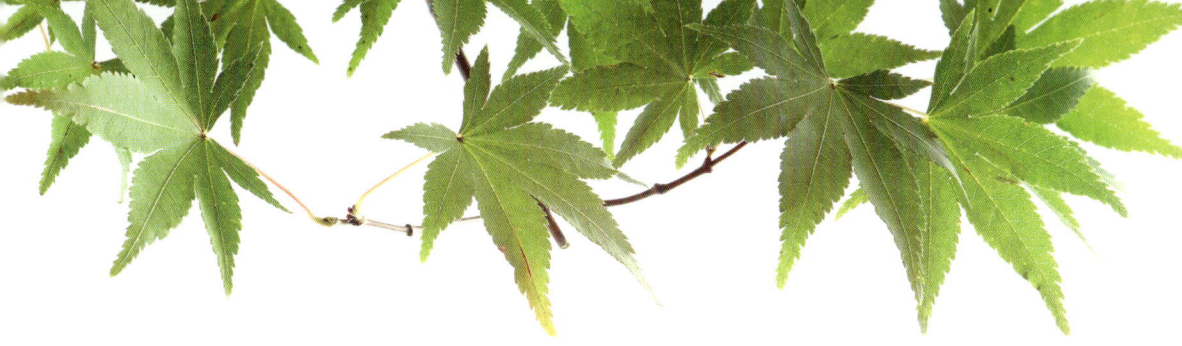

unseren Organismus entgiften. Dies kräftigt unser Verdauungssystem und den gesamten Körper. Darüber hinaus tragen eine Reinigung und eine Entgiftung wesentlich zu einer reibungslosen Funktion der Organe bei und steigern unser Wohlbefinden.

Es ist allgemein bekannt, dass die Ansammlung von Giftstoffen (z. B. durch Arzneimittel, Konservierungsstoffe, Farbstoffe und Pflanzenschutzmittel) in den verschiedenen Organen für das Gewebe eine große Belastung darstellt und Entzündungen auslöst. Als Folge davon können zahlreiche Krankheiten ausbrechen, die das innere Gleichgewicht gefährden und zu Allergien, Fettleibigkeit oder zu einer erhöhten Harnsäurekonzentration führen.

Zur Ausleitung von Giftstoffen gibt es viele Möglichkeiten. In diesem Buch stellen wir Ihnen eine Methode vor, die mit dem Alltagslebens gut zu vereinbaren ist. Zunächst werden die Giftstoffe gelöst und gesammelt, danach werden sie ausgeleitet. Jede dieser beiden Phasen nimmt jeweils 10 Tage in Anspruch.

Nahrungsergänzungsmittel zur Unterstützung der Entgiftung

Zur Ansammlung von Giftstoffen

Um die Leber beim Ansammeln von Giftstoffen zu unterstützen und den Darm sowie die anderen inneren Organe während der Entgiftung vor Giftstoffablagerungen im Gewebe zu schützen, können

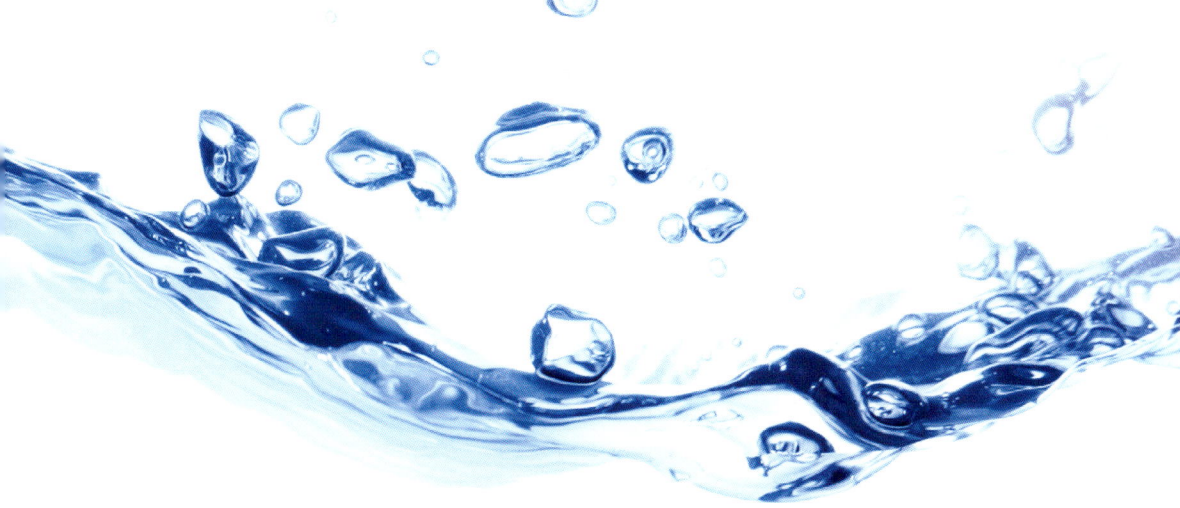

Weitere Richtlinien zur Reinigung und Entgiftung

- **Die Fähigkeit der Visualisierung:** Jedem sollten pro Tag zwischen 5 und 10 Minuten zur Verfügung stehen, um sich innerlich zu sammeln, vielleicht gleich nach dem Aufwachen oder kurz vor dem Einschlafen. Wir alle haben die Fähigkeit der Visualisierung oder zumindest besitzen wir eine gewisse Vorstellungskraft. Wir können uns eine Wiese mitten in der Natur an einem ruhigen Ort vorstellen oder Farben, Muster oder Düfte von Pflanzen und Blumen ... Ebenso können wir uns das Geräusch eines Bächleins oder eines Wasserfalls in unserer Nähe vorstellen. Es ist heiß und der Wasserfall an diesem wunderschönen Ort übt eine große Anziehungskraft auf uns aus. Wir verspüren den Wunsch, uns zu reinigen und die überschüssige Energie loszuwerden, die wir in unserem Inneren angesammelt haben. Das Wasser des Wasserfalls wird uns dabei helfen: Wir fühlen, wie das Wasser über unseren Körper fließt und uns von all dem reinigt, was wir nicht mehr benötigen, sowohl physisch als auch emotional und mental.

Wir können an diesem Ort noch ein wenig liegen bleiben, bis wir uns ausgeglichener fühlen. Die Energie der Sonne kann uns wieder trocknen und neue Kraft schenken. Wir können diese Visualisierung durchführen, wann auch immer es nötig ist und uns danach wieder unseren täglichen Pflichten zuwenden oder einschlafen.

- **Essen zu festgelegten Zeiten:** Eine Abweichung von festen Essenszeiten führt dazu, dass wir durch Knabbereien zwischendurch wesentlich mehr Kalorien aufnehmen und unseren Organismus dabei mit Giftstoffen belasten.
- **Nur kleine Mahlzeiten am frühen Abend:** Spät zu Abend zu essen, ist nicht sinnvoll und kann zu Ansammlungen von Giftstoffen im Darm führen, was zu einem großen Energieverlust führt.

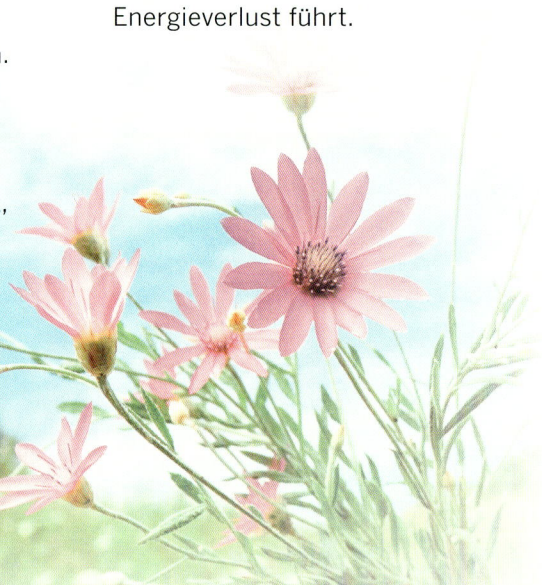

einige Nahrungsergänzungsmittel und pflanzliche Heilmittel eingesetzt werden. Eine Entgiftung sollte außerdem von einer giftstofffreien Ernährung begleitet werden, vorzugsweise bestehend aus Gemüse, Vollkornprodukten, Algen und pflanzlichem Eiweiß.

- **Aloe-Vera-Saft**: Er enthält Germanium, ein Mineral, das den Körper bei der Ausleitung von Giftstoffen unterstützen kann. Seine Inhaltsstoffe ergänzen sich in ihrer Wirkung, was den gesundheitsfördernden Effekt der Aloe noch weiter steigert. Außerdem hat diese Pflanze auf die Darmschleimhaut eine regenerierende Wirkung.

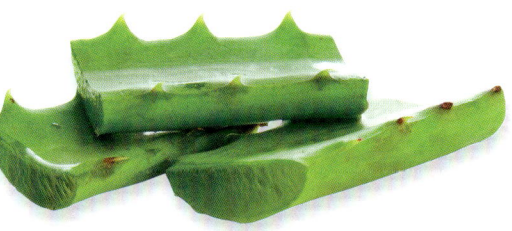

- **Cholin**: Es bildet zusammen mit Inosit das Lecithin, eine sehr wichtige Substanz für den einwandfreien Ablauf des Fettstoffwechsels. Es transportiert Fett aus der Leber zu den Zellen, die es benötigen, und hat fettlösliche Eigenschaften.
- **Inosit**: Es gehört zu den Vitaminen der B-Gruppe und ist ein Baustein des Lecithins. In der Leber mobilisiert es die Fette.
- **L-Methionin**: Wirkt der Ansammlung von Fetten in der Leber entgegen. Es entgiftet und schützt die Leber.
- **Löwenzahn**: Er hat eine harntreibende Wirkung und einen hohen Kaliumgehalt, weshalb er den

Wassereinlagerungen im Gewebe entgegenwirkt. Löwenzahn ist blutreinigend und schützt die Leber, insbesondere wenn die Giftstoffe durch die Nahrung aufgenommen werden. Diese Heilpflanze kann bei Verdauungsstörungen (Verstopfung) und Magenübersäuerung eingesetzt werden.

- **Klettenwurzel**: Sie ist reich an Inulin, Phenolsäuren, Kaliumsalzen und Schleimstoffen, worauf ihre harntreibende und reinigende Wirkung zurückzuführen ist. Klettenwurzel ist ein gutes Mittel zur Reinigung des Blutes und des Lymphsystems. Ebenso wird sie bei Hautunreinheiten wie Akne, schuppiger Haut oder Ekzemen eingesetzt und senkt den Harnsäurespiegel.
- **Boldo** *(Pneumus boldus)*: Die Blätter dieses Strauches bzw. kleinen Baums haben dank des darin enthaltenen Boldins sowie der Tannine eine bemerkenswert leberschützende und verdauungsanregende Wirkung. Außerdem sind sie entzündungshemmend, harntreibend und töten Pilzinfektionen ab.
- **Chlorella**: Diese Alge ist reich an Chlorophyll, das dem Hämoglobin sehr ähnlich ist. Sie verbessert die Versorgung der Gewebszellen mit Sauerstoff und steigert die Produktion von roten Blutkörperchen. Unter ihren besonderen Eigenschaften sticht die Entgiftungsfähigkeit hervor, sowohl im Hinblick auf die Leber als auch auf die Verdauungsorgane und das Blut. Darüber hinaus leitet sie Schwermetalle aus.

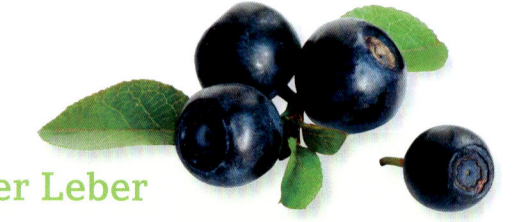

Lebensmittel zum Schutz der Leber

Blaue Trauben, Brombeeren, Erdbeeren, Heidelbeeren, Himbeeren, Getreide (Amaranth, Hirse und Quinoa), Gemüse und Kräuter (Knoblauch, Basilikum, Algen, Sellerie, Kresse, Kardamom, Zwiebeln, Umeboshi-Pflaumen, Kumin, Dill, Spargel, Ingwer, Lorbeer, Romana-Salat, Zitronen, Senf, Pfeffer, Rettich, Daikon, Rote Beete und Rosmarin) sowie schwefelhaltige Lebensmittel (Brokkoli, Trockenfrüchte und Nüsse, Rosenkohl, Saaten und Kerne, Kohl, Steckrüben, Blumenkohl, Rüben und Lecithin)

- **Quecke**: Sie besitzt dank der darin enthaltenen Kaliumsalze eine gute harntreibende Wirkung. Außerdem enthält sie viele Schleimstoffe, schützt die Leber und reinigt den gesamten Organismus. Bemerkenswert sind auch ihre blutzuckersenkenden Eigenschaften, die auf das darin enthaltene Inositol zurückzuführen sind.
- **Artischocken**: Sie regen die Gallentätigkeit an und schaffen Abhilfe bei Verstopfung, indem sie die Darmtätigkeit unterstützen und so für ein rascheres Abgehen des Stuhlgangs sorgen. Ebenso lindern sie Leberstörungen und reinigen das Blut. Ihre guten Eigenschaften sind zurückzuführen auf folgende Inhaltsstoffe: Cynarin, Äpfelsäure und Zitronensäure.
- **Schwarze Rettichwurzel**: Aufgrund ihres hohen Gehalts an organischem Schwefel leistet sie gute Unterstützung bei der Reinigung der Leber und der Gallenblase, wodurch auch die letzten Rückstände an Giftstoffen ausgeschwemmt werden. Schwarze Rettichwurzel wird eingesetzt bei Leberinsuffizienz, Leberkoliken, Migräneanfällen, die auf eine Fehlfunktion der Leber zurückzuführen sind, sowie bei Allergien und Verdauungsproblemen.
- **Desmodium**: Diese Pflanze ist reich an Saponinen und Alkaloiden und unterstützt den Organismus während der Genesung nach einer

Lebensmittel zum Schutz der Nieren

Gerste, Quinoa, Azukibohnen, Feuerbohnen, Mungbohnen, Sesamsamen, Walnusskerne, Fenchel, Zwiebel, Schnittlauch, Rote Beete, Petersilie, Sellerie, Algen, Gewürznelken, Zimt, Bockshornklee, Knoblauch, Ingwer, Brombeere, Erdbeere sowie Löwenzahn.

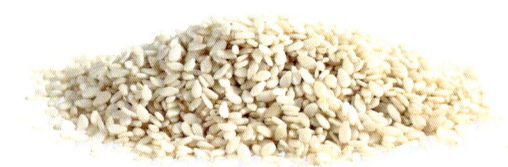

Hepatitis. Außerdem beugt sie einer Leberzirrhose vor und unterstützt den Rückgang der Transaminase, wodurch die Gallenflüssigkeit eine flüssigere Konsistenz erhält und besser abfließen kann. Gleichzeitig reinigt sie die Leber hervorragend.

- **Grüne Tonerde:** Sie bindet im Körper unerwünschte Stoffe und schwemmt sie über das Blut, die Galle, die Lymphe und den Kot aus. Grüne Tonerde reinigt insbesondere das Blut und verbessert die Durchblutung. Darüber hinaus schafft sie Abhilfe bei Bauchschmerzen, unterstützt die Verdauung und schützt die Magenschleimhaut.

- **Zusätzliche Ballaststoffe:** Sie beschleunigen die Entleerung des Darms.
- **L-Glutathion:** Zum Schutz und zur Reinigung der Leber.
- **L-Cystein:** Eine schwefelhaltige Aminosäure mit entgiftenden und leberschützenden Eigenschaften.
- **Grüner Tee:** hat antioxidative Eigenschaften.

Zur Ausleitung von Giftstoffen

Die Ausleitung von Gift- und Abfallstoffen muss unterstützt werden. Dabei können folgende Hilfsmittel eingesetzt werden:

- **Probiotische Nahrungsergänzungsmittel:** Sie unterstützen die Gesundheit unseres Verdauungstraktes.

Gesunde Lebensmittel aus Fernost

- Miso ist ein Verbündeter des Verdauungssystems.
- Umeboshi-Pflaumen haben auf die Leber eine entgiftende Wirkung.
- Algen haben eine gute entgiftende und reinigende Wirkung.
- Kudzu regeneriert die Schleimhäute.

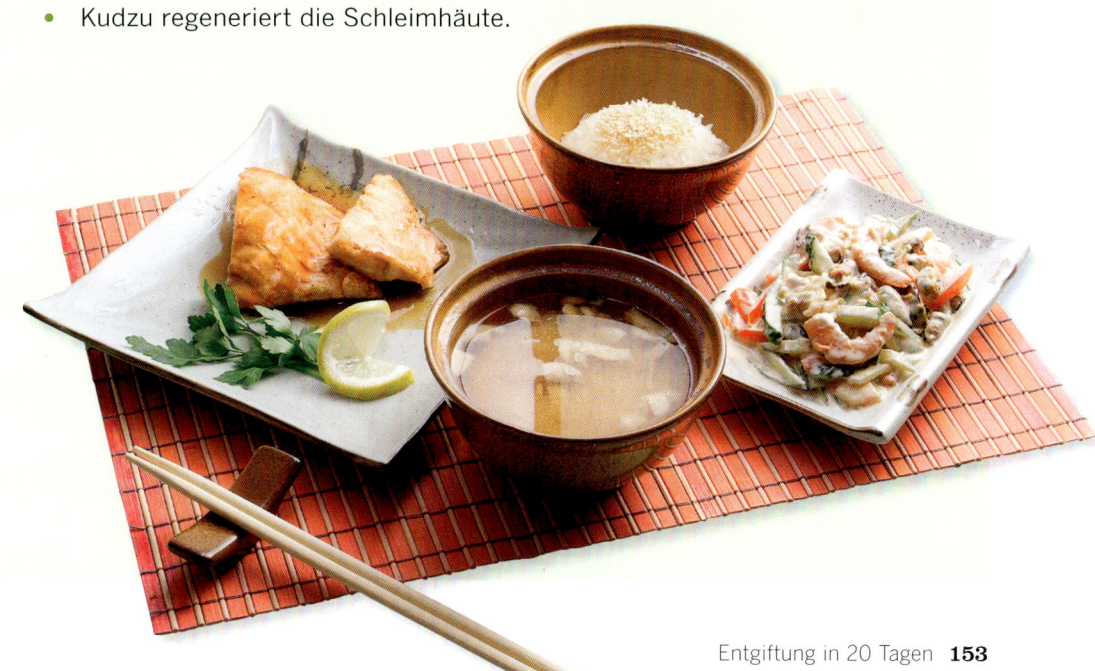

Fahrplan zur Entgiftung

Zur Sammlung der Giftstoffe:
Vor jeder Mahlzeit 6 Esslöffel Aloe-Vera-Saft einnehmen.

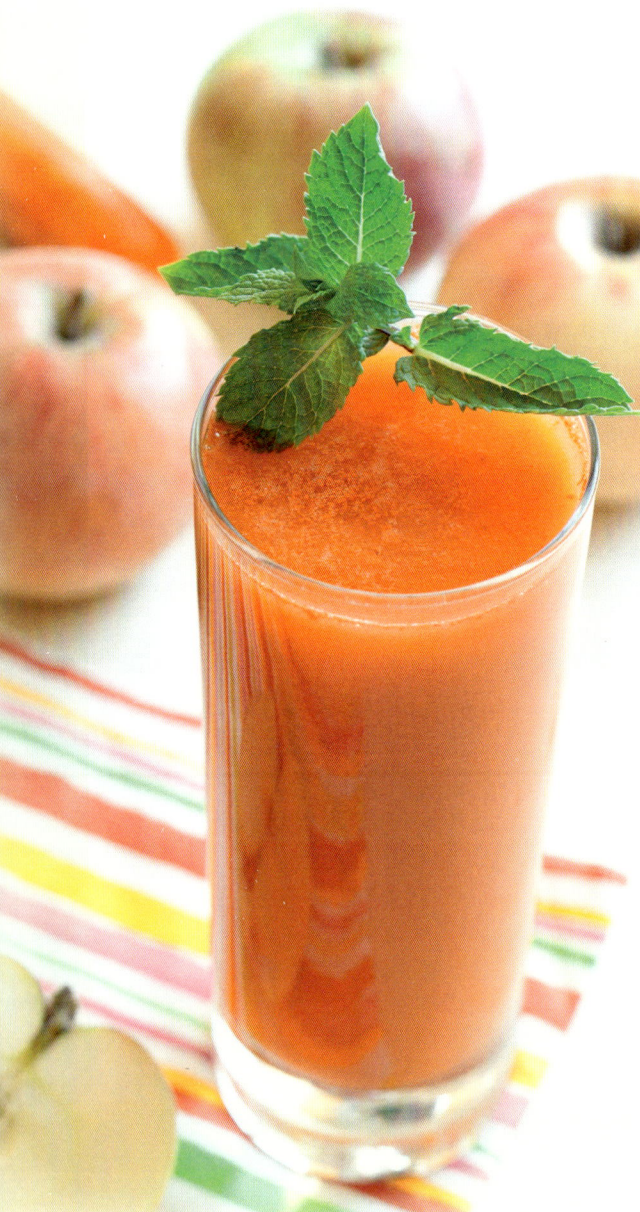

Frühstück:
- 1 Glas heißes Wasser mit dem Saft von ½ Zitrone
- 4–6 Esslöffel Aloe-Vera-Saft (1 kleines Glas)
- 1 Glas Apfel-Karotten-Saft
- 4 Esslöffel Haferflocken (über Nacht eingeweicht) mit Nüssen (Walnüsse, Haselnüsse, Mandeln) und Ölsaaten (Sesam, Sonnenblumen-, Kürbiskerne)
- 1 Tasse Löwenzahntee

Zwischenmahlzeit:
- 1 Frucht oder 2 Reiswaffeln.

Zum Mittagessen und zum Abendessen:
- 1 Glas Apfel-Karotten-Saft mit 1 Teelöffel Chlorella-Pulver vermischt, jeweils 30 Minuten vor dem Essen.

Einige Rezeptideen:
- Gekochtes Gemüse mit gegrilltem Fisch
- Gemischter Salat mit Quinoa, Algen und Kürbiskernen
- Gemüsepüree mit Haferflocken
- Sautiertes Gemüse mit Vollkornreis und Seitan
- Dampfgegartes Gemüse mit Hirse und Tempeh

- Lauwarmer Gemüsesalat mit Quinoa/ Hirse und Tempeh

Zur Ausleitung:

Wer kein tierisches Eiweiß aufnehmen möchte, kann es auch durch pflanzliches Eiweiß aus Hülsenfrüchten, Tofu, Tempeh und Quinoa ersetzen.

Zum Frühstück:

- 1 Glas heißes Wasser mit dem Saft von ½ Zitrone
- 4–6 Esslöffel Aloe-Vera-Saft (1 kleines Glas)
- 1 Glas Apfel-Karotten-Saft mit 1 Teelöffel Chlorella-Pulver vermischt
- 4 Esslöffel Haferflocken (über Nacht eingeweicht) mit Nüssen (Walnüsse, Haselnüsse, Mandeln) und Ölsaaten (Sesam, Sonnenblumen-, Kürbiskerne)
- 1 Tasse Löwenzahntee

Zwischenmahlzeit:

- 1 Tasse Brennnesseltee (ein basisches Detox-Mittel)

Zum Mittagessen und zum Abendessen:

- 1–2 Tabletten pro- und präbiotische Nahrungsergänzungsmittel 30 Minuten vor der Mahlzeit
- 1 Glas Apfel-Karotten-Saft mit 1 Teelöffel Chlorella-Pulver 30 Minuten vor der Mahlzeit

Einige Rezeptideen:

- Gemüsesuppe mit Miso und Getreide (Vollkornreis, Quinoa, Hirse)
- gekochtes Gemüse mit Vollkornreis, Nüssen und Tofu
- dampfgegartes Gemüse mit gegrilltem Hähnchen und Alfalfa-Keimen
- Gemüsesuppe mit Algen, Miso, fein gehacktem Tofu und Kräutern
- Sautiertes Gemüse mit Reis, Nüssen oder Ölsaaten und Algen

Warum Sie Algen essen sollten: 7 Gründe

1. Sie haben einen hohen Nährstoffgehalt und verfügen über viele wichtige Vitamine und Mineralstoffe.
2. Aufgrund der enthaltenen Alginsäure fördern sie die Ausleitung von Schwermetallen aus unserem Organismus.
3. Alle Algen enthalten Chlorophyll, das den Körper gleichermaßen von Giftstoffen reinigt.
4. Durch den hohen Mineralstoffgehalt haben Algen eine alkalisierende Wirkung.
5. Die moderne Ernährung übersäuert den Körper. Der Verzehr von Algen wirkt dem entgegen.
6. Algen gehören zu den wenigen pflanzlichen Vitamin-B_{12}-Quellen, auch wenn sie nur sehr wenig Vitamin B_{12} enthalten.
7. Alle Meerespflanzen enthalten wichtige Mineralstoffe für unseren Organismus (Kalzium, Eisen, Jod, Kalium und Magnesium) und ebenso Spurenelemente in geringer Dosierung, die für wesentliche Funktionen in unserem Organismus gebraucht werden. Jod kann lediglich aus dem Meer zu uns gelangen und ist in großer Konzentration in den Algen verfügbar. Sie werden dadurch zu einem wichtigen Jodlieferanten.

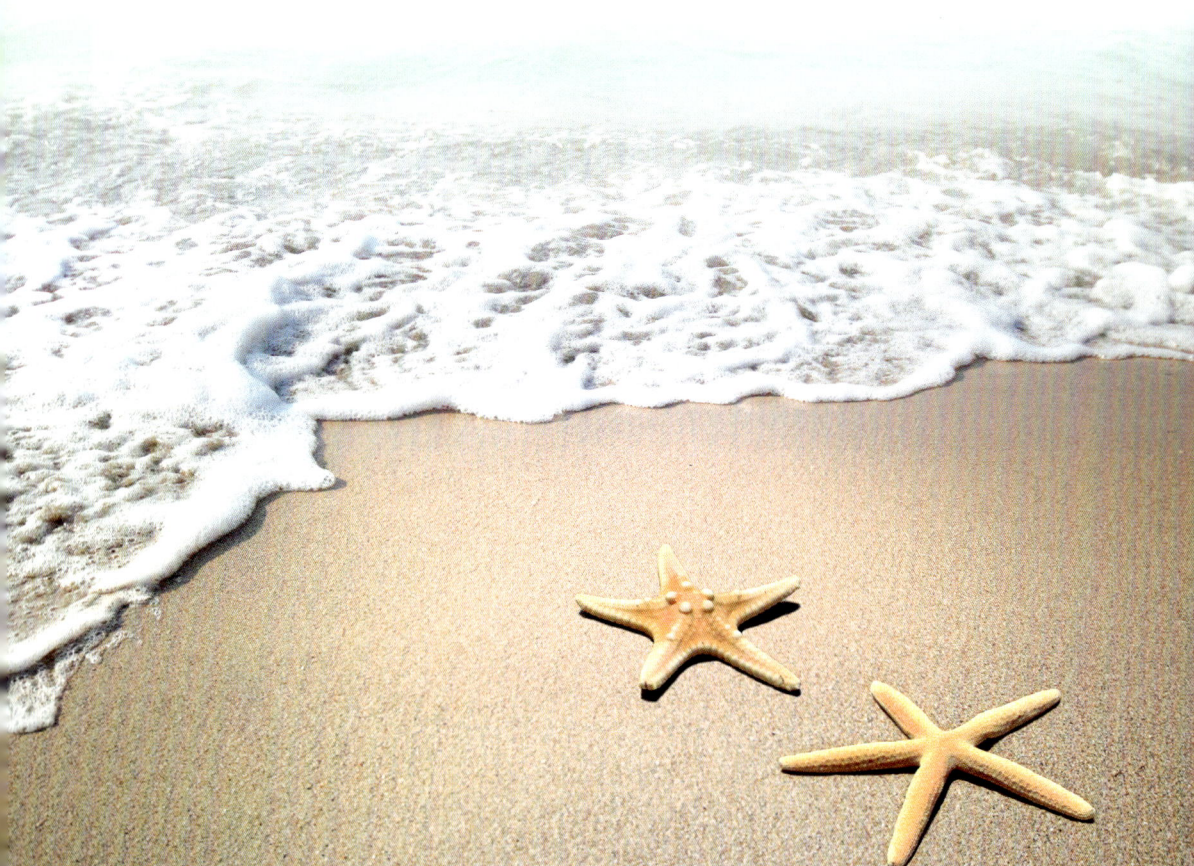

Die wichtigsten Algen im Porträt

- **Kombu:** Sie enthält am meisten Jod und ist reich an Algin, weshalb sie während einer Entgiftung sehr zu empfehlen ist. Sie passt gut in die Brühe oder ist als Beilage zu Fisch, Meeresfrüchten und Gemüse zu empfehlen. Gibt man etwas von dieser Alge beim Kochen von Hülsenfrüchten mit in den Topf, kann die Kochzeit verkürzt werden, die Hülsenfrüchte erhalten einen besonders guten Geschmack und sind leichter verdaulich.

- **Nori:** Sie enthält am meisten Proteine, Kalzium, Eisen und Kalium. Ebenso verfügt sie über einen hohen Gehalt an Vitamin C, B_1 und insbesondere A. Mit Nori-Algen werden Sushi hergestellt (Röllchen aus Reis und Gemüse).

- **Hiziki:** Diese Alge ist reich an Kalzium und anderen Mineralstoffen. Außerdem enthält sie viele Spurenelemente, die den Blutzuckerspiegel regulieren. Hiziki passt gut zu sautiertem Gemüse mit Getreide und pflanzlichen Eiweißen.

- **Wakame:** Besonders reich an Vitaminen und Mineralstoffen. Der Verzehr dieser Alge ist insbesondere bei Kreislaufproblemen zu empfehlen. Außerdem unterstützt sie die Verdauungsenzyme. Man kann sie zur Zubereitung von Suppen und in Salaten verwenden, jedoch ebenso zu sautiertem Gemüse und zu Hülsenfrüchten.

- **Lappentang:** Er ist sehr reich an Eisen, Kalium, Magnesium, Jod und Phosphor. Diese Alge ist gut geeignet zur Unterstützung der Blutreinigung und kann für die Zubereitung von Getreide, Gemüse und Salaten verwendet werden.

- **Agar-Agar:** Dieses aus Algen gewonnene Produkt ist reich an Jod und Spurenelementen. Es wirkt leicht abführend und reinigend, weshalb es insbesondere für fettleibige Personen zu empfehlen ist. Auch als Geliermittel ist es gut geeignet und kann bei der Zubereitung vieler Gerichte Anwendung finden, z. B. bei der Herstellung von Süßspeisen, Salaten, Flans, Mousses und Gelees.

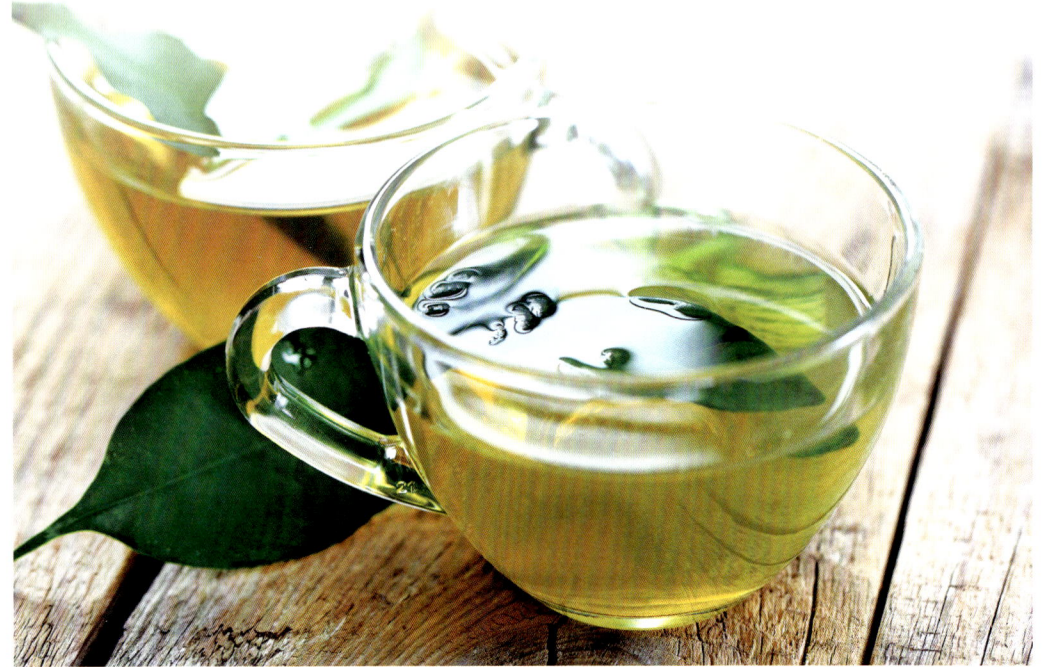

- **Präbiotische Nahrungsergänzungs-mittel:** Sie bieten den Darmbakterien gute Wachstumsbedingungen. Oligofructose gehört zu den löslichen Ballaststoffen, die für die guten Darmbakterien günstige Bedingungen zum Zellwachstum schaffen.

Um die schädlichen Bakterien (sowie jede Form von Verdauungsstörung, Verstopfung und Durchfall miteingeschlossen) im Darm zu bekämpfen, sollte ein Mittel eingenommen werden, das das Kolon bei der Regeneration der Darmflora nach einer Behandlung mit Antibiotika und entzündungshemmenden Arzneimitteln unterstützt.

Solche Mittel regulieren z.T. auch den pH-Wert im Darm, zerstören schädliche Keime und Bakterien und sorgen für eine gute Sauerstoffversorgung der Zellen. Ebenso wird dadurch der Körper bei der Reinigung des Organismus und der Ausleitung von Giftstoffen unterstützt.

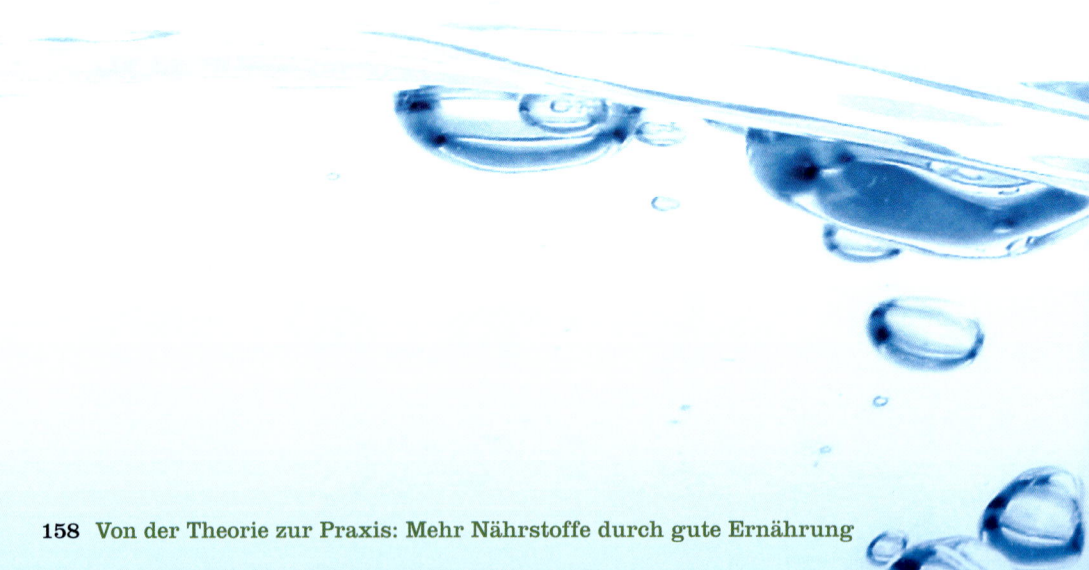

Teeaufgüsse zur Unterstützung der Ausleitung von Giftstoffen:

- **Mariendistel:** Enthält das Antioxidans Silymarin. Es schützt die Leber vor der Schädigung durch freie Radikale und regt die Bildung neuer Leberzellen an. Außerdem hat es eine blutreinigende Wirkung.
- **Boldo** *(Pneumus boldus)*: Zu empfehlen bei einer Überlastung der Leber durch Giftstoffe und bei einer unzureichenden Verdauung. Es stimuliert die Tätigkeit der Speicheldrüsen.
- **Ackerschachtelhalm:** Er hat unter den Heilpflanzen die stärkste harntreibende Wirkung und ist ein gutes Mittel zur Unterstützung der Reinigung und zur Mineralisierung des Organismus.
- **Buchu (Knoblauch-Schnittlauch):** Er hat eine harntreibende Wirkung und kann aufgrund der darin enthaltenen Flavonoide, Tannine und Schleimstoffe als Mittel gegen Entzündungen und zur Entgiftung eingesetzt werden. Die Pflanze ist wirksam bei Harnwegsentzündungen.

Diese Produkte sind in Apotheken und Reformhäusern erhältlich. Dort bekommt man außerdem verschiedene Algenpräparate, die den Organismus bei der Ausleitung von Giftstoffen aus dem Körper unterstützen können.

Fasten – eine weitere Entgiftungsmöglichkeit

Wer unter chronischen Verdauungsstörungen leidet (z. B. Verstopfung), dem ist eine Fastenkur sehr zu empfehlen. Dabei stehen dem Körper sämtliche Energien zur Verfügung und seine Funktionen können sich normalisieren. Während des Fastens reduziert der Darm die Absorption und verstärkt die Absonderung von Verdauungssäften sowie die Ausscheidung. Eine Form des Fastens ist das Trinkfasten, bei dem lediglich Teeaufgüsse (z. B. mit Rosmarin), Frucht- und Gemüsesäfte sowie Mineralwasser in ausreichenden Mengen getrunken werden.

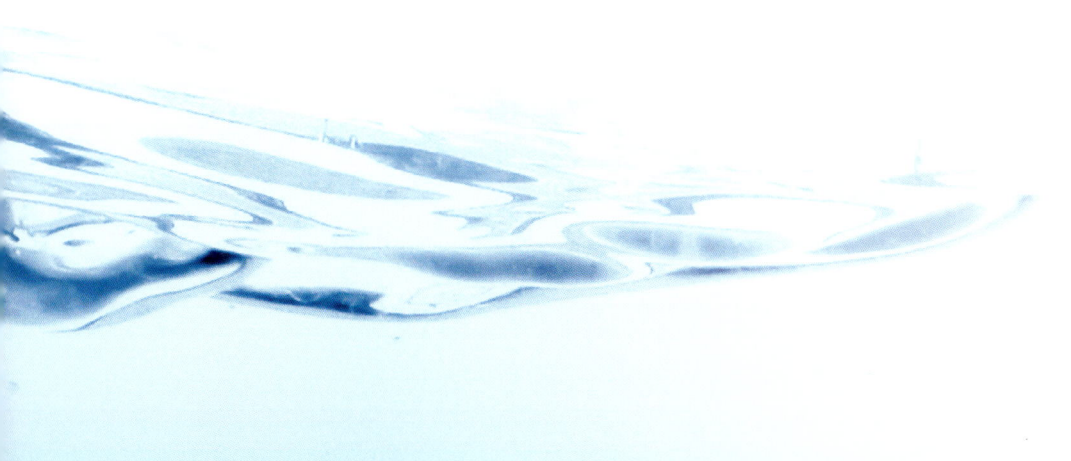

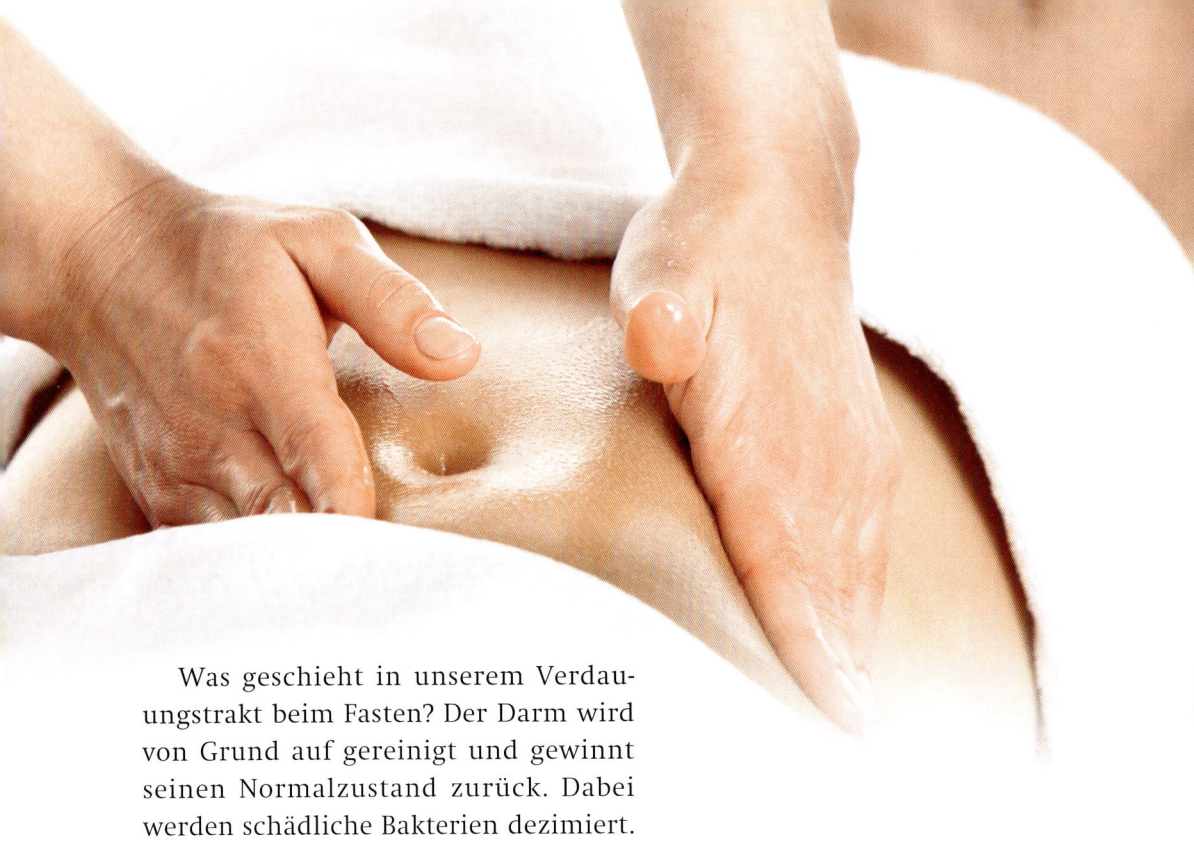

Was geschieht in unserem Verdauungstrakt beim Fasten? Der Darm wird von Grund auf gereinigt und gewinnt seinen Normalzustand zurück. Dabei werden schädliche Bakterien dezimiert. Die Darmschleimhaut kommt zur Ruhe und fährt Aufnahme und Absonderung stark zurück. Wer unter Verdauungsproblemen in Folge einer verminderten Absorption leidet, sollte besser nicht fasten. Eine Fastenkur ist jedoch angezeigt bei *Colitis ulcerosa*, Morbus Crohn sowie Allergien, Hautkrankheiten und Verstopfung.

The Master Cleanse oder *Heilfasten nach Stanley Burroughs* wurde von dem gleichnamigen amerikanisch-hawaiianischen Therapeuten entwickelt. Sie besteht aus Wasser, Tee, Ahornsirup, frisch gepresstem Zitronensaft, Cayennepfeffer und Meersalz. Man erzielt damit eine gründliche Reinigung und Entgiftung des Organismus. Außerdem unterstützt diese Form des Fastens den Blutkreislauf und die Reizverarbeitung.

Eine Fastenkur sollte stets unter der Aufsicht eines Fachmanns durchgeführt werden.

Zur Unterstützung der Entgiftung

Tao-Massage Chi Nei Tsang (CNT)

Diese Behandlungsmethode geht auf das taoistische Wissen des alten China zurück. Dabei wird hauptsächlich der Bauch mit einfachen und tiefen Bewegungen massiert, um eine bessere Funktion der inneren Organe zu erzielen. Ebenso werden dadurch Gifte und negative Gefühle aus dem Körper ausgeleitet und wir erlangen ein Gleichgewicht von Körper und Gefühlswelt. Es ist eine Massageform, durch die wir uns mit uns selbst verbunden fühlen und unseren ursprünglichen Harmoniezustand wiedererlangen können. Jede Blockade in unserem gesamten Organismus steht mit unserem Bauch in Verbindung. Der Fluss der Lebensenergie Qi kommt

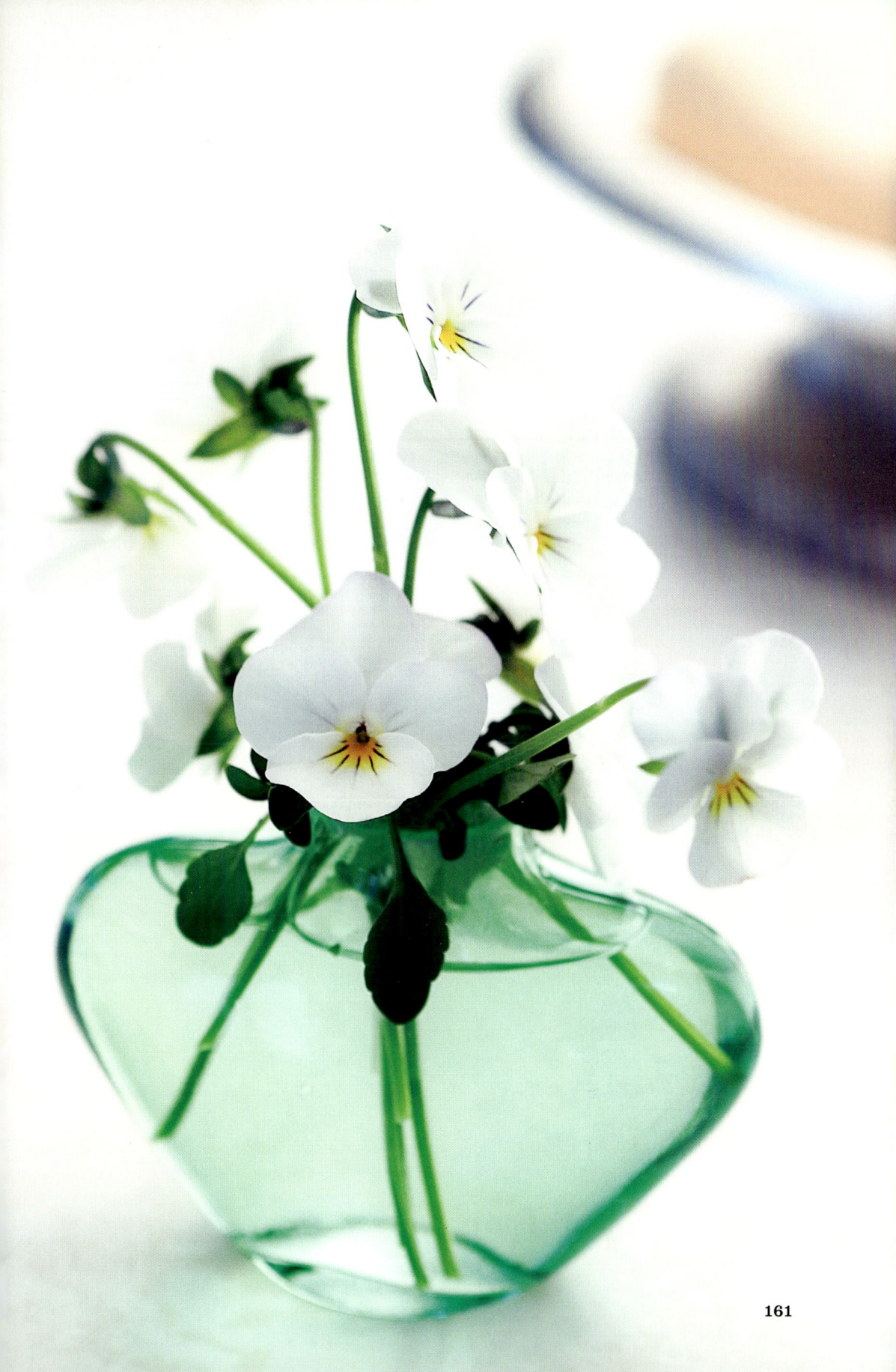

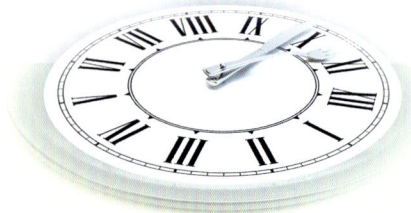

Chi-Nei-Tsang-Massage für zu Hause:

Folgende Massagen können Sie zu Hause durchführen, am besten weit nach oder vor dem Essen.

- Massieren Sie leicht Ihren Bauch im Uhrzeigersinn. Wenn Sie bei zwölf Uhr angekommen sind, verstärken Sie den Druck etwas, und zwar jedes Mal etwas mehr.
- Eine andere einfach Massage wird mittels kleiner, kreisförmiger Bewegungen mit den Fingerspitzen um den Bauchnabel herum ausgeführt. Dadurch wird das Lymphsystem angeregt.

Wer diese Technik weiter vertiefen möchte, sollte sich an einen Masseur wenden, der sich mit CNT-Massage gut auskennt. Manche Fachleute arbeiten auch gerne mit hochwertigen ätherischen Ölen. In diesem Fall sollten diese auf Sie abgestimmt werden.

zum Erliegen und manifestiert sich in diesem Bereich als Blockade. Im Bauch laufen alle Systeme des Organismus zusammen (Verdauungssystem, Kreislauf, Nervensystem, Lymphsystem usw.). Hier befindet sich die Kontrollinstanz.

Welche Erfolge kann man mit CNT erzielen? CNT …
- … löst körperliche und emotionale Blockaden.
- … unterstützt den Entgiftungsprozess.
- … stärkt die Organe.
- …unterstützt die Verdauung und die Nährstoffaufnahme.
- … baut Stress ab.
- … stärkt das Immunsystem.
- … löst Verdauungsprobleme wie Verstopfung.
- … schenkt Jahre der Gesundheit.

Die CNT-Massage wirkt auf vier Ebenen:
- Körper: leitet Giftstoffe aus, stärkt das Lymphsystem, unterstützt die Nährstoffaufnahme und das Immunsystem.
- Gefühlswelt: hilft uns dabei, unsere Gefühle besser zu „verdauen"; löst emotionale Blockaden und hilft uns dabei, unterdrückte Gefühle auf ihre Ursachen zurückzuführen.
- Stärkung des Körpers: Diese Massage wirkt direkt auf die inneren Organe; hilft dabei, gesundheitliche Probleme im Bauchraum zu lösen.
- Zusammenarbeit von Körper und Geist: Während der Behandlung werden Atemübungen, Meditationen und Visualisierungen durchgeführt.

Ätherische Öle in der Chi-Nei-Tsang-Massage

Die Verwendung von ätherischen Ölen zur Behandlung des Körpers wird allgemein auch als „Aromatherapie" bezeichnet.

Es ist eine natürliche Behandlungsform auf der Grundlage von Auszügen aus frischen Pflanzen. Sie wird zu den ganzheitlichen Behandlungsmethoden gezählt, weil sie den Körper, den Geist und die Gefühlswelt miteinbezieht.

Dabei werden reine ätherische Öle verwendet, die entweder aus der ganzen Pflanze oder aus ihren Früchten gewonnen werden. Man erhält sie durch Destillation der Pflanzenessenz (die natürliche aromatische Essenz, die die Pflanzen absondern).

Diese ätherischen Öle bestehen aus komplexen organischen Verbindungen, die in einem ausgewogenen Verhältnis vorliegen. Aus diesem Grund werden jedem einzelnen Öl verschiedene therapeutische Eigenschaften zugeschrieben. Die ätherischen Öle sollten möglichst aus kontrolliertem Anbau stammen.

Reflexzonenmassage

Dabei werden die Reflexpunkte an den Fußsohlen massiert, um Blockaden zu lösen. An den Füßen, wie auch an den

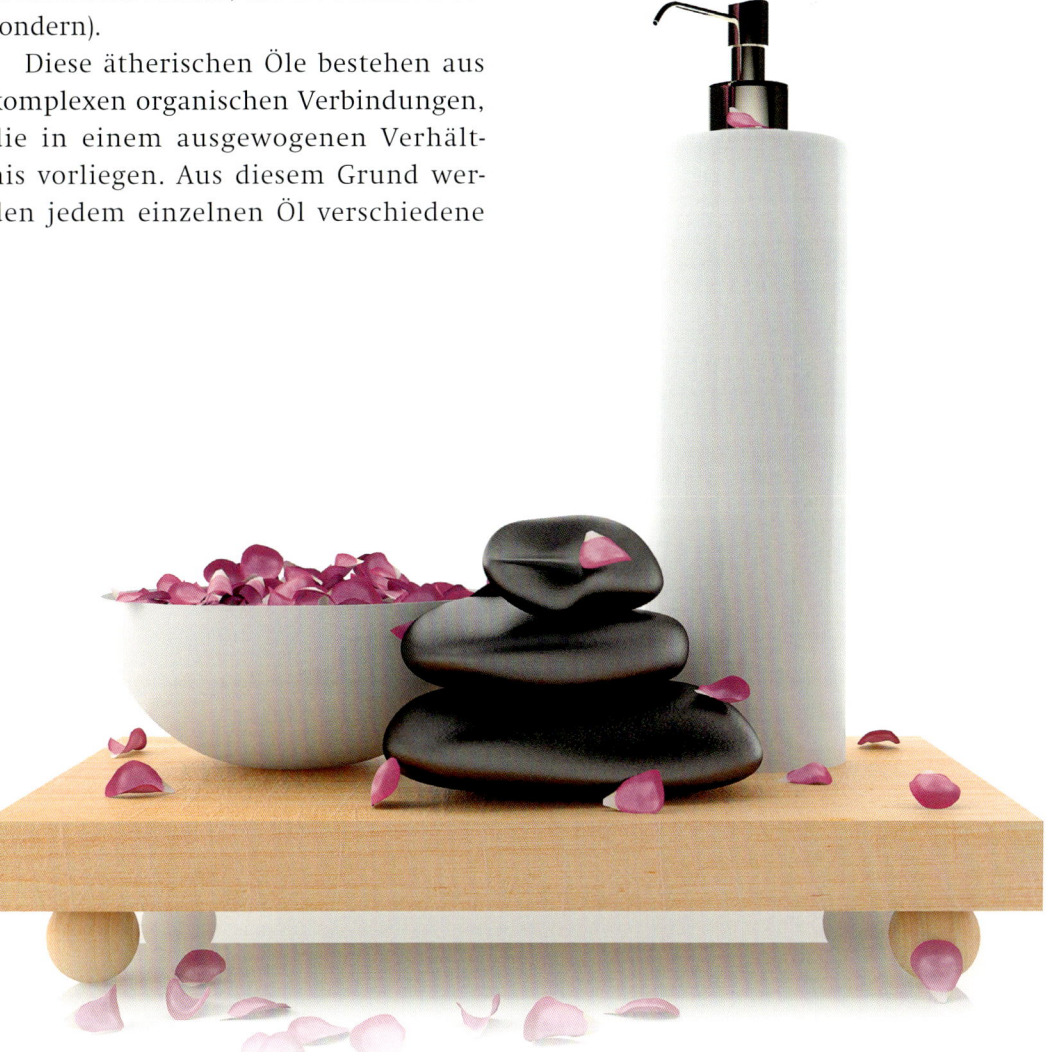

Einige ätherische Öle zur Behandlung von Verdauungsproblemen

Ätherische Öle sollten vor der Anwendung stets mit Pflanzenöl, z.B. aus Mandeln, Traubenkernen oder Jojoba, vermischt werden.

- **Lavendel:** Es ist die Nummer 1 unter den ätherischen Ölen und sollte in keinem Haushalt fehlen. Es ist ein vorzügliches Entspannungs- und Beruhigungsmittel. Zur Bereitung eines Entspannungsbades geben Sie etwa 10 Tropfen Lavendelöl und etwas Meersalz ins Wasser.
- **Niaouli:** Dieses Öl stimuliert das Immunsystem und hat antibakterielle Eigenschaften.
- **Geranie:** Ideal zur Behandlung von Scheidenpilzen und zur Stärkung der Leber.
- **Pfefferminze:** Dieses Öl ist wohltuend bei Magenverstimmungen, Leberbeschwerden, Übelkeit und Erbrechen.
- **Rosmarin:** Sehr gut geeignet bei Verdauungsschwierigkeiten und Magenschmerzen.
- **Bohnenkraut:** In Kombination mit Rosmarin ist dieses Öl zu empfehlen bei Infektionskrankheiten des Magen-Darm-Traktes. Bei Befall durch *Candida albicans* kann eine Mischung mit Teebaumöl auf der Grundlage von Mandel- oder Haselnussöl angewendet werden.
- **Zitrone:** Sehr hilfreich bei Darminfektionen, Verdauungs- und Leberbeschwerden.
- **Zitronengras:** Ein gutes Beruhigungsmittel.
- **Mandarine:** Nützlich bei Verdauungsschwierigkeiten, Nervosität und Schlaflosigkeit.
- **Ceylon-Zimt:** Gut geeignet zur Behandlung von Darminfektionen, Durchfall, Harnwegsinfekten sowie Erschöpfung.
- **Römische Kamille:** Das ätherische Öl der Kamille ist bei der Behandlung von Darmparasiten sehr zu empfehlen.
- **Estragon:** Gut geeignet bei einer schwerfälligen Verdauung.
- **Thymian:** Ein starkes Desinfektionsmittel.
- **Basilikum:** Lindert Blähungen, Völlegefühl und Gastritis. In Kombination mit Rosmarin bringt es die Leber in Schwung.

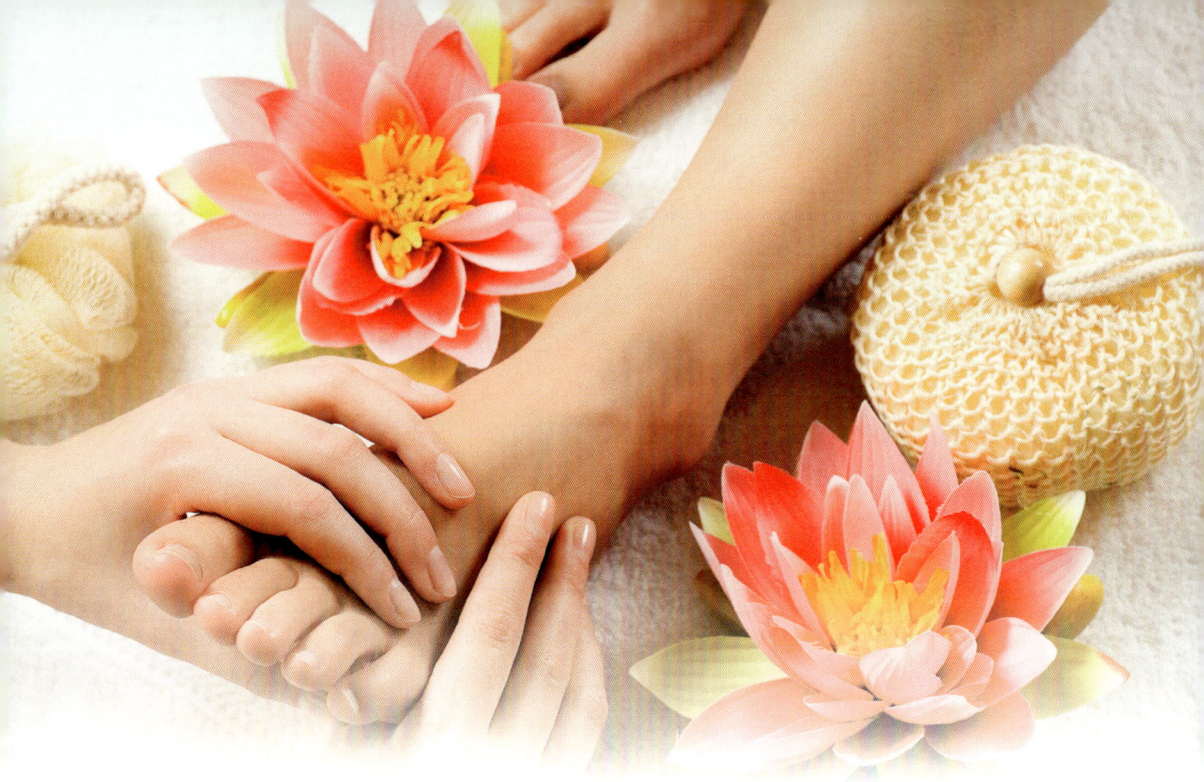

Händen, befinden sich viele Reflexpunkte, die mit den einzelnen Organen unseres Körpers in Verbindung stehen. Auch hierbei werden ätherische Öle verwendet, die für eine bessere Wirksamkeit der Massage sorgen.

Lymphdrainage

Sie besteht im Ausüben eines leichten Drucks und im kreisförmigen Massieren der Lymphbahnen vom Hals bis zu den Füßen und in die Gegenrichtung. Dadurch wird der Fluss der Lymphe angeregt und die Beschaffenheit der Haut verbessert. Eine Behandlung dauert etwa zwischen 45 und 60 Minuten. Man kann sie auch an sich selbst durchführen, am besten beim Eincremen nach dem Duschen mit kreisförmigen Bewegungen an den Füßen, Beinen, am Gesäß, an den Armen und den Hüften. Dabei ist augenblicklich ein leichteres Gefühl in den Beinen zu spüren. Wasseransammlungen im Lymphgewebe werden dabei gelöst und ausgeschwemmt. Außerdem erfährt auch der Darm dadurch eine Unterstützung und kann Abfallprodukte besser hinaustransportieren.

Gesunder Darm mit Probiotika, Präbiotika und Meerwasser

Die Bakterienflora unseres Verdauungssystems hängt ab von unserer Ernährung. Die meisten Menschen haben eine „verwesende Bakterienflora" anstatt einer „gesunden, fermentierenden Bakterienflora". Dies ist auf einen hohen Konsum an weißem und raffiniertem Zucker sowie tierischem Eiweiß zurückzuführen. Lebensmittel wie Obst, Gemüse, Trockenfrüchte und Nüsse, Keimlinge, fermentierte Lebensmittel, Vollkornprodukte und Ölsaaten begünstigen eine fermentierende Darmflora. Der Zustand und die Zusammensetzung unserer Darmflora hängt ab von den Nahrungsmitteln, die unsere Ernährungsweise ausmachen. So hat ein Fleischesser eine ungesunde, verwesende Darmflora und ein Vegetarier eine wesentlich gesündere, fermentierende Darmflora. Weitere Faktoren, die das empfindliche Gleichgewicht der Darmflora beeinträchtigen können, sind Stress, Umweltverschmutzung und die Einnahme von Medikamenten. Wir sollten nicht vergessen, dass unsere Darmschleimhaut bei der Ausleitung von Giftstoffen und der Aufnahme von Nährstoffen aus der Nahrung eine wichtige Rolle spielt. Je nach Zustand und je nach ihrer Verfassung wird die Nährstoffaufnahme besser oder schlechter sein. Sollten Abfallstoffe nicht täglich aus dem Körper hinaustransportiert werden, kann dadurch die Gesundheit des Darms beeinträchtigt werden. Dabei verändert sich die Durchlässigkeit der Darmschleimhaut und Giftstoffe gelangen in die Blutbahn.

Nach einer gründlichen Reinigung des Organismus muss die Darmflora durch eine Ernährung basierend auf Gemüse, Vollkorngetreide und pflanzlichem Protein wiederhergestellt werden. Ebenso können Nahrungsergänzungsmittel in Kombination mit Pro- und Präbiotika in Erwägung gezogen werden, deren Einnahme mit isotonischem Meerwasser erfolgen sollte.

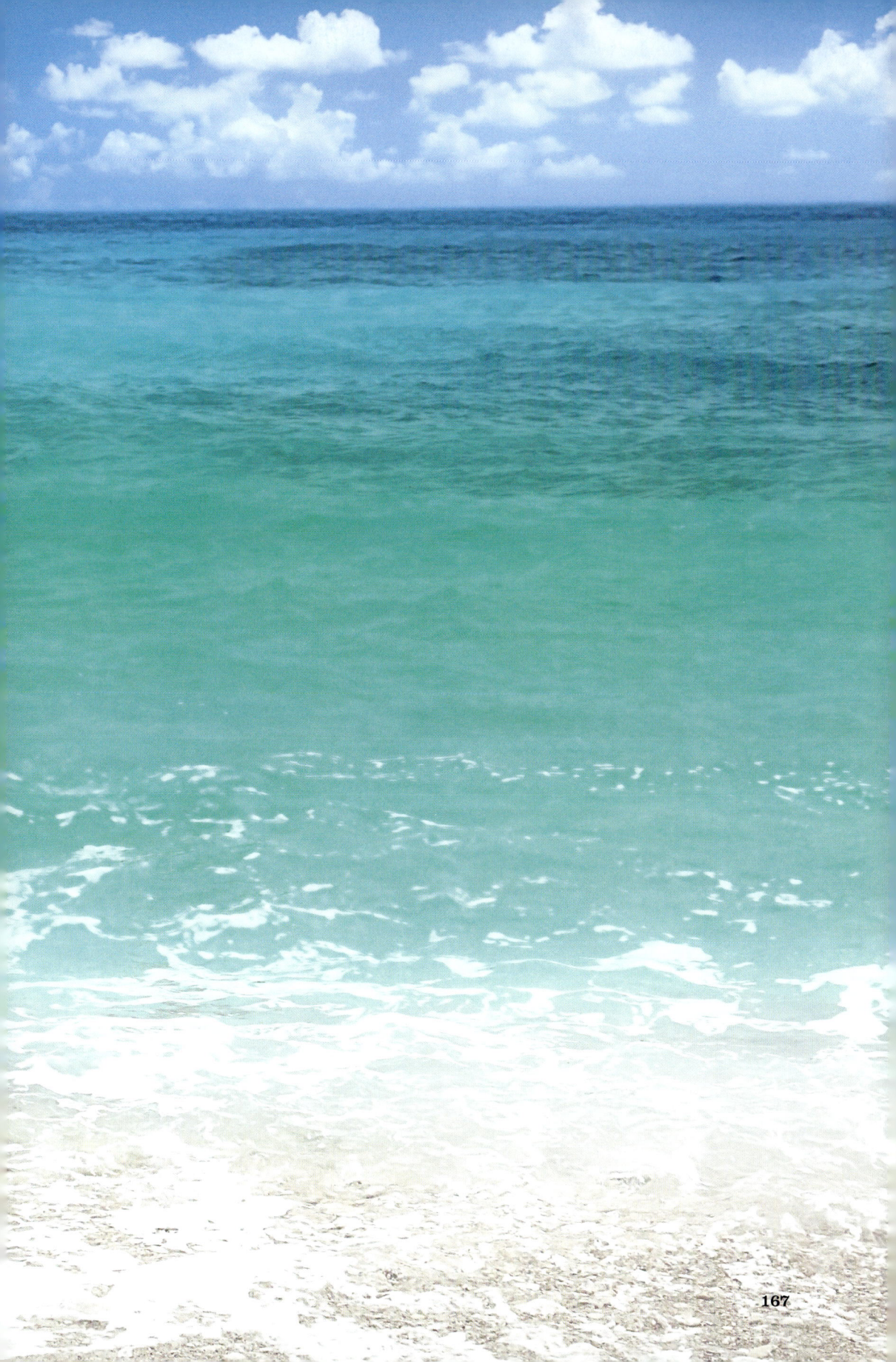

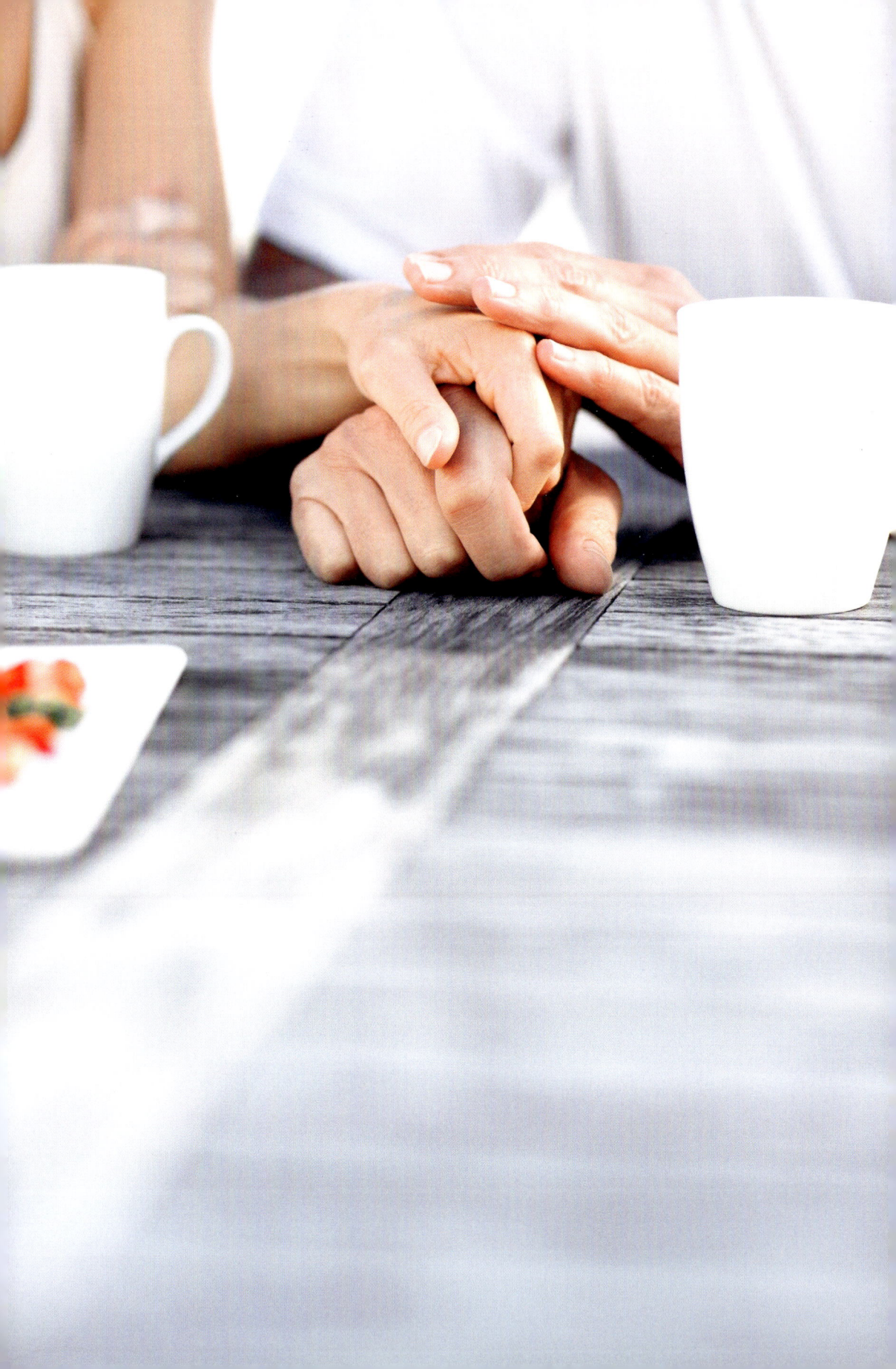

Kombination von Nahrungsmitteln zur besseren Aufnahme von Nährstoffen

Außer der Entgiftung des Organismus und der Regeneration der Darmflora darf bei der Ernährung nicht unberücksichtigt bleiben, dass zwischen bestimmten Lebensmitteln Wechselwirkungen bestehen. Diese wirken sich unmittelbar auf die Verdauung und die Nährstoffaufnahme aus. Außer der Bevorzugung von Lebensmitteln pflanzlichen Ursprungs sollte ebenso darauf geachtet werden, welche pH-Werte den zuständigen Enzymen die beste Wirksamkeit ermöglichen. Bestimmte Gruppen von Nahrungsmitteln harmonieren sehr gut. Sie behindern sich nicht bei der Nährstoffaufnahme, sondern unterstützen sich vielmehr, indem sie eine bessere Absonderung von Verdauungssäften in Gang setzen.

Tierische Proteine

Ihre Verdauung beginnt erst im Magen. Die Enzyme im Mundspeichel haben auf tierische Eiweiße keinerlei Einwirkung. Für die Verdauung tierischer Proteine in Aminosäuren ist ein saures Medium nötig. Im Magen wird Salzsäure (HCl) abgesondert, um die Verdauung dieser Proteine in Gang zu bringen.

Tierische Proteine harmonieren mit ...

- ... **Gemüse**: Es enthält viele Mineralstoffe, die eine gute Verdauung sowie die Aufnahme der Aminosäuren im Darm unterstützen. Ein Mangel an Mineralstoffen kann zu einer verminderten Aufnahme führen.
- ... **Fetten (unter Einschränkung):** Meistens verfügen proteinhaltige Lebensmittel auch über reichlich Fett (Fleisch, Käse, Nüsse usw.). Tatsächlich behindern Fette die Zerkleinerung durch Pepsin und stellen dadurch eine Behinderung der Verdauung dar.

Tierische Proteine harmonieren nicht mit ...

- ... **Kohlenhydraten**: Proteinhaltige Nahrungsmittel sollten nicht zusammen mit stärkehaltigen verzehrt werden. Es handelt sich um eine der denkbar schlechtesten Kombinationen überhaupt, da sie ihre Verdauung gegenseitig behindern. Das saure Millieu, das bei der Verdauung von Proteinen entsteht, erschwert die Verdauung der Stärke. Kohlenhydrate im Magen behindern die Verdauung von Proteinen, sodass es zu Fäulnisprozessen und zur Bildung von schädlichen Giftstoffen für unseren Körper kommt. Dabei verbleibt die Nahrung länger im Darm und es kommt zu Verdauungsstörungen.
- ... **Milchprodukten**: Die Kombination von Fleisch, egal welcher Sorte, und Milchprodukten ist fatal für unsere Eingeweide. Die Milchprodukte

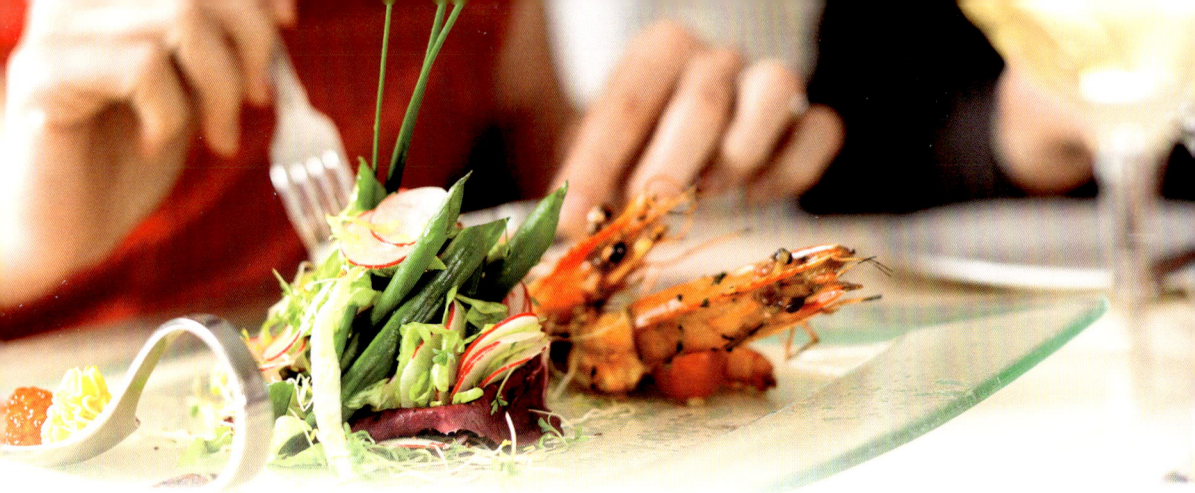

umhüllen das Fleisch mit einem Schutzfilm, der für die Magensäfte nicht zu durchdringen ist. So kann es nicht verdaut werden und verbleibt im Darm, ohne angemessen verdaut worden zu sein. Dabei kann es zu Fäulnisprozessen und Vergiftungen kommen, die sogar eine Blutvergiftung auslösen können.

- ... **Hülsenfrüchten**: Die Kombination von Fleisch und Hülsenfrüchten ist schwer verdaulich. Den meisten Menschen dürfte bekannt sein, welches Völlegefühl nach einer Mahlzeit aus Linsen und Fleisch eintritt.
- ... **sauren Lebensmitteln**: Proteine zusammen mit sauren Lebensmitteln machen den Magen träge. Außerdem wird dadurch die Produktion von Magensäure behindert.

Kohlenhydrate

Wie wir gesehen haben, werden Kohlenhydrate durch die Enzyme der Speichelflüssigkeiten zerkleinert. Der pH-Wert im Mund sollte neutral oder leicht alkalisch sein, damit das Enzym Ptyalin, unabdingbar für eine gute Verdauung von Stärke, seine volle Wirkung entfalten kann.

Kohlenhydrate harmonieren mit ...

- ... **fetthaltigen Proteinen,** wie z.B. Butter, fettem Käse, Eiern, Walnüssen usw. Diese Fette verzögern die Verdauungsarbeit der Magensäure, indem sie den Zutritt von stärkehaltigen Lebensmitteln zum Zwölffingerdarm begünstigen, während weitere proteinhaltige Lebensmittel in den Magen gelangen.
- ... **Gemüse**: Kohlenhydratreiche Kost in Kombination mit Gemüse ist ein perfektes Gespann.
- ... **pflanzlichen Proteinen**: Hülsenfrüchte harmonieren z.B. gut mit Vollkorngetreide. Außerdem sind pflanzliche Proteine sehr hochwertig und stehen den tierischen in nichts nach.

Kohlenhydrate harmonieren nicht mit ...

- ... **Kohlenhydraten von unterschiedlicher Komplexität**: Einfachzucker sollten den Darm schnell passieren, da sie dort direkt aufgenommen werden. Wenn sie sich mit Nahrungsmitteln vermischen, die langsamer verdaut werden, beginnen sie zu fermentieren. Dies kann zu Entzündungen, Blähungen und Sodbrennen führen. Außerdem können Einfachzucker in die Verdauung von anderen Lebensmitteln eingreifen und komplexe Kohlenhydrate einschließen.

- **... Obst und Gemüse:** Sie benötigen zur Verdauung andere Säfte. Es ist besser, sie mit etwas zeitlichem Abstand zu verzehren.

Fette

Sie sind in den meisten Nahrungsmitteln enthalten, mal mehr, mal weniger versteckt. Fette werden bereits im Magen unter Einwirkung eines Enzyms verdaut, der Hauptteil der Verdauung findet jedoch im Darm unter Zusatz der Bauspeichelenzyme und Gallensalze statt.

Fette harmonieren mit ...

- **... Gemüse:** Die Mineralsalze und das Wasser im Gemüse unterstützen die Spaltung der Fette, die dem Gemüse wiederum mehr Geschmacksintensität verleihen.

Eine Besonderheit: Obst

Obst kann eigentlich als eigenständige Mahlzeit betrachtet werden. Jedoch gibt es zwei Ausnahmen: Äpfel und Ananas. Diese Obstsorten enthalten ihrerseits Enzyme, die die Verdauung unterstützen. Äpfel sollten nach stärkehaltigen Mahlzeiten verzehrt werden. Die proteinzerkleinernden Enzyme der Ananas hingegen fördern die Verdauung von Proteinen. Mit diesen Ausnahmen ist Obst stets mit Abstand zu den Mahlzeiten zu verzehren. Als Nachtisch sollte Obst besser in Form von Kompott serviert werden.

Obst harmoniert mit ...

- **... Getreide** in ausgewogenen Mengen. Nicht alle Menschen vertragen diese Kombination. Achten Sie darauf, ob Ihnen diese Zusammenstellung guttut. Saures Obst sollte besser nicht zusammen mit Getreide zubereitet werden. Vor den Mahlzeiten sollten grundsätzlich keine sauren Früchte verzehrt werden. Das könnte zu Verdauungsproblemen führen. Süße Früchte dagegen bereiten keine Schwierigkeiten.

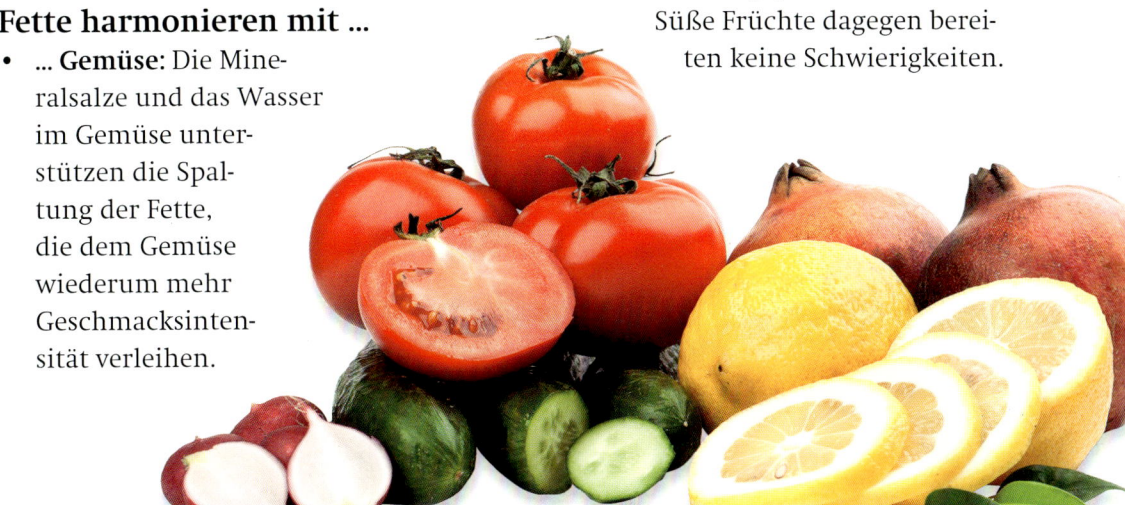

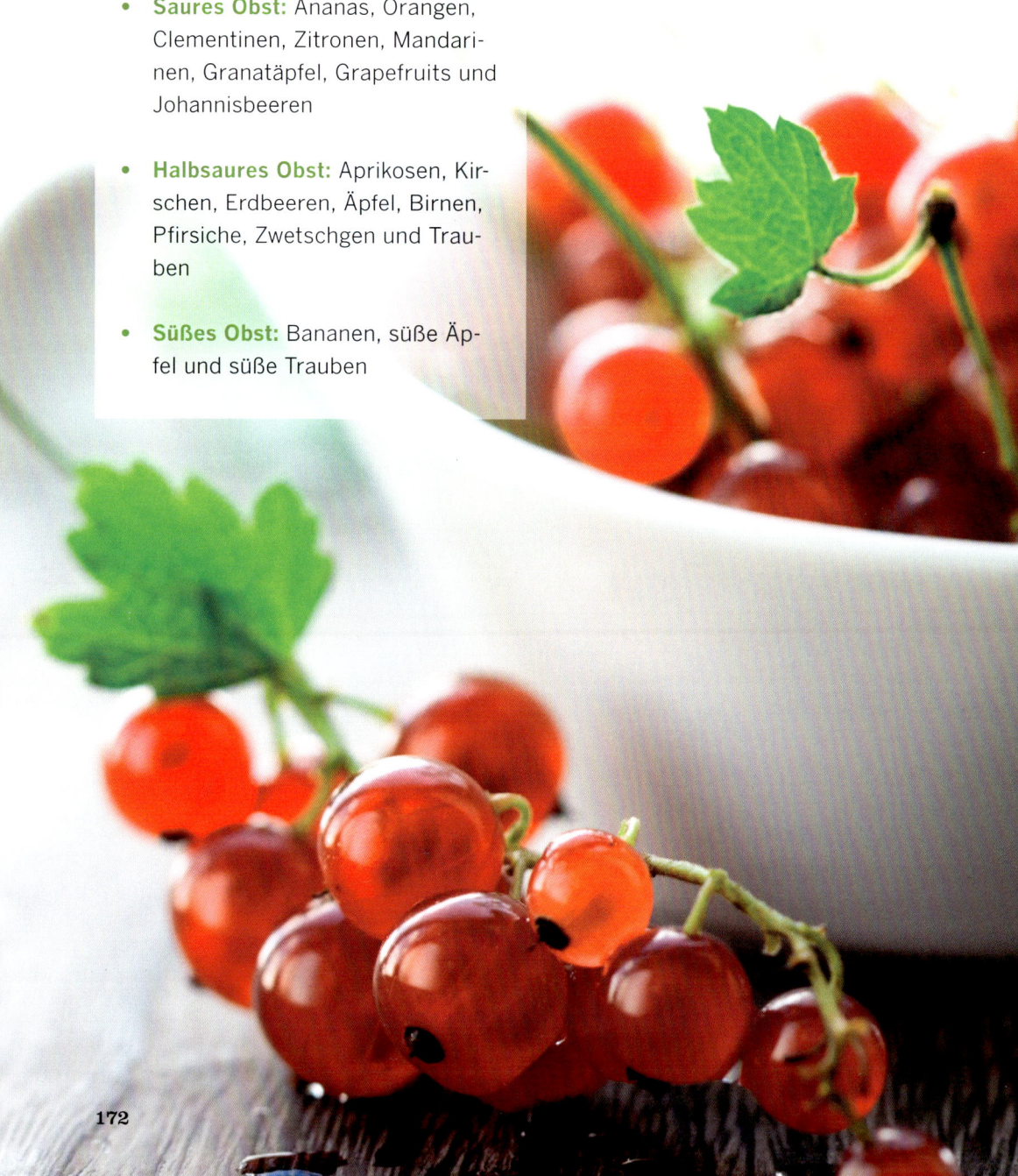

- ... **Fetten:** Obst und Nüsse können für den Start in den Tag ein gutes und sättigendes Frühstück sein. Wer einen empfindlichen Magen hat, sollte jedoch auf die Kombination von Früchten und fetten Nahrungsmitteln verzichten.

- **Saures Obst:** Ananas, Orangen, Clementinen, Zitronen, Mandarinen, Granatäpfel, Grapefruits und Johannisbeeren

- **Halbsaures Obst:** Aprikosen, Kirschen, Erdbeeren, Äpfel, Birnen, Pfirsiche, Zwetschgen und Trauben

- **Süßes Obst:** Bananen, süße Äpfel und süße Trauben

Obst harmoniert nicht mit ...

- ... **rohem Gemüse:** Äpfel sind am ehesten geeignet, um zusammen mit Gemüse zubereitet und verzehrt zu werden. Jedoch sollte das nicht zur Gewohnheit werden. Es ist besser, zuerst das Obst zu essen und später das Gemüse.

Warum Bionahrung zu bevorzugen ist

1. Der Geschmack: Obst und Gemüse aus biologischem Anbau hat einen intensiveren Geschmack als konventionell angebautes. Wie lange ist es schon her, dass Sie eine Tomate mit intensivem Geschmack gegessen haben?

2. Keine Pestizide: Konventionell angebautes Obst und Gemüse weist im Vergleich zum Bioanbau einen erhöhten Gehalt an Pestizidrückständen auf: Orangen und Pfirsiche enthalten 60 % mehr, Gemüse 26 % und Getreide (insbesondere Reis) 12 %.

3. Mehr Nährstoffe (Vitamine und Mineralstoffe): Konventionell angebautes Getreide hat nach dem Raffinierungsprozess 50–80 % weniger Nährstoffe.

4. Die Nährstoffe von biologisch angebauten Lebensmitteln sind nicht denaturiert.

5. Keine genveränderten Lebensmittel.

6. Mehr Umweltschutz: Die biologische Landwirtschaft hat einen verantwortungsbewussteren Umgang mit der Umwelt, sie pflegt und schützt.

7. Die Qualität der Produkte wird ständig von verschiedenen Öko-Kontrollstellen überwacht und mit dem Bio-Siegel bzw. EU-Bio-Siegel ausgezeichnet.

8. Bessere Verarbeitungsmöglichkeiten in der Küche: Wer mit Bioprodukten kocht, erzielt bessere Resultate. Die Speisen haben einen intensiveren und besseren Geschmack und sind in Geruch und Farbe intensiver. Sie beleben unsere Sinne.

9. Ein besserer Zustand unserer Gesundheit: Obst und Gemüse aus Bioanbau ist reich an wohltuenden und gesunden Nährstoffen, die unsere Verdauungsorgane gesund erhalten.

Bekömmliche und unbekömmliche Nahrungsmittel

Konzentrierte Nahrungsmittel

Kohlenhydrate (Stärke und Zucker)
- Vollkorngetreide, Vollkornmehl, Vollkornbrot, Vollkornnudeln, Vollkornreis, Bananen, Kartoffeln oder Kohl
- Zuckerhaltige Nahrungsmittel: Bienenhonig, Datteln, Feigen, nicht raffinierter Zucker und Melasse

Nahrungsmittel, die Sie meiden sollten:
- Stärkehaltige Nahrungsmittel: Weißbrot, raffiniertes Mehl, Nudeln aus raffiniertem Mehl …
- Zuckerhaltige Nahrungsmittel: raffinierter Zucker, Gebäck aus Weißmehl, industriell produzierte Marmeladen und Konserven mit weißem Zucker, Schokolade, chemisch behandelte Rosinen oder Feigen

Kohlenhydrathaltiges Obst:
- Saures Obst: Äpfel, Birnen, Kirschen, Schlehen, Pfirsiche, Aprikosen, Preiselbeeren, Johannisbeeren, Erdbeeren, Himbeeren, Brombeeren, Zitrusfrüchte, Ananas, Granatapfel, Wassermelonen und Melonen (sie sollten einzeln verzehrt werden)

Obst, das Sie meiden sollten:
- Rhabarber, Preiselbeeren, schwarze Johannisbeeren und industriell verarbeitete Süßspeisen aus Früchten

Proteine
- Fleisch, Wild, frischer Fisch, Milch und Milchprodukte aller Art, Magerkäse (mit einem Fettgehalt unter 60 % in Trockenmasse) und Eier

Nahrungsmittel, die Sie meiden sollten:
- Schweinefleisch, Wurstwaren aus Schweinefleisch und rohes Eiweiß

Neutrale Nahrungsmittel
- Fette: Öl und Pflanzenfett, tierisches Fett, Butter, Sahne, Quark, fetter Käse (mit einem Fettgehalt von mehr als 60 % in Trockenmasse) und Eigelb
- Gemüse: Blattsalate, Radicchio, Karotten, Rüben, Rote Beete, Zwiebeln, Lauch, Blumenkohl, Spargel, Bohnen, grüne Bohnen, Ackerbohnen, Erbsen, Spinat, Rettich, Radieschen, Sellerie, Rotkohl, Weißkohl, Kürbis, Gurken, Rosenkohl, Tomaten, Pilze, Paprika, Fenchel, Endivien, Zucchini, Auberginen, Artischocken, Disteln und Avocado
- pflanzliche Proteine: Hülsenfrüchte (sie sind außerdem sehr reich an Kohlenhydraten), Tofu, Tempeh und Seitan
- Andere Lebensmittel: ungezuckerte Blaubeeren, Rosinen, Agar-Agar, Walnüsse, Haselnüsse und Mandeln
- Kräuter und Gewürze: wilde und angebaute aromatische Kräuter (Basilikum anstatt Pfeffer), Kräutersalz, Meersalz, Knoblauch, Paprika, scharfer Pfeffer, Muskatnuss, Curry, Zimt und Vanille

**Gute Kombinationen
(zur Unterstützung der Verdauung):**

- Kohlenhydrate + neutrale Lebensmittel
- Proteine + neutrale Lebensmittel (außer Hülsenfrüchten)

**Schlechte Kombinationen
(erschweren die Verdauung):**

- Kohlenhydrate + Proteine (beide
  gehören zu den konzentrierten
  Lebensmitteln)

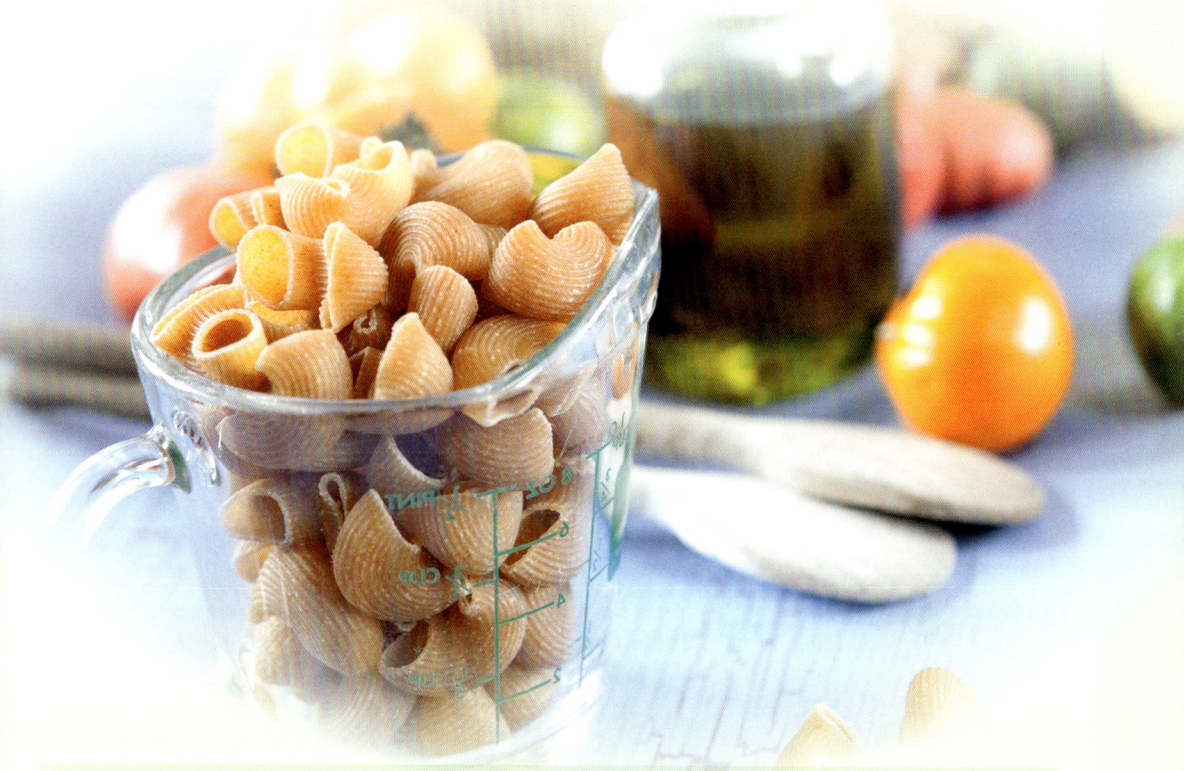

Wussten Sie, dass ...

- ... ungünstige Wechselwirkungen
  zwischen bestimmten Lebensmitteln
  reduziert werden, wenn Sie beim
  Essen auf das Trinken verzichten?
- ... Unverträglichkeiten stark abnehmen, wenn man nur kleine Mengen
  an weniger bekömmlicher Nahrung
  aufnimmt?

- ... eine gute Aufnahme und Verdauung der Nahrungsmittel von
  Person zu Person unterschiedlich
  ist? Wie wir gesehen haben, hängt
  sie von der Konstitution des Einzelnen ab. Außerdem spielen dabei
  auch Stress oder Angst eine entscheidende Rolle.

Gute und schlechte Kombinationen

Kombinationen, die die Nährstoffaufnahme optimieren:

- Grüner Salat und Rindersteak
- Reis mit Gemüse
- Linsen mit Vollkornreis und sautiertem Gemüse
- Gemüse mit Tofu, Hirse und Ölsaaten
- Fisch mit Gemüse
- Obstsalat
- Gemüse mit Algen und Tempeh
- Sautiertes Gemüse mit Kichererbsen
- Pizza mit frischem Spinat
- Gemüse-Risotto
- Gemischter Salat mit Wassermelone
- Hirse-Pudding
- Salat aus Karotten und Rüben
- Vollkornbrot mit gekochten Eiern
- Naturjoghurt mit Ölsaaten
- Müsli aus Getreideflocken, mit Ziegenmilch und etwas geriebenem Apfel

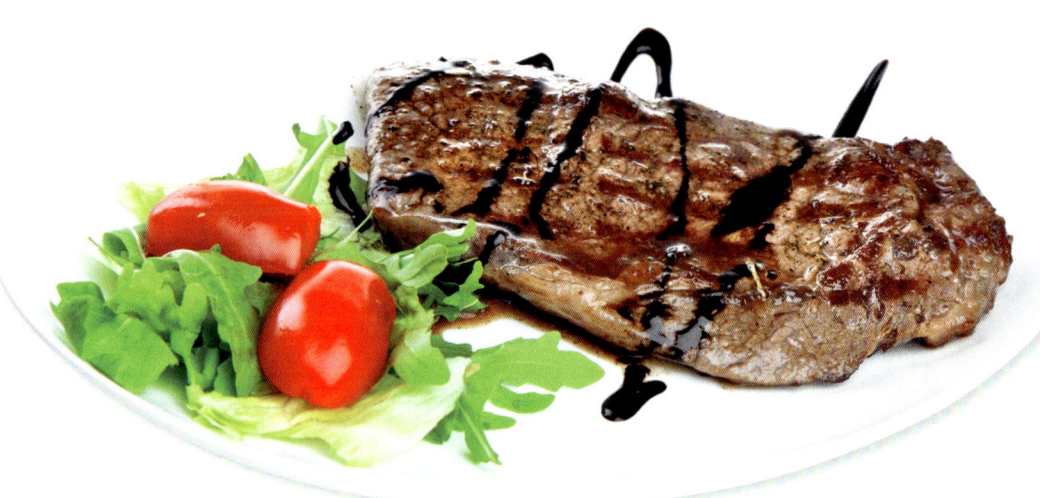

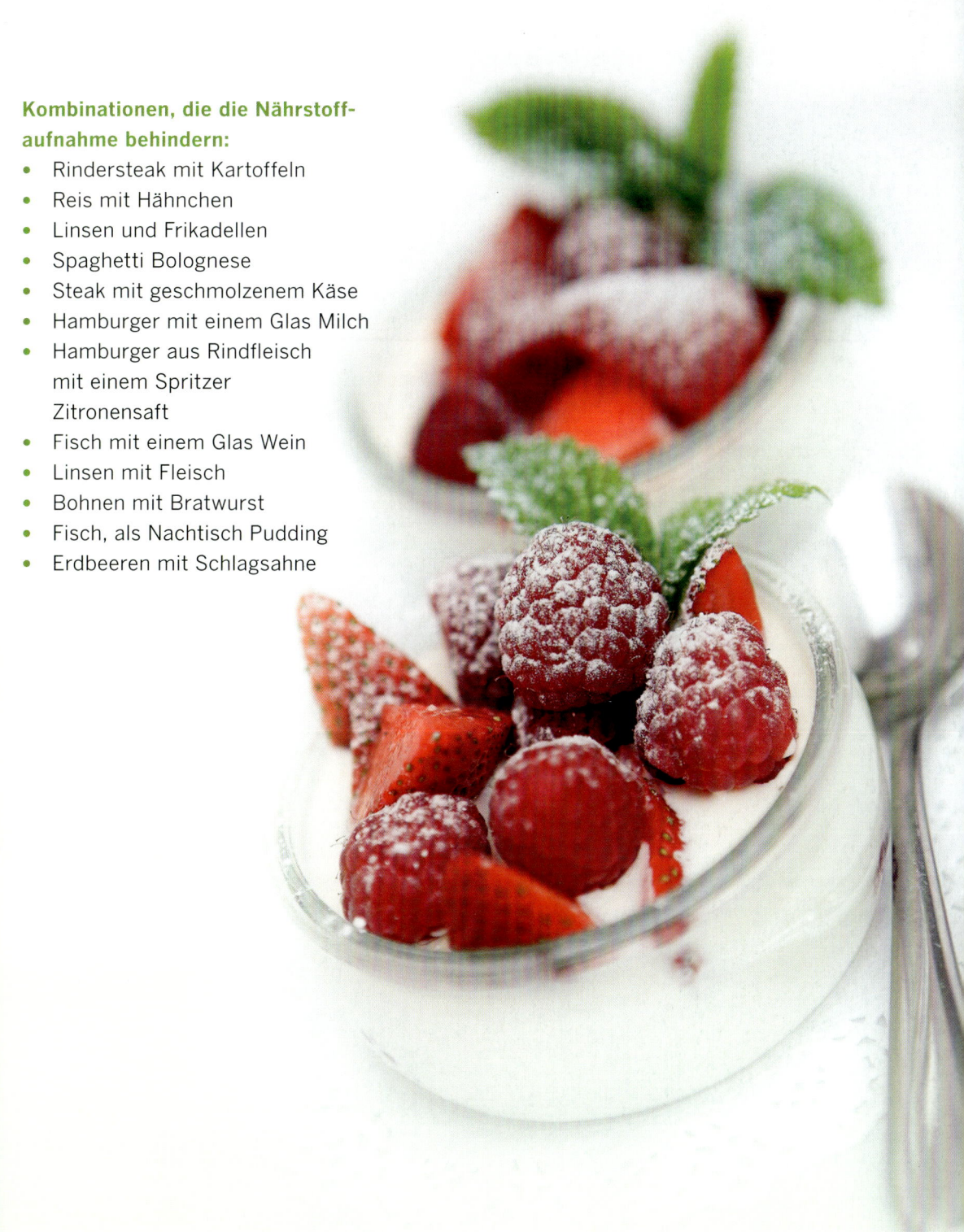

**Kombinationen, die die Nährstoff-
aufnahme behindern:**

- Rindersteak mit Kartoffeln
- Reis mit Hähnchen
- Linsen und Frikadellen
- Spaghetti Bolognese
- Steak mit geschmolzenem Käse
- Hamburger mit einem Glas Milch
- Hamburger aus Rindfleisch
  mit einem Spritzer
  Zitronensaft
- Fisch mit einem Glas Wein
- Linsen mit Fleisch
- Bohnen mit Bratwurst
- Fisch, als Nachtisch Pudding
- Erdbeeren mit Schlagsahne

Zehn goldene Regeln für eine bessere Nährstoffaufnahme

1. Verzehren Sie rohes und gekochtes Obst und Gemüse! Zu bevorzugen sind Obst und Gemüse aus biologischem Anbau, d. h. ohne Pestizide, Herbizide, künstliche Düngemittel oder chemische Wachstumbeschleuniger.

2. Kochen Sie die Nahrungsmittel nicht zu lange! Beachten Sie kurze Garzeiten. Schon wenige Minuten Kochzeit mehr als nötig zerstören einen Großteil der wertvollen Nährstoffe. Vermeiden Sie zu hohe Temperaturen! Dadurch können die in den Nahrungsmitteln enthaltenen organischen Verbindungen ihre Struktur verändern und eine krebserregende Wirkung erhalten.

3. Kochen Sie mit geignetem Zubehör. Vermeiden Sie das Garen oder Aufbewahren in Aluminiumtöpfen oder -behältern. Aluminium neutralisiert die Verdauungssäfte und führt zu einem übersäuerten Magen oder gar Magengeschwüren. Außerdem reagiert Aluminium mit den Nahrungsmitteln. Unser Organismus nimmt dieses Metall auf und lagert es im Nervensystem ab, womit die Alzheimer-Krankheit in Verbindung gebracht wird. Als Materialien sind Glas, Edelstahl, Eisen oder Ton zu bevorzugen.

4. Schränken Sie Ihren Salzverbrauch ein!

5. Reduzieren Sie Ihren Zuckerkonsum!

6. Reduzieren Sie den Genuss von anregenden Erfrischungsgetränken!

7. Berücksichtigen Sie bei der Zubereitung der Speisen, welche Kombinationen für eine gute Verdauung und Nährstoffaufnahme besonders vorteilhaft sind.

8. Essen Sie in einer ruhigen und entspannten Atmosphäre.

9. Entspannen Sie sich und machen Sie ein paar Atemübungen.

10. Sorgen Sie für eine Vielfalt von hochwertigen Rohstoffen, aus denen Sie die Speisen zubereiten. Kochen Sie mit viel Liebe und richten Sie alles liebevoll an!

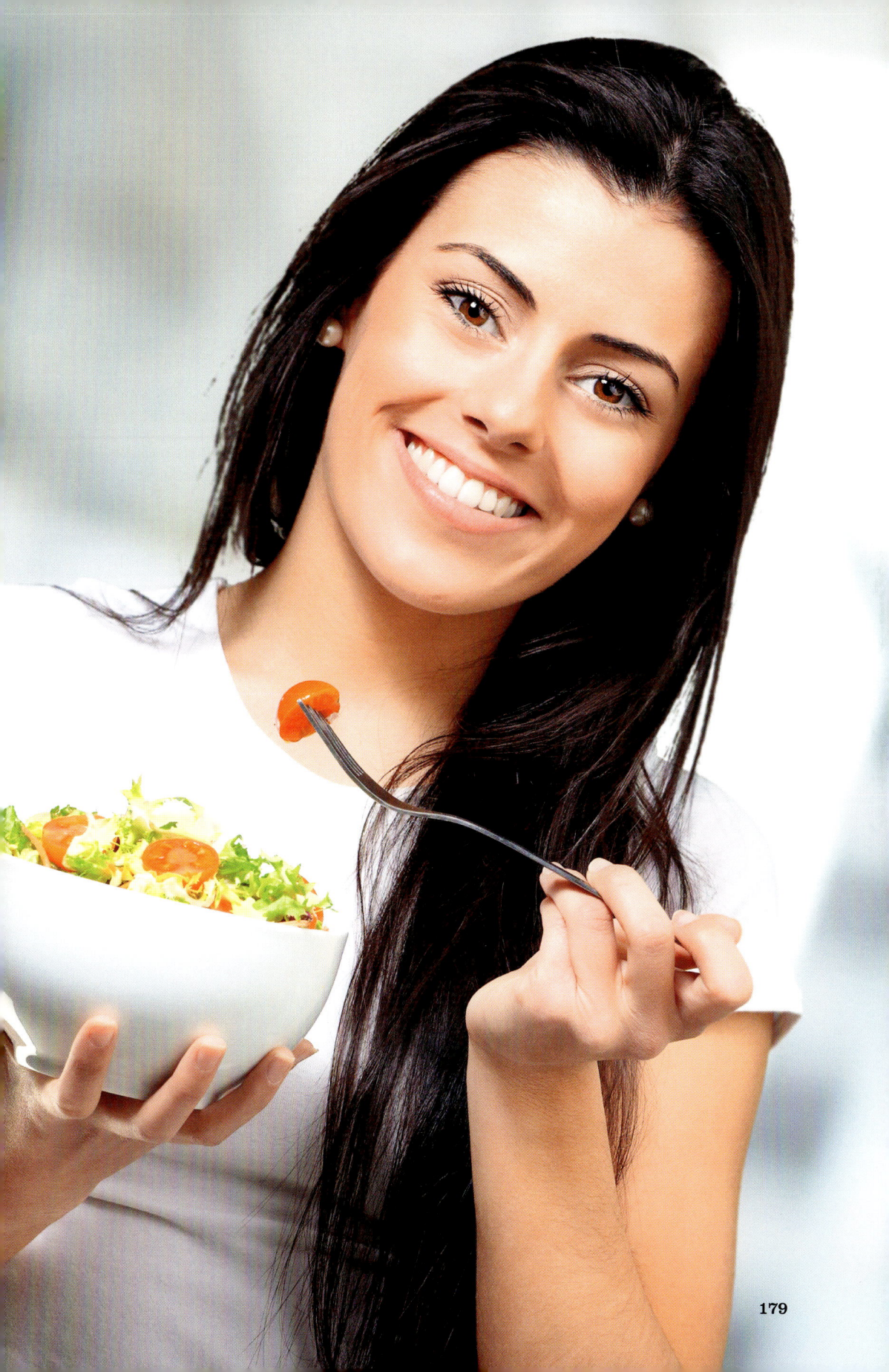

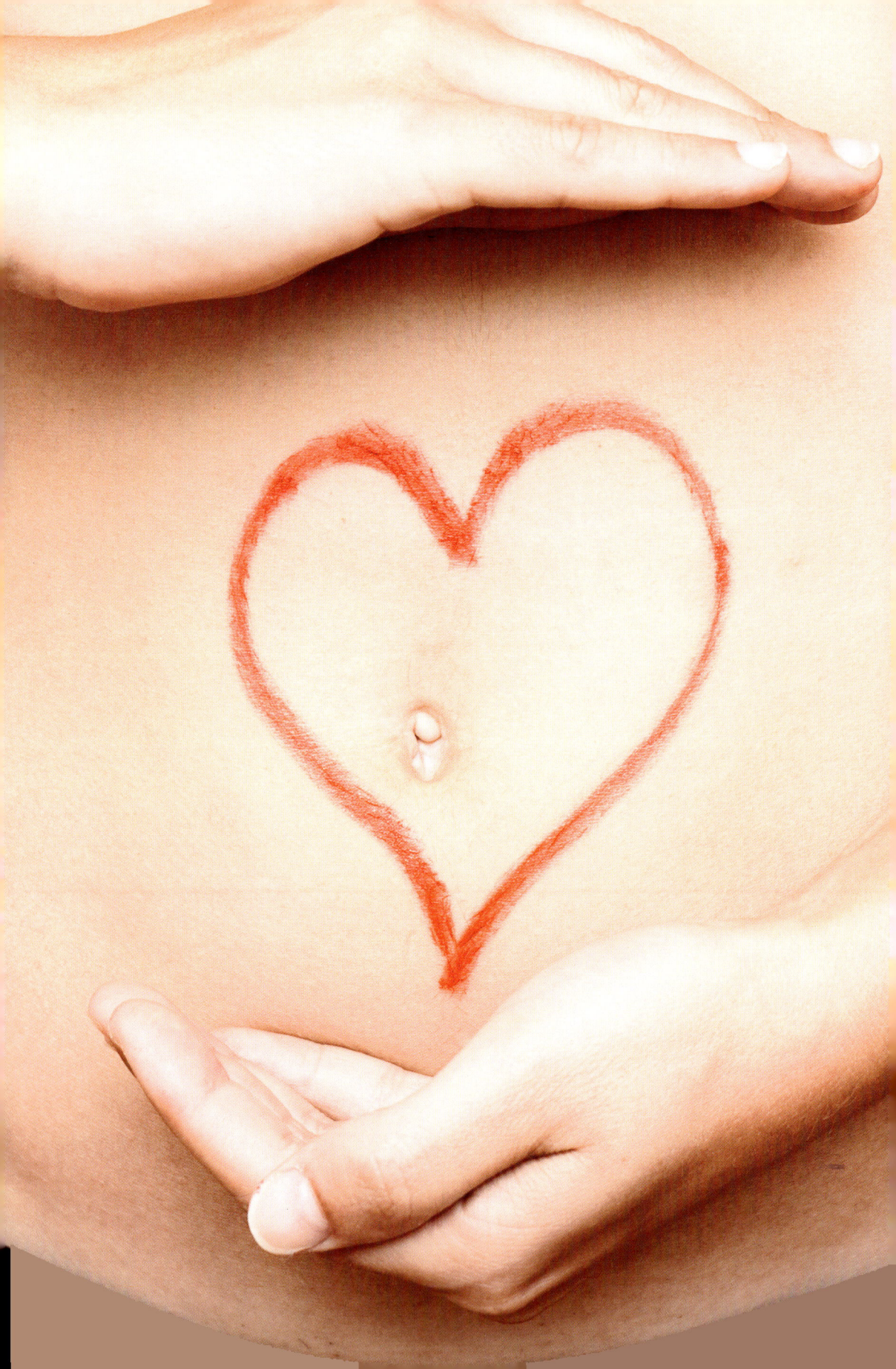

Unsere Verdauung ist empfindsam

„Descartes sagte: ‚Ich denke, also bin ich', jedoch auch nur,
weil sein Darm es ihm erlaubte. Wenn unser Verdauungsapparat
krank wird und uns durch Erbrechen, Durchfall, Sodbrennen
oder Krämpfe darauf aufmerksam macht, vernebelt sich
der Geist und auch kein Gedanke kann mehr fließen."
M. Gershon, in: Das zweite Gehirn

Das Nervensystem im Darm

Bestimmt hatten Sie schon einmal Magen- oder Darmschmerzen, als Sie sich in einer schwierigen Situation befanden, sich nach dem Sinn des Lebens fragten oder besonders traurig, nervös oder angestrengt waren. Andererseits verspürt man bei guten Nachrichten einen angenehmes Kitzeln in der Magengegend, fast so, als hätte man Schmetterlinge im Bauch. Wie oft haben wir schon gehört, dass einem etwas „auf den Magen schlägt"?

Unser Verdauungssystem ist mit einem Netz aus Nervenzellen und Übertragungsstellen versehen, die den Verdauungsvorgang sowie das Immunsystem beeinflussen und ebenso auf den Gemütszustand einwirken. Außerdem erhält der

Wussten Sie, dass…

… das enterale (auf den Darm bezogene) Nervensystem auch „Bauchgehirn" genannt wird? Es besitzt in Bezug auf das Gehirn einen hohen Grad an Autonomie. Das Verdauungssystem wird von zwei Einheiten von Nervengeflechten repräsentiert. Unter ihrer Kontrolle stehen die Darmwand und ihre Absonderung von Verdauungsflüssigkeiten sowie ihre Absorption von Nährstoffen.

- Das Auerbach-Plexus: Es besteht aus Anhäufungen von Ganglien (Nervenknoten), die sich zwischen der äußeren Längsmuskelschicht und der glatten kreisförmigen Muskulatur der Wand des Verdauungssystems befinden.
- Das Meissner-Plexus: Es besteht aus Anhäufungen von Ganglien, die sich zwischen Schleimhaut und der Muskelschicht in der Wand des Verdauungssystems befinden.

Körper über dieses Verbundsystem Informationen über den pH-Wert und die Art von Lebensmittel, das aufgenommen wurde und kann daraufhin den Verdauungsprozess optimal abstimmen.

Können unsere Gefühle die Verdauung beeinflussen?

Die Gefühlswelt hat großen Einfluss auf das enterische Nervensystem oder auch das „Bauchgehirn". Es gibt meht als 100 Millionen Nervenzellen, die das Verdauungssystem umgeben. Das „Bauchgehirn" besteht aus zwei Systemen: dem Auerbach-Plexus und dem Meissner-Plexus. Das Auerbach-Plexus befindet sich zwischen zwei Muskelschichten und ist für die Beweglichkeit des Verdauungssystems zuständig. Das Meissner-Plexus liegt unter der Schleimhaut der Verdauungsorgane und regt die Absonderung von Verdauungsflüssigkeiten in

Interessant!

Viele Verdauungsprobleme mit emotionaler Ursache beginnen im Kopf. Das Gehirn reagiert auf die Nahrung und regelt schon vor dem ersten Bissen die relevanten Vorgänge der Verdauung. Zu Problemen führen z. B. negative Assoziationen mit dem Essen oder schlechte Stimmung am Tisch.

den Lieberkühn-Drüsen (auch Lieber-kühn-Krypten genannt) an. Diese Drüsen bestehen aus zwei Zelltypen: den schleimbildenden Becherzellen und den Enterozyten, die für die Aufnahme der Nährstoffe zuständig sind, die während der Verdauung gewonnen werden.

Ähnlich wie unser Gehirn setzt auch das enterische Nervensystem Neurotransmitter wie Acetylcholin, Serotonin, Noradrenalin, Stickstoffmonoxid und Peptidhormone frei. Sobald eine Druckstimulation durch den Speisebrei im Darm auftritt, werden diese Neurotransmitter aktiviert, ähnlich wie bei unseren Gefühlen. Diese reagieren direkt auf das enterische Nervensystem, wodurch u. a.

mehr oder weniger Serotonin, Dopamin oder Benzodiazepin ausgeschüttet wird. Letzteres hat eine beruhigende Wirkung, ähnlich wie Valium.

Die Kunst, auf die Gefühle zu hören

Zweifellos beeinflussen unsere Überzeugungen unseren Körper. Der Beweis dafür sind all die psychosomatischen Krankheiten, organischen Störungen, deren Ursachen allein in der Gedankenwelt zu finden sind. Heutzutage sind sich Ärzte und Psychologen darin einig, dass für den Menschen viele verschiedene, unlösbar

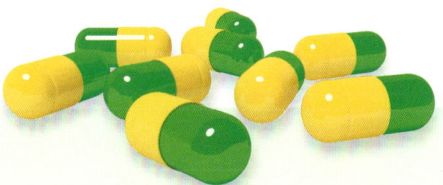

Wussten Sie, dass …

- … sich 90 % des im Körper vorhandenen Serotonins im Verdauungstrakt befindet? Hier steuert es vor allem die Darmperistaltik.
- … Serotonin innerhalb des Nervensystems wichtige Funktionen übernimmt und insbesondere die Gemütsverfassung prägt und den Hormonhaushalt kontrolliert? Ebenso hat es einen wichtigen Einfluss auf das Traumgeschehen und das Schmerzempfinden.
- … viele Arzneimittel zur Behandlung psychischer Symptome für eine Erhöhung des Serotoninspiegels im Blut sorgen, was sich ebenso auf die

Verdauung auswirkt? Viele Patienten, denen diese Arzneimittel verabreicht werden, leiden an Verstopfung oder Durchfall. Das häufig eingesetzte Präparat Prozac® beispielsweise sorgt für einen höheren Serotoninspiegel.
- … dass sich emotionale Erinnerungen und Nervosität stark auf den Darm auswirken können?
- … eine fehlgeschlagene Regulierung zwischen dem zentralen Nervensystem und dem Nervensystem im Darm zum Reizdarmsyndrom führen kann?

verbundene psychische und physischen Faktoren wichtig sind. Zwar erzeugen starke Kopfschmerzen schlechte Laune, gleichermaßen schlagen sich Veränderungen der Gefühlswelt wie Stress oder Angst ebenso in unserem Organismus nieder und ziehen Magenbeschwerden, Erschöpfungszustände, Herzrasen, Orangenhaut oder Verdauungsprobleme usw. nach sich. Andererseits zeigen

statistische Untersuchungen, dass sich eine positive Lebenshaltung auf den Heilungsprozess von Krankheiten (z.B. bei Krebs) entscheidend auswirkt.

Mit der Kraft unseres Geistes und der Änderung unserer Denkweise hin zum Positiven können wir eine andere Haltung einnehmen, was sich auf die Gesundheit unserer Verdauungsorgane auswirken wird. Damit jede Veränderung

Was auch unsere Vorfahren schon wussten …

Bereits die alten Ägypter wussten schon vor 4000 Jahren, dass sich das Zentrum unserer Gefühlswelt im Verdauungstrakt befindet. Aus ägyptischen Zeugnissen, z.B. dem Papyrus Edwin Smith, geht hervor, dass der Magen als Ort betrachtet wird, an dem die Gefühle zu finden sind. Im Ebers-Papyrus (1550 v. Chr.) wird der Zusammenhang zwischen Magenbeschwerden, Verstopfung und den Emotionen beschrieben. Zur Behandlung

von Verdauungsproblemen empfahlen die Ägypter den häufigen Verzehr von Bohnen. In der chinesischen Medizin gilt der Bauch als Ort der Umwandlung und Veränderung. Hier ist der Ozean des Chi oder Dan Tian verortet. Sein Zentrum liegt zwischen 2,5 cm und 4 cm unterhalb des Bauchnabels und in einer Tiefe von 2 bis 5 cm. Hier ist der Sitz des ursprünglichen Chi, hier sammelt sich die Energie und die Essenz des Menschen, dies ist seine Wurzel.

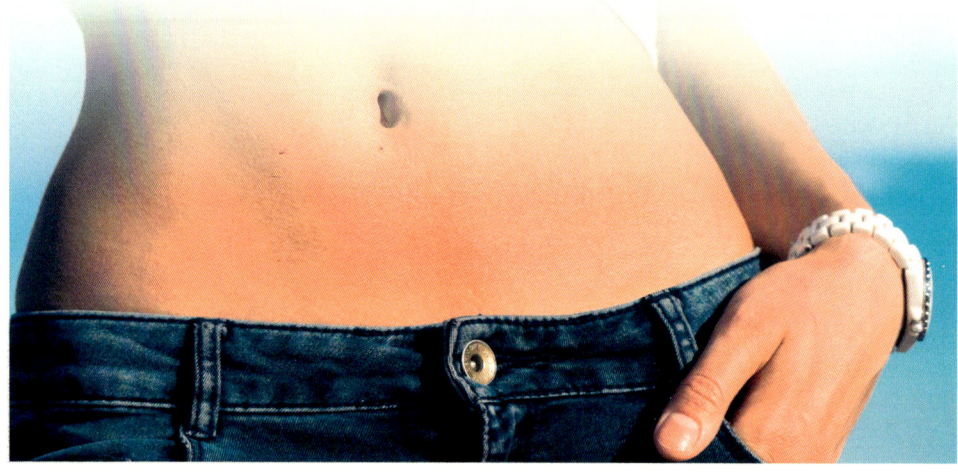

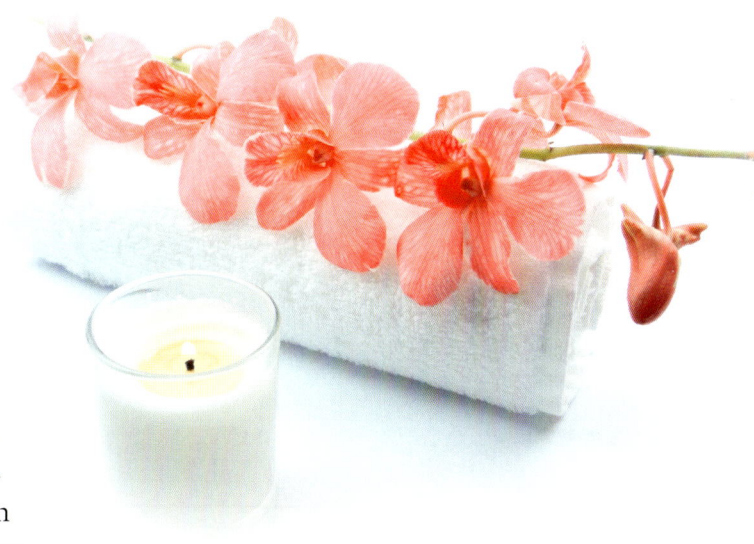

von Dauer sein kann, muss sie sich von innen nach außen entwickeln. Alles, was uns beim Verständnis unseres Seins (Gedanken, Empfindungen, Gefühle) als Ganzes unterstützt, wird für unsere Gesundheit vorteilhaft sein.

Auf den folgenden Seiten helfen wir Ihnen dabei, diese Veränderung mithilfe von verschiedenen psychologischen Techniken, wie z. B. Neurolinguistische Programmierung, umzusetzen. Damit können Geist, Sprache und innere Haltung miteinander verschränkt werden, mit dem Ziel, das geistige Potenzial zu steigern und in den Dienst der eigenen Bestrebungen zu stellen.

Ein Gefühl, das wir alle gut kennen: die Angst

Hierbei handelt es sich um ein Gefühl, das zum Leben von uns allen gehört. Vermutlich ist es sogar eines der urtümlichsten und instinktivsten Gefühle. Oftmals fühlen wir uns dabei körperlich sehr unwohl, als hätten wir einen Knoten im Magen, oder wir müssen dringend auf die Toilette. Meistens sind unsere Angstzustände grundlos und fast immer greifen sie unser Verdauungssystem an.

Am wichtigsten ist, der Angst zu begegnen und daraus zu lernen. Es ist der Überlebensinstinkt, der ein Teil unseres Lebens und unseres Seins darstellt. Wir müssen in der Lage sein, dieses Gefühl zu verdauen und aufzunehmen, um jeden Tag erneut zu überleben.

Angstzustände können auf verschiedene Weisen behandelt werden: mit Bachblüten, Homöopathie oder körperlichen Übungen, immer unter Betreuung

Einige Ernährungstipps zur Stressbewältigung

- Lassen Sie keine Mahlzeiten aus.
- Nehmen Sie sich Zeit und essen Sie langsam.
- Nehmen Sie vitamin- und mineralstoffreiche Kost zu sich (hauptsächlich Pantothensäure, d. h. Vitamin B_5).
- Essen Sie täglich Salate, Keimlinge und Gemüse.
- Verringern Sie den Verzehr von raffiniertem Getreide und nehmen Sie mehr Vollkorn zu sich.

eines Fachmanns, der uns die Zuversicht vermittelt, allen schlecht verarbeiteten Erfahrungen Ausdruck zu verleihen.

Stress: die Epidemie des 21. Jahrhunderts

Hetzen in Eile, Arbeiten unter Druck, Zeitmangel, Tausende von Terminen, weniger Zeit zum Essen und unregelmäßige Essenszeiten usw.: Schön wäre es, wenn der Tag mehr als 24 Stunden hätte, doch noch niemand hat den Zauber entdeckt, mit dem der Tag verlängert werden könnte. Der Stress ist ein Symptom, unter dem wir heute alle am meisten leiden. Er verursacht Störungen auf allen Ebenen und bringt sowohl die Gefühlswelt als auch die Verdauung durcheinander.

In einer Stresssituation produziert der Körper vermehrt Hormone wie z. B. Adrenalin, wodurch das sympathische Nervensystem aktiviert wird. Um dieser Situation gerecht zu werden, sondert der Organismus über die Nebennieren Corticosteroide ab, die einen stabilen Blutdruck bewirken und die Ausleitung von Natrium aus dem Körper verhindern.

Wenn sich eine Stresssituation ständig wiederholt, gerät der Körper in einen Zustand der Erschöpfung. Es stehen ihm nicht mehr ausreichend viele Mineralstoffe (z. B. Kalium) zur Verfügung und die Ausschüttung von Corticosteroiden nimmt ab. Unsere Organe büßen ihre Leistungsfähigkeit ein und ermatten.

Um diesem Teufelskreis zu entgehen sollten einige Richtlinien zur gesunden Ernährung berücksichtigt und Entspannungsübungen sowie Meditationen durchgeführt werden.

Wie wir unsere Gefühle verarbeiten können

Techniken des positiven Denkens

- Machen Sie sich ein Bild von Ihnen selbst, wie Sie sich derzeit sehen, nehmen Sie es positiv an und betrachten Sie es als Ausgangspunkt.
- Stellen Sie sich vor, wie Sie gerne sein möchten, sowohl körperlich als auch emotional.
- Überlegen Sie Schritt für Schritt, wie Sie Ihr Ziel erreichen können. Befolgen Sie dabei die folgenden Ratschläge:

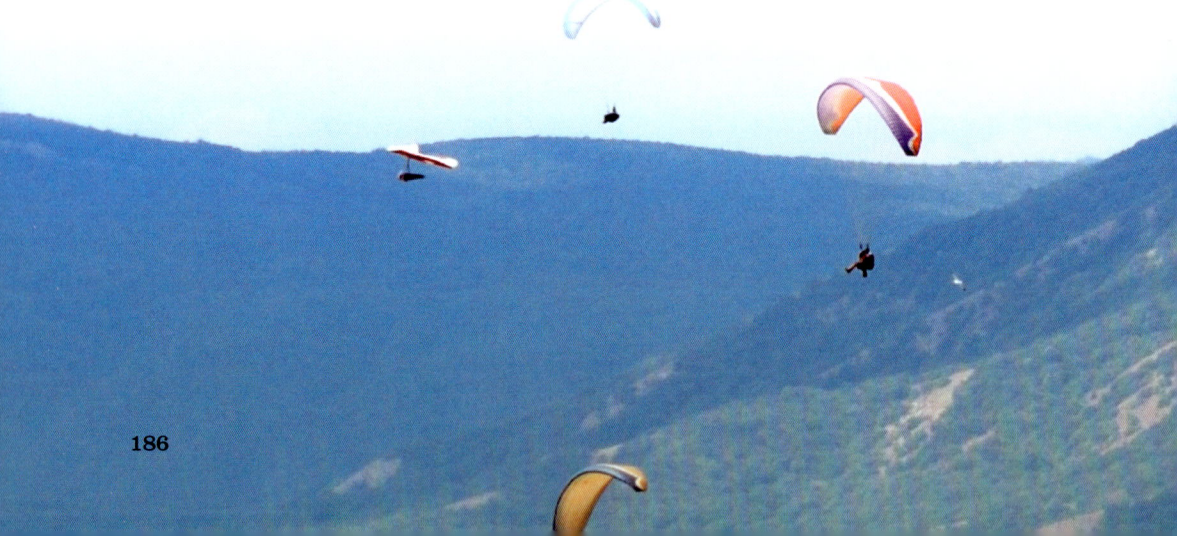

Positives Denken

Die eigene Ausdrucksweise beeinflusst das geistige Bild von uns selbst sowie unseren Gesundheitszustand sehr stark. Es ist immer besser, einen Sachverhalt positiv zu formulieren, damit er im Bewusstsein positiv bekräftigt werden kann. Die Art und Weise, sich auszudrücken, bleibt nicht ohne Wirkung. Verwenden Sie Verben des Wünschens wie „ich möchte" oder „ich wünsche mir" usw., wenn Sie etwas Bestimmtes erlangen wollen.

Der Gedanke: „Ich möchte gerne ein fröhlicher und positiver Mensch sein und alle Ängste und Hürden überwinden, um stärker zu werden", ist sinnvoller als: „Warum muss das alles mir passieren?"

Konkrete Ziele setzen

Je klarer Ihre Vorsätze sind, desto leichter können Sie sie umsetzen. Z. B.: „Ich möchte meiner Verdauung mehr Aufmerksamkeit schenken" oder: „Ich möchte jeden Tag eine halbe Stunde Sport machen."

Realistische Vorsätze

Setzen Sie sich keine Ziele, die entweder zu leicht oder unmöglich zu erreichen sind. Ihre Vorsätze sollten Herausforderungen, keine Hirngespinste sein. Wenn Sie sich etwas Unmögliches vornehmen, wird es Sie entmutigen, wenn Sie es nicht erreichen. Wenn Ihr Vorsatz zu einfach umgesetzt werden kann, betrügen Sie sich selbst und werden ebensowenig motiviert.

Meditationsübungen

Setzen Sie sich mit gekreuzten Beinen, am besten im Lotossitz, und schließen Sie die Augen. Konzentrieren Sie sich auf Ihre Atmung und atmen Sie durch die Nase. Beobachten Sie Ihre Atmung und spüren Sie, wie die Luft durch Ihre Nase ein- und ausfließt. Was empfinden Sie dabei? Alle Gedanken, die während der Meditation aufsteigen, sollten wir wie eine vorbeiziehende Wolke betrachten und ihnen keinerlei Bedeutung beimessen, so als würden wir ihnen beim Vorbeiziehen nur zuschauen.

Die hauptsächliche Aufgabe beim Meditieren besteht darin, unsere Aufmerksamkeit auf das Hier und Jetzt zu lenken, in diesem Fall auf die Atmung. Dadurch sammeln wir unseren Geist, halten ihn frei von Problemen und entspannen uns.

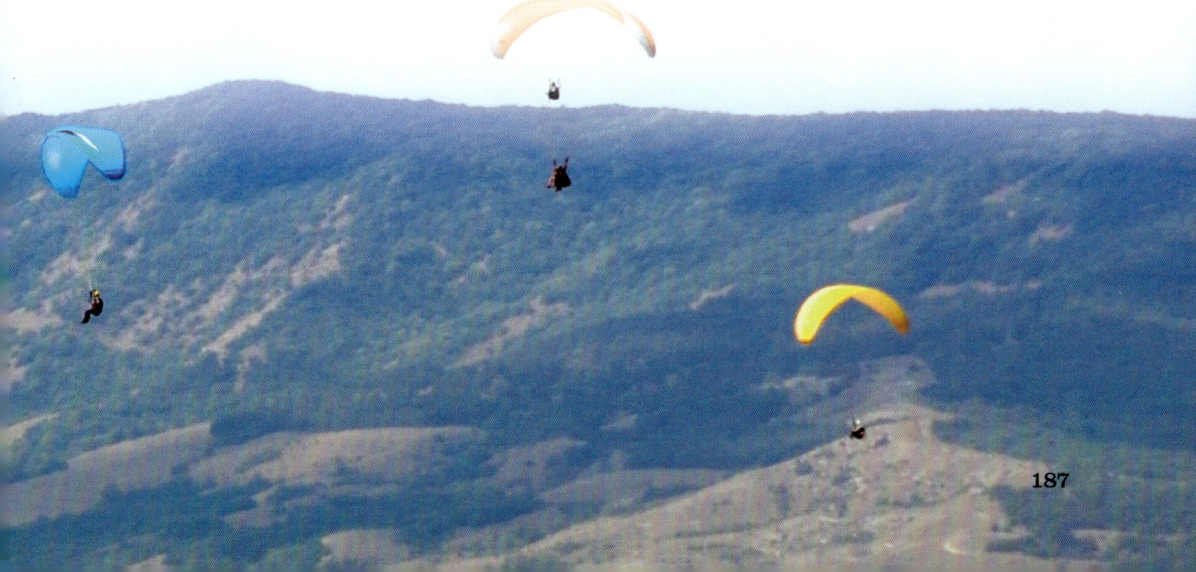

So können wir mehr Vertrauen in uns selbst setzen. Jeder Augenblick wird uns reichhaltiger erscheinen, ohne uns weder um die Zukunft zu sorgen, noch der Vergangenheit nachzutrauern.

Weitere Möglichkeiten

Um inneren Frieden zu erlangen, gibt es noch weitere Möglichkeiten, darunter z. B. die Behandlung mit Bach-Blüten, Coaching, Gestalt-Therapie, Yoga, Qi Gong, Tai Chi, die Feldenkrais-Methode, Pilates, Katsugen usw.

Jeder sollte sich darunter das aussuchen, was für seine Kontrolle der Gefühle und der Unterstützung seines Verdauungssystems am besten geeignet ist.

Das Geheimnis, sehr alt zu werden, besteht darin, nur die Hälfte zu essen, doppelt so lange zu kauen, sich dreimal so viel zu bewegen und viermal so viel zu lachen.

Die Ernährung bestimmt das Wohlbefinden

- Wenn Sie häufig Lebensmittel wie Fleisch, Wurst, Käse oder anregende Getränke (Kaffee, Alkohol) zu sich nehmen, werden Sie sich gestresst fühlen, leicht erregbar sein und zu starken Gefühlsausbrüchen sowie übermäßiger Aktivität neigen.
- Wenn Sie häufig Konserven, industriell verarbeitete oder übermäßig gegarte Nahrungsmittel sowie kohlensäurehaltige Getränke konsumieren, werden Sie schnell niedergeschlagen oder gar verzweifelt sein und sich kraftlos und schwerfällig fühlen.
- Wenn Ihre Ernährung aus Getreide, Obst, Gemüse, Pflanzenöl, Ölsaaten, Nüssen und Kräutern besteht, werden Sie ausgeglichen sein und sich gesund fühlen. Ihr psychisches Befinden wird stabil sein.

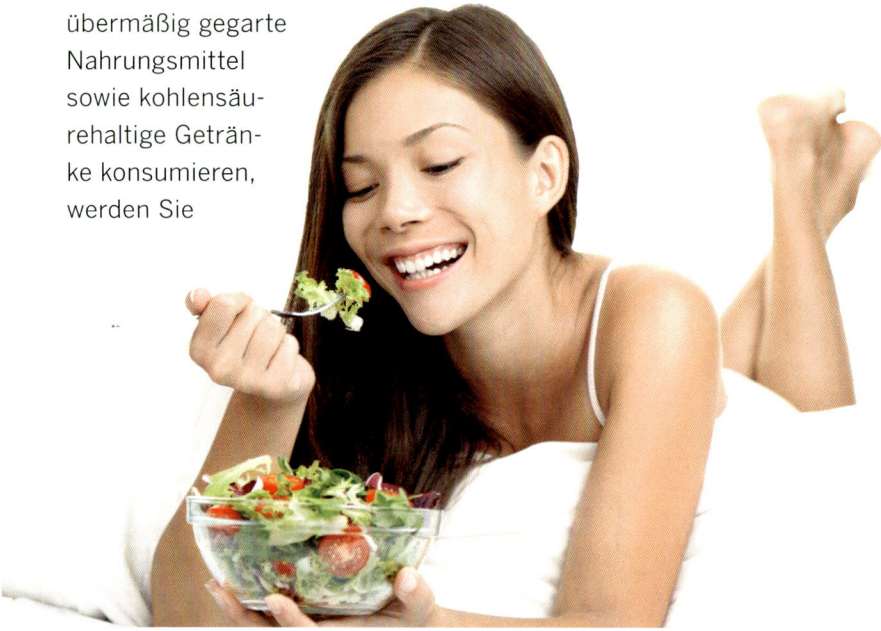

Wussten Sie, dass …

… die Psychoneuroimmunologie und die Psychoneuroimmunoendokrinologie zwei medizinische Bereiche sind, die sich mit der Einheit von Geist und Körper befassen und sich dabei dem kartesianischen Dualismus von Geist und Körper widersetzen? Sie erforschen die bestehenden Wechselwirkungen von Psyche, Nervensystem, Hormonsystem und Immunsystem. In diesem verflochtenen Netzwerk sind Hormone und Zytokine (Proteine, die das Wachstum und die Differenzierung von Zellen regulieren) in ihrer Wirkung miteinander verschränkt.

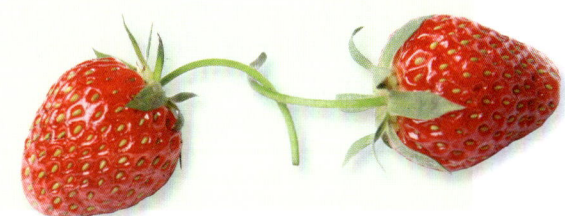

Harmonie mit dem Innersten und den Gefühlen

- Essen Sie in einer ruhigen und entspannten Umgebung.
- Ruhen Sie nach jeder Mahlzeit ein paar Minuten aus, bevor Sie eine neue Aktivität in Angriff nehmen. Eine Ruhephase von 5–10 Minuten ermöglicht eine gute Verdauung und Nährstoffaufnahme.
- Essen Sie langsam und zerkauen Sie jeden Bissen sorgfältig.
- Essen Sie nicht, wenn Sie nervös oder aufgeregt sind. Es ist mehrfach erwiesen, dass der Magen bei Stress oder Nervosität vermehrt Magensäure absondert.
- Vermeiden Sie einen übermäßigen Verzehr von kalten Speisen und Getränken. Die Kälte verlangsamt die Verdauung der Nahrung.
- Essen Sie vorzugsweise kurz gegarte Nahrungsmittel. Ein übermäßiger Verzehr von Rohkost erschwert eine gute Verdauung. Ein kurzer Garvorgang erleichtert den Aufschluss der in der Nahrung enthaltenen Nährstoffe und ermöglicht eine bessere Absorption.
- Eignen Sie sich eine möglichst effektive Ernährungsweise an.

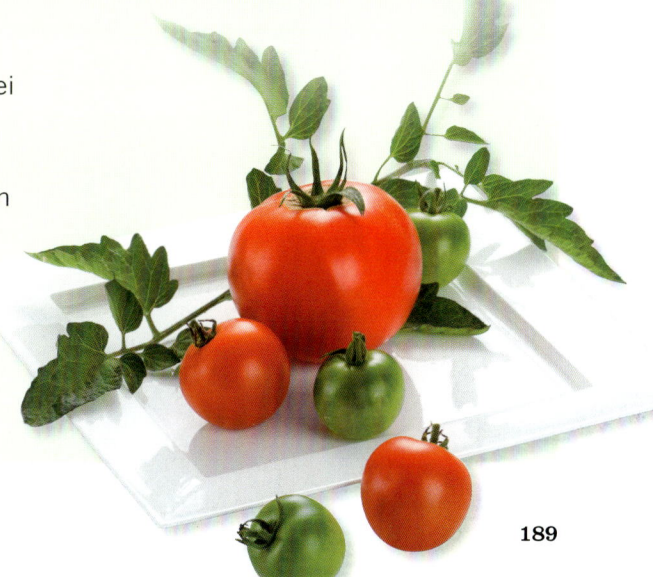

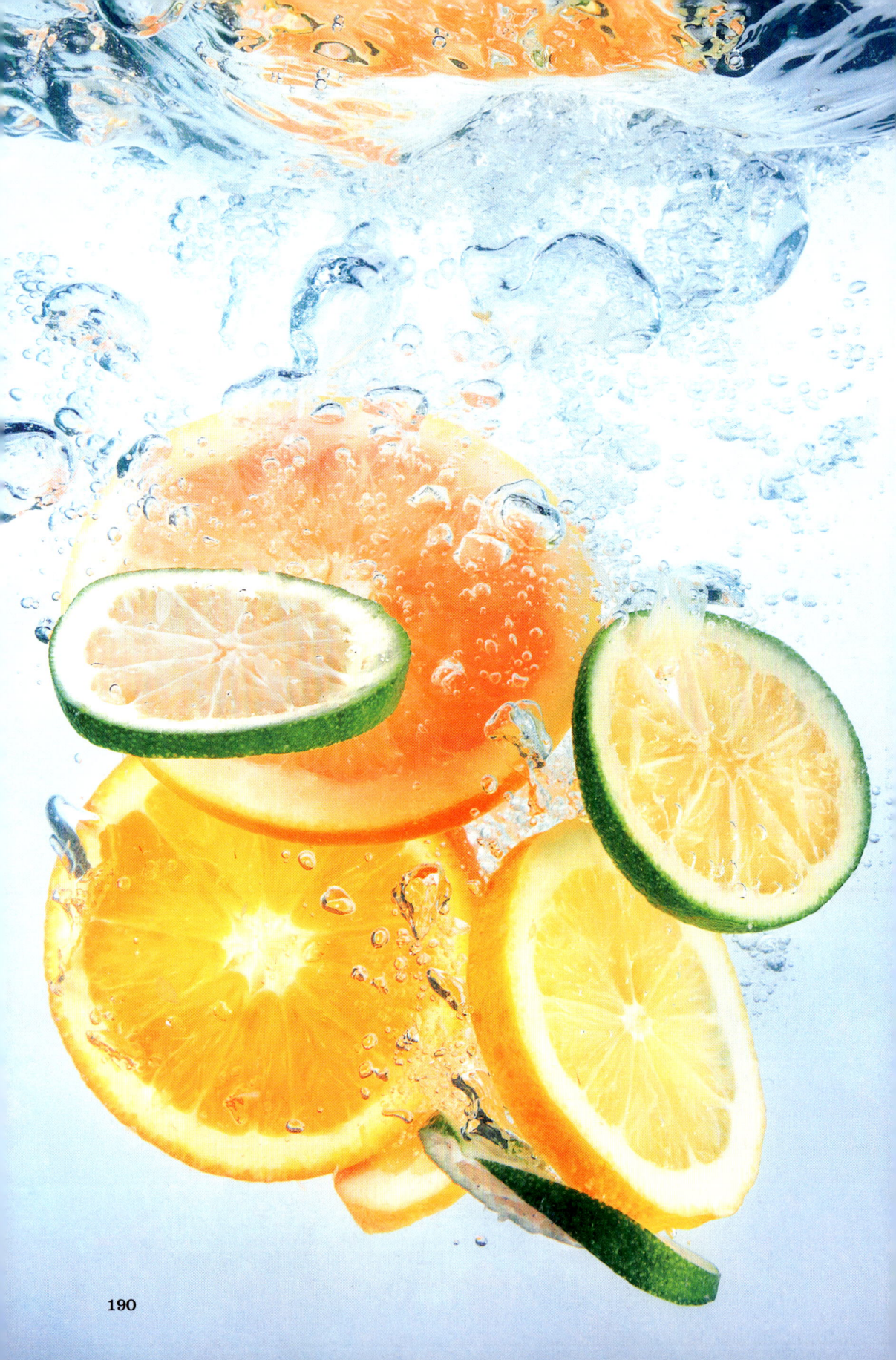

Nährstoffmangel-Erkrankungen

Wie Dr. Kousmine schreibt, „schwächt die moderne Ernährung (bestehend aus einem Überangebot an gesättigten und industriell bearbeiteten Fetten und einem Mangel an ungesättigten Fetten und mehrfach ungesättigten Fettsäuren) die Darmschleimhaut (mit einer Dicke von 25 bis 30 Tausendstel Millimeter). Sie ist sehr porös und durchlässig für Bakterien und Gifte, die in die Blutgefäße und ins Lymphsystem gelangen. Die Leber filtert das Blut und die Lymphe, sodass nichts im Körper verbleibt. Ist sie jedoch überfordert, kann es zu schwerwiegenden Erkrankungen kommen."

Heutzutage gehören Verdauungsstörungen zu den häufigsten Erkrankungen der westlichen Welt. Eine schlechte Verdauung zieht eine unzureichende Nährstoffaufnahme nach sich, da schlecht aufgeschlossene Nährstoffe nicht effizient genug von der Darmschleimhaut absorbiert werden können.

Wir haben gesehen, dass an der Nährstoffaufnahme der Verdauungstrakt, das Pankreas, die Leber sowie die Gallenblase beteiligt sind. Daher kann eine eingeschränkte Funktionalität eines dieser Organe zu Verdauungsproblemen führen. Einige Ursachen sind: eine unzureichende Produktion von Verdauungsenzymen, Lebensmittelallergien, ein Defizit an notwendigen Nährstoffen für die Produktion von Verdauungsenzymen (wie z. B. Vitamine der B-Gruppe), Erkrankungen der Bauchspeicheldrüse, der Gallenblase,

der Leber oder der Gallenwege, was sich in einem Mangel an Galle und Enzymen äußert.

Auch bei einer angemessenen Verdauung kann die Nährstoffaufnahme gehemmt und vom Organismus nicht optimal genutzt werden. Darunter fallen etwa Nährstoffaufnahmestörungen, das Reizdarm-Syndrom, Lebensmittelallergien, Infektionen mit *Candida albicans* sowie Zöliakie, die im Folgenden beschrieben werden.

Was geschieht bei Nährstoffaufnahmestörungen?

In diesem Fall ist der Organismus nicht in der Lage, Vitamine, Mineralstoffe und andere Nährstoffe aus den Lebensmitteln angemessen zu absorbieren. Dies kann zu Nährstoffmangelerscheinungen und anderen Beeinträchtigungen führen. Die meisten Menschen mit solcherlei Störungen leiden unter Verstopfung oder Durchfall, Erschöpfung, trockener Haut, Depressionen, Muskelschwäche oder Konzentrationsschwierigkeiten usw. Verdauungsprobleme bilden für gewöhnlich einen Teufelskreis: Aufgrund einer unzureichenden Aufnahme bestimmter Nährstoffe, wie z. B. Vitamin B, ist die Darmschleimhaut nicht in der Lage, Verdauungsenzyme (bestehend aus Proteinen) zur Verfügung zu stellen, die wiederum für die Nährstoffaufnahme benötigt werden. Die Folge davon sind erneut Probleme bei der Nährstoffaufnahme.

Es ist wichtig, auf die Zusammenhänge zwischen einer unzureichenden Nährstoffaufnahme und dem Alterungsprozess hinzuweisen, der bei einigen Menschen schneller vonstatten geht als bei anderen. Mit fortschreitendem Alter nimmt die Absorptionsfähigkeit der Darmschleimhaut ab. Sie verliert ihre Geschmeidigkeit, wodurch die Nährstoffaufnahme mehr und mehr erschwert wird. Aus diesem Grund sollten ältere Menschen für eine erhöhte Nährstoffzufuhr sorgen und für eine gründliche Darmentleerung sorgen.

Das „Lochdarm-Syndrom"

Bei Zöliakie, Morbus Crohn, Darminfektionen mit *Candida albicans*, Lebensmittelunverträglichkeiten usw. spricht man vom *Leaky gut syndrome*, was im Deutschen etwa „Lochdarm-Syndrom" bedeutet. Auf die Schutzfunktion des Darms zwischen Außen und Innen wurde bereits hingewiesen. Dank seines Aufbaus schützt er den Organismus vor giftigen Verbindungen und Makromolekülen. Wenn sich hier ein Ungleichgewicht einstellt, können unterschiedliche Symptome auftreten. Die Auslöser sind allergene Lebensmittel, Giftstoffe, Lebensmittelzusatzstoffe, Farbstoffe, Konservierungsstoffe, größere Mengen Alkohol oder Arzneimittel usw.

Wenn der Darm übermäßig durchlässig ist, sind die Mikrovilli im Darm beschädigt und die Verfügbarkeit von Nährstoffen, die für eine reibungslose Funktion des Organismus wichtig sind, ist vermindert. In Folge können vermehrt Makromoleküle ins Innere des Körpers gelangen und allergische Reaktionen auslösen. Selbst bei einer normalen und ausgewogenen Ernährung kann ein zu stark durchlässiger Darm zu einer Mangelernährung führen.

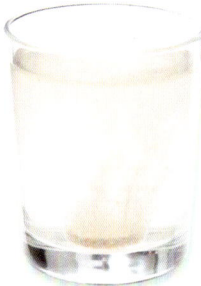

Welche Symptome treten auf, wenn …

- … nicht genügend Proteine aufgenommen werden können? Es kommt zu Ödemen, Wassereinlagerungen und Schwellungen.
- … nicht genügend Kalium aufgenommen werden kann? Die Folgen sind Muskelschwäche und Herz-Kreislauf-Beschwerden.
- … nicht genügend Eisen und Folsäure aufgenommen werden kann? In den meisten Fällen kommt es zu Anämie.

- … nicht genug Vitamin K aufgenommen werden kann? Es können vermehrt Blutungen auftreten, die insbesondere bei Prellungen sichtbar werden.
- … nicht genug Vitamin A aufgenommen werden kann? Es kommt zu Sehstörungen, insbesondere in der Dunkelheit (Nachtblindheit).

Wodurch die Darmschleimhaut gefährdet wird

- Übermäßiger Verzehr von tierischen Proteinen und gesättigten Fetten.
- Unausgewogene Bakterienflora.
- Kontinuierliche Einnahme von Arzneimitteln.
- Unzureichende Zufuhr von essenziellen Fettsäuren (Omega-3 und Omega-6). Sie erhalten die Elastizität der Darmschleimhaut aufrecht.
- Unzureichende Zufuhr von Nährstoffen zur Erhaltung eines gesunden Darms.

Bei zunehmender Porösität der Darmschleimhaut wird die Leistungsfähigkeit des Darms stark eingeschränkt. Makromoleküle und krankheitserregende Mikroorganismen, die unter normalen Umständen zurückgehalten werden, haben freien Zutritt und die Aufnahme von wichtigen Nährstoffen für den Organismus wird vermindert. Hierdurch wird eine allergische Kettenreaktion ausgelöst und der Organismus reagiert überempfindlich auf die in den Nahrungsmitteln enthaltenen Proteine. Durch dieses Ungleichgewicht werden darüber hinaus die Enzyme beschädigt, die der Reinigung der Darmzellen dienen, wie auch die Transportproteine für Vitamine und Mineralstoffe.

Das „Lochdarm-Syndrom" und damit verbundene Krankheiten

Reizdarm-Syndrom

Diese weit verbreitete Verdauungsstörung ist auch als „Darmentzündung" bekannt und tritt häufiger bei Frauen als bei Männern auf. Sie ist gekennzeichnet durch eine unregelmäßige und unkoordinierte Darmperistaltik, wodurch der Transport der Nahrung und der Abfallstoffe durch den Darm beeinträchtigt wird. Dabei kommt es zur Ansammlung von Schleimstoffen und Giften im Darm. Verdauungsgase und Fäkalien können nicht mehr problemlos hinaustransportiert werden, wodurch ein Völlegefühl entsteht sowie Blähungen und Verstopfung.

Außer einer trägen Verdauung können ebenso Durchfall und Unterleibschmerzen sowie Übelkeit, Appetitlosigkeit, schleimige Fäkalien und Lebensmittelunverträglichkeiten auftreten. Außerdem geht das Reizdarm-Syndrom einher mit einer verminderten Nährstoffaufnahmefähigkeit.

Die genauen Ursachen dieser Störung sind nicht bekannt. Sie wird allgemein jedoch z. T. auf schlechte Lebensgewohnheiten, Stress und eine schlechte Ernährung zurückgeführt. Auslöser kann auch die längerfristige Einnahme von Arzneimitteln wie Antibiotika, Beruhigungsmittel und Säurehemmer sein, durch die die Bakterienflora im Darm stark verändert wird.

Wie geht es Ihrem Darm?

- Ich bin oft müde und erschöpft.
- Ich fühle mich oft kraftlos.
- Ich bin leicht reizbar.
- Ich leide unter Konzentrationsschwäche.
- Ich habe ein schwaches Immunsystem.
- Ich habe über einen längeren Zeitraum Antibiotika eingenommen.
- Ich habe Heißhunger auf zucker- und stärkehaltige Lebensmittel wie Brot, Nudeln und süßes Gebäck.
- Ich habe ein schlechtes Gedächtnis.
- Ich fühle mich so, als würde ich dahintreiben.
- Ich habe öfter Durchfall.

- Ich habe öfter Verstopfung.
- Ich habe oft einen trockenen Mund.
- Mein Stuhlgang ist schleimig.
- Ich bin seelisch labil.
- Ich neige zu Scheideninfektionen.
- Ich leide unter Menstruationsbeschwerden oder prämenstruellem Syndrom.

Wenn mehr als fünf Punkte auf Sie zutreffen, sollten Sie Ihren Darm unbedingt schonen und am besten einen Experten aufsuchen.

Als Ursachen für das Reizdarm-Syndrom kommen ebenso ein Befall des Darms durch *Candida albicans*, Krebs oder Diabetes in Betracht. Oftmals ist der Auslöser aber auch eine unzureichende Nährstoffaufnahmefähigkeit.

Natürliche Behandlungsmethoden des Reizdarm-Syndroms

Zur Unterstützung der Gesundheit von Verdauungstrakt und Leber stehen verschiedene natürliche Behandlungsmethoden zur Verfügung.

Behandlung mit Nahrungsergänzungsmitteln

- **Vitamin B:** Die Einnahme eines Vitamin-B-Präparates sorgt für einen angemessenen Muskeltonus im Magen-Darm-Trakt. Diese Nahrungsergänzungsmittel können zusammen mit einem zusätzlichen Vitamin-B$_{12}$-Präparat eingenommen werden. Vitamin B$_{12}$ ist wichtig für eine reibungslose Nährstoffaufnahme.
- **Bakterien:** Zusätzlich ist die Einnahme von gesundheitsfördernden Bakterien zu empfehlen. Sie ermöglichen eine gute Verdauung und stellen dem Körper zusätzliches Vitamin B zur Verfügung.
- **Aloe-Vera-Saft:** Zur Regeneration der Darmschleimhaut ist außerdem Aloe-Vera-Saft gut geeignet. Darüber hinaus hat er eine regulierende Wirkung und verhindert allergische Reaktionen auf bestimmte Lebensmittel. Achten Sie darauf, dass der

Saft gefiltert ist und kein Aloin und Aloeemodin enthält, die eine reizende Wirkung haben.

- **Essenzielle Aminosäuren:** Sie unterstützen die Wiederherstellung des Magen-Darm-Traktes und fördern die Gesundheit des gesamten Organismus. Sogar die kleinsten Zellen sowie Enzyme, Gewebe und Organe sind aus Proteinen aufgebaut. Besonders die Einnahme von L-Glutamin ist zu empfehlen, da es die Gesundheit der Darmschleimhaut fördert. Für die Darmwand selbst hat diese essenzielle Aminosäure keine Funktion.
- **Meerwasser:** Auch isotonisches Meerwasser ist zur Nahrungsergänzung vorzüglich geeignet. Es hat eine heilsame Wirkung auf die Darmschleimhaut und ist wohltuend für alle Zellen unseres Organismus, da es den Nährstofftransport ins Zellinnere und den Abtransport von Abfallstoffen unterstützt. Außerdem ist es eine reichhaltige Mineralstoffquelle und wirkt ausgleichend auf die Bakterienflora im Darm.

Behandlung mit Heilpflanzen

- **Mariendistel-Extrakt:** Es enthält zwei verschiedene Formen des Silymarin, die sich auf die Gesundheit der Leber positiv auswirken.
- **Weitere Heilpflanzen:** Klettenwurzel und Rot-Klee, die beide eine blut- und leberreinigende Wirkung besitzen.

Ernährungsumstellung

Über jede Behandlung mit Nahrungsergänzungsmitteln hinaus sollten beim Reizdarm-Syndrom einige Ernährungsrichtlinien eingehalten werden:

- Nehmen Sie möglichst viele Ballaststoffe zu sich und verzehren Sie viel Obst und Gemüse, wenn möglich aus biologischem Anbau.
- Vermeiden Sie gesättigte Fette: Fleisch, Wurst, Käse, Butter und Milchprodukte, kohlenhydrathaltige Getränke, anregende Getränke wie Kaffee und Alkohol.
- Vermeiden Sie Nahrungsmittelzusatzstoffe, insbesondere Mannitol und Sorbitol. Sie behindern die Nährstoffaufnahme.
- Kauen Sie alle Lebensmittel sehr sorgfältig. Für Menschen mit Reizdarm-Syndrom ist das besonders wichtig!
- Lassen Sie einen Allergietest für Lebensmittel durchführen. Wenn allergieauslösende Lebensmittel gemieden werden, treten einige Beschwerden nicht mehr auf.

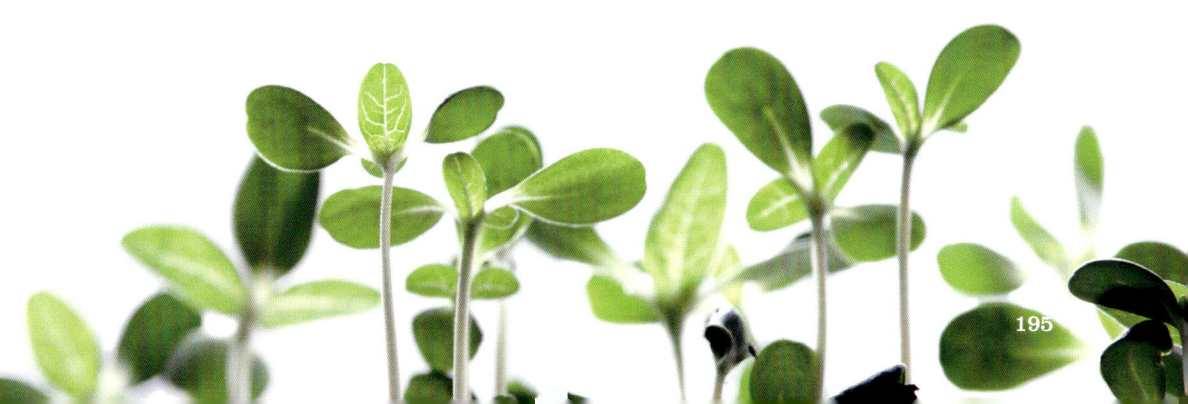

Lebensmittelallergien

Angeblich gibt es einen Zusammenhang zwischen der Aktivität der Bauspeicheldrüse und dem Auftreten von Allergien. Der pH-Wert des Speisebreis wird durch die Einwirkung von Natriumhydrogenkarbonat aus der Bauchspeicheldrüse verändert und alkalisch, sobald er den Zwölffingerdarm erreicht. Die Verdauungsenzyme agieren in Abhängigkeit des pH-Wertes, den der Speisebrei in diesem Moment hat. Ist die Wirkung der Enzyme nicht ausreichend effektiv, werden die Nährstoffe zur reibungslosen Aufnahme nicht adäquat zerkleinert. Anstatt als Aminosäuren oder Zucker absorbiert zu werden, erfolgt eine Aufnahme in Form vom Polypeptiden oder Stärke, die dann als Allergene wirken.

Ein weiterer Faktor für die Entstehung von Allergien ist eine unausgewogene Bakterienflora im Darm. Wie wir bereits gesehen haben, wird dadurch die Nährstoffaufnahme wesentlich beeinträchtigt.

Natürliche Behandlungsmethoden von Lebensmittelallergien und -unverträglichkeiten

Wer an einer Lebensmittelallergie oder -unverträglichkeit leidet, sollte zunächst in Erfahrung bringen, durch welche Sorte Lebensmittel sie ausgelöst wird. Um

Wussten Sie, dass ...

... Lebensmittelallergien meistens mit einer schlechten Verdauung (unzureichender Nährstoffumwandlung und einer übermäßigen Durchlässigkeit der Darmwand (Absorption von Schadstoffen) verbunden sind?

Ernährungstipps für einen gesunden Darm

- **Reis:** enthält kein Gluten, harmonisiert den Verdauungstrakt.
- **Hafer:** schützt das Verdauungssystem.
- **Kaki:** enthält Tannine und Schleimstoffe.
- **Kudzu:** eine Kletterpflanze, die zu den Hülsenfrüchten gehört. Sie ist ein natürliches Verdickungsmittel und regeneriert die Darmschleimhaut. In der TCM (Traditionelle Chinesische Medizin) wird ihr eine absteigende Energie zugeschrieben.
- **Okra:** enthalten Schleimstoffe, die die Darmschleimhaut geschmeidiger machen und schützen.
- **Heidelbeeren:** wirken adstringierend und antiseptisch.
- **Knoblauch:** ein natürliches Antibiotikum, das auf die Darmschleimhaut ausgleichend wirkt.
- **Papaya:** enthält Enzyme und überzieht die Darmschleimhaut mit einem Schutzfilm, der vor krankheitserregenden Mikroorganismen schützt.
- **Keimlinge:** tragen zu einer Normalisierung der Darmflora bei. Sie enthalten Chlorophyll und Verdauungsenzyme.
- **Quitten:** sind ein vorzügliches Mittel gegen Entzündungen der Darmschleimhaut. Sie besänftigen das Verdauungssystem und sind besonders bei Durchfall zu empfehlen.

- **Karotten:** enthalten Pektin und Beta-karotin, die die Regeneration der Darmschleimhaut unterstützen.
- **Granatapfel:** wirkt adstringierend und schützt die Darmschleimhaut. Sehr zu empfehlen bei Durchfall.
- **Erdmandeln:** enthalten Verdauungsenzyme wie Katalase, Lipase und Amylase. Sie unterstützen die Verdauung von Kohlenhydraten und Fetten. Bei einer schwerfälligen Verdauung, Blähungen und Durchfall sind sie sehr zu empfehlen.

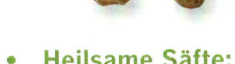

- **Heilsame Säfte:**
  - **Aloe-Vera-Saft:** enthält Vitamine, Mineralstoffe, Enzyme und Polysaccharide. In dieser Kombination haben diese Inhaltsstoffe eine besonders heilsame Wirkung: Sie regenerieren alle Schleimhäute im Organismus und haben darüber hinaus eine reinigende und entgiftende Wirkung. Aloe vera enthält außerdem das Mineral Germanium.
  - **Noni-Saft:** Der Saft dieser exotischen Frucht wird aufgrund seiner außerordentlichen Eigenschaften sehr gerne verwendet. Er ist reich an Antioxidantien wie Bioflavonoiden und enthält Xeronin, eine Substanz, die die Enzyme im Dünndarm aktiviert und dadurch für eine bessere Verdauung der Nahrungsmittel sorgt. Traditionell wird dieser Saft bei Entzündungen eingesetzt, insbesondere bei rheumatischen Beschwerden.
  - **Papaya-Saft:** verfügt über einen hohen Gehalt an Papain und fördert dadurch die Verdauung von Proteinen. Er schafft Linderung bei einer schwerfälligen Verdauung und nach reichhaltigem Essen. Die darin enthaltenen Enzyme unterstützen die Verdauung von Weizenproteinen (dem Gluten). Außer seinen verdauungsfördernden Eigenschaften hat dieser Saft antioxidative und antibakterielle Eigenschaften, durch die das Wachstum von schädlichen Mikroorganismen eingedämmt wird.

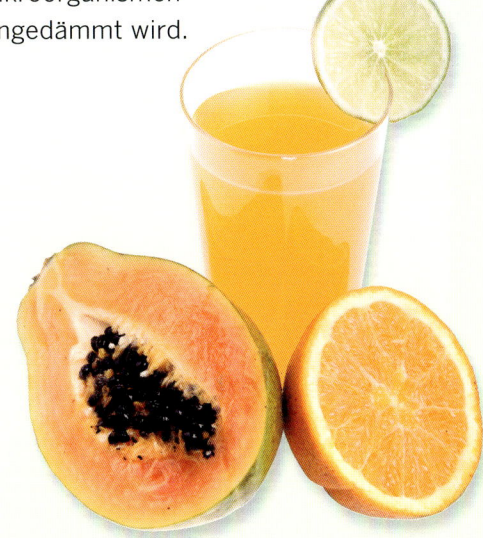

Lebensmittel und ihre Nebenwirkungen

Die *European Academy of Allergy and Clinical Immunology* (EAACI, etwa: Europäische Akademie für Allergie und klinische Immunologie) unterteilt die Nebenwirkungen von Lebensmitteln in zwei Gruppen:

- **toxisch:** z. B. Vergiftung durch rohe Austern
- **nicht toxisch:** Hier werden zwei Typen unterschieden:
  - Lebensmittelunverträglichkeit: wird nicht als allergische Reaktion eingestuft. Es handelt sich vielmehr um pharmakologische Reaktionen, z. B. nach dem Verzehr von Lebensmitteln mit einem hohen Gehalt an Tyramin, wodurch Kopfschmerzen und Übelkeit ausgelöst werden können.

In diesem Fall liegt jedoch keine allergische Reaktion vor. Eine Lebensmittelunverträglichkeit entsteht z. B. durch einen Enzymmangel und der damit verbundenen unzureichenden Zerkleinerung der Nahrungsmittel. Ein Beispiel dafür ist die Laktoseintoleranz. Wer daran leidet, kann Laktose nicht verdauen, weil das Enzym Laktase (zur Verdauung der Laktose) in zu geringer Menge vorhanden ist.

- Allergische Reaktion: In diesem Fall liegt eine Reaktion des Immunsystems auf das jeweilige Lebensmittel vor, die mit oder ohne ursächliche Einwirkung von IgE-Antikörpern (Immunoglobulin E) ausgelöst werden kann.

dies genau zu bestimmen, ist die Hilfe eines Spezialisten notwendig. Sinnvoll ist eine Diät, bei der allergene Lebensmittel wie Weizen, Milchprodukte oder Nahrungsmittelzusatzstoffe nur gering oder gar nicht verzehrt werden und die Richtlinien für die Kombination von Lebensmitteln zur Unterstützung des Verdauungsvorgangs befolgt werden.

Zur genauen Bestimmung von Lebensmittelallergien und -unverträglichkeiten kann ein Labortest durchgeführt werden, der von zahlreichen Labors angeboten wird. Je nachdem, wie der Test ausfällt, sollte durch einen Spezialisten dementsprechend ein individueller Ernährungsplan erstellt werden.

Behandlung mit Nahrungsergänzungsmitteln:

- Zur Wiederherstellung der Darmgesundheit: gesundheitsfördernde Bakterien und Meerwasser.
- Zur Stärkung des Immunsystems: Echinacea, Arabinogalactan, Zink zur Nahrungsergänzung, Präparate mit Vitaminen der B-Gruppe, Propolis, Grapefruit-Samenextrakt.
- Zur Gesunderhaltung der Darmschleimhaut sollte ihrer übermäßigen Durchlässigkeit entgegengewirkt werden. Hierbei leisten Quercetin, Bromelain oder Nahrungsergänzungsmittel mit essenziellen Aminosäuren, L-Glutamin und Meerwasser gute Dienste.

Hefepilzinfektion: Kandidose

Mehr als je zuvor ist *Candida albicans* (der zu den Hefepilzen gehört) in aller Munde. Er siedelt sich in allen Menschen bereits kurz nach der Geburt an und ist in allen Schleimhäuten unseres Körpers zu finden: im Verdauungssystem, an den Geschlechtsorganen und in den Harnwegen. Insgesamt gibt es mehr als 150 Arten der Gattung Candida.

Bei einer Kandidose liegt eine übermäßige Besiedlung mit *Candida albicans* vor. Dadurch kann die Struktur der Darmwand verändert werden und es kommt zu Entzündungen, die eine verstärkte Durchlässigkeit der Darmwand zur Folge haben. Dadurch kann der Pilz die Darmbarriere überwinden, sich über die Blutgefäße im ganzen Körper ausbreiten und auch zu den Organen gelangen, die für ihn besonders anfällig sind: das Verdauungssystem, das Drüsensystem, die Geschlechtesorgane, das Harnwegssystem, das Nervensystem und das Immunsystem. Eine unkontrollierte Ausbreitung von *Candida albicans* bringt die Darmflora ins Ungleichgewicht. Die Folgen sind Verstopfung, Durchfall, Reizdarm-Syndrom, Mundgeruch, Entzündungen oder andere Funktions- und Verdauungsstörungen.

Dabei muss der Körper mit einer größeren Menge an Giftstoffen zurechtkommen, insbesondere die Leber wird durch die Reinigung und Entgiftung des Körpers stark belastet. Die Ausbreitung der Hefepilze schwächt außerdem die Abwehrkräfte.

Am liebsten ernährt sich dieser Hefepilz von Zucker. Wenn wir viel zuckerhaltige Lebensmittel zu uns nehmen, wird sich der Pilz weiter vermehren und in stärkerem Maße Acetaldehyd produzieren, eine Substanz, die bei der Umwandlung von Zucker in Alkohol entsteht. Acetaldehyd ist schädlich für unseren Körper und macht nervös und leicht reizbar. Auch ein Gefühl von Mattigkeit wie bei einem Kater nach übermäßigem Alkoholgenuss oder Angstzustände sind möglich. Unser Organismus kann Schaden nehmen und infolge eines überhöhten Vitamin- und Nährstoffbedarfs (Glutathion, Cystein oder Vitamin B_6) unter Mangelerscheinungen leiden.

- **Kettenreaktion durch *Candida albicans*:**
- Eine Verminderung von Verdauungsenzymen und Salzsäure behindert die reibungslose Verdauung der Lebensmittel. Dadurch kommt es vermehrt zu Fäulnisbildung und Verrottungsprozessen im Darm.
- Eine stark zuckerhaltige Ernährung entzieht dem Körper Nährstoffe, die für die Organfunktionen von grundlegender Bedeutung sind.
- Ein Anstieg von Progesteron (z. B. während der Schwangerschaft) kann eine Insulinresistenz nach sich ziehen. Dadurch steigt der Blutzuckerspiegel an, wodurch sich *Candida albicans* weiter vermehren kann.

Allergene Lebensmittel:

- Kuhmilch (die Proteine Casein, Alpha-Lactoalbumin und Beta-Lactoglobulin)
- Eier
- Weizen

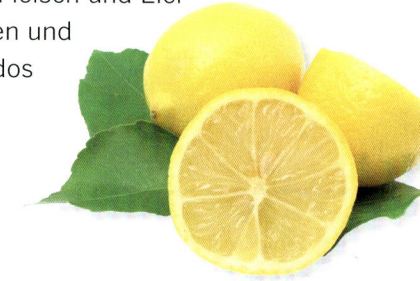

Lebensmittel, die die Ausbreitung von *Candida albicans* begünstigen:

- Einfachzucker: Haushaltszucker, Honig, Sirup, Marzipan, Schokolade, Speiseeis, Backwaren und süßes Gebäck usw.
- Obst und Fruchtsäfte
- Karotten und Rote Beete
- Trockenfrüchte
- Kartoffeln, Kürbis und Süßkartoffeln
- Champignons
- Fermentierte Lebensmittel, die Hefen enthalten: Essig, Brot, Käse, Sojasoße, sauer Eingelegtes, Salatsoßen, Miso und Tempeh
- Milchprodukte
- Konserven: Wurstwaren, Pasteten, Würstchen usw.
- Tee, Kaffee, entkoffeinierter Kaffee und alkoholische Getränke
- Fette: behindern das Immunsystem

Lebensmittel, die die Ausbreitung von *Candida albicans* behindern

- Trinken Sie viel Wasser, um den Organismus bei der Entgiftung zu unterstützen.

- Ballaststoffe: als Nahrung für die Mikroorganismen, die die Darmwand besiedeln.
- Gemüse: Artischocken, Lauch, Endivie, Kohl und Brokkoli
- Quinoa, Buchweizen, Amaranth, Roggen, Vollkornreis, Hafer und Gerste
- Sojaprodukte: Sojamilch, Tofu
- Milde Gewürze: Ingwer, Zimt, Thymian und Rosmarin
- Gemüsebrühe: mit Knoblauch, Zwiebeln und Lauch
- Algen: Hiziki, Arame, Kombu, Wakame usw.
- Keimlinge von Hülsenfrüchten und Getreide
- Olivenöl
- Leinöl
- Samenfrüchte und Nüsse
- Fisch, Fleisch und Eier
- Zitronen und Avocados

- Ein Mangel an essenziellen Nährstoffen bringt unseren Organismus in Ungleichgewicht.
- Ein schwaches Immunsystem kann dem Wachstum und der Ausbreitung von *Candida albicans* keinen Einhalt gebieten. Die Einnahme von Antibiotika schwächt das Immunsystem.
- Eine vermindert leistungsfähige Leber kann den Organismus nur unzureichend entgiften.

Behandlungsmöglichkeiten von Kandidose

Eine Ernährungsumstellung allein reicht nicht, kann aber eine medizinische Behandlung positiv unterstützen. Deshalb empfiehlt sich eine strenge Diät.

Zöliakie

Dabei handelt es sich um eine Glutenunverträglichkeit, die auch als „nichttropische Sprue", „gluteninduzierte Enteropathie" oder „Heubner-Herter-Krankheit" bekannt ist. Nach der Ernährungswissenschaftlerin Vicky García Framis besteht sie in einer Unverträglichkeit des Proteins Gluten (Gliadin, Secalinin, Hordenin und möglicherweise auch Avenin), ausgelöst durch einen vererbten Autoimmunmechanismus. In der Folge kann sich dadurch die Darmschleimhaut zersetzen, wodurch die Durchlässigkeit der Darmwand stark ansteigt. Lebenswichtige Stoffe, die für eine reibungslose Funktion des Organismus unabdingbar sind, können dann nicht mehr aufgenommen werden. Es kommt zu einer Entzündung des Dünndarms und der Rückbildung der Mikrovilli, die eine korrekte Aufnahme der Nahrung gewährleisten.

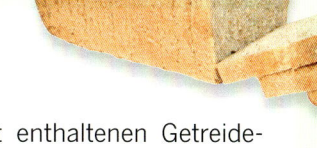

Was ist Gluten?

Die Proteine der Gruppen „Prolamine" und „Glutenine" werden unter der Bezeichnung „Gluten" zusammengefasst. Im Getreide sind verschiedene Prolamine zu finden.

- Getreidesorte: Weizen
  Prolaminart: Gliadin

- Getreidesorte: Roggen
  Prolaminart: Secalin

- Getreidesorte: Gerste
  Prolaminart: Hordenin

- Getreidesorte: Hafer
  Prolaminart: Avenin

Zöliakie-Kranke sollten folgende Prolamine meiden: Gliadin (Weizen), Secalin (Roggen), Hordenin (Gerste), und Avenin (Hafer). Auf die Bezeichnung „glutenfrei" sollte man sich nicht verlassen. In manchen Ländern werden Lebensmittel mittlerweile in der Form gekennzeichnet, indem alle nicht enthaltenen Getreidesorten aufgelistet werden.

Glutenhaltige Getreidesorten:

- Weizen
- Roggen
- Gerste
- Hafer
- Triticale (eine Kreuzung aus Weizen und Roggen)
- Dinkel
- Kamuth

Glutenfreie Getreidesorten:

- Reis
- Mais
- Buchweizen
- Hirse
- Quinoa
- Teff (Zwerghirse)
- Amaranth

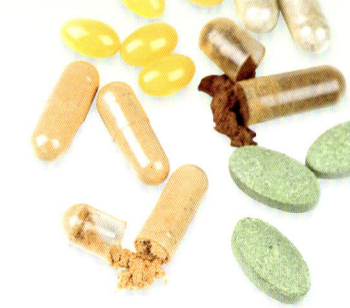

Behandlung mit Nahrungs-
ergänzungsmitteln

Zur Regeneration der Darmwand:

- Essenzielle Aminosäuren: regenerieren die Darmwand und beschädigtes Gewebe.
- Vitamin C: stärkt das Immunsystem, unterstützt die Wiederherstellung von beschädigtem Gewebe und die Entgiftung des Organismus.
- Vitamin A oder Betakarotin: regeneriert die Darmschleimhaut.

Zur Entgiftung und Steigerung des Immunsystems:

- Vitamine der B-Gruppe: unterstützen die Ausleitung von chemischen Giftstoffen.
- Zink: ein Mineralstoff, der die Aktivität des Immunsystems steigert und antioxidativ wirkt.

Zur Harmonisierung der Darmflora und Unterstützung der Verdauung:

- Gesundheitsfördernde Bakterien: Eine gesunde Darmflora ermöglicht eine gute Nährstoffaufnahme. Darüber hinaus beugt sie krankhaften Veränderungen im Darm vor und unterstützt seine Entgiftung. Außerdem sind die Bakterien der Darmflora an der Produktion der Vitamine B und K beteiligt.
- Ballaststoffe: lösliche Ballaststoffe wie z.B. Guaran, Pektin und Flohsamen. Sie sorgen für ein schnelleres Passieren des Speisebreis durch den Darm, erhöhen das Volumen des Darminhalts und erhalten den Darm gesund.

Zur Unterstützung der Enzyme und Förderung der Verdauung:

- Proteolytische Enzyme: unterstützen die Verdauungsarbeit der Proteine und optimieren so die Nährstoffaufnahme.

Antimikrobielle, bakterizide und fungizide Heilpflanzen:

- Tabebuia (aus der Familie der Trompetenbaumgewächse): Der in dieser Pflanze enthaltene Wirkstoff Lapachol ist gegen *Candida albicans* wirksam.
- Zimt *(Cinnamonum zeylanicum)*: hat eine desinfizierende und fungizide Wirkung.
- Thymian *(Thymus vulgaris)*: Die darin enthaltenen ätherischen Öle besitzen antimikrobielle Wirkung.
- Knoblauch *(Allium sativum)*: Seine fungizide Wirkung geht auf die darin enthaltenen Schwefelverbindungen zurück.
- Kamille *(Matricaria chamomilla L.)*: hat eine desinfizierende, antimikrobielle und fungizide Wirkung.
- Berberitze *(Berberis vulgaris)*: behindert das Wachstum von Pilzen und normalisiert die Darmbakterien. Darüber hinaus stimuliert sie den ganzen Organismus.

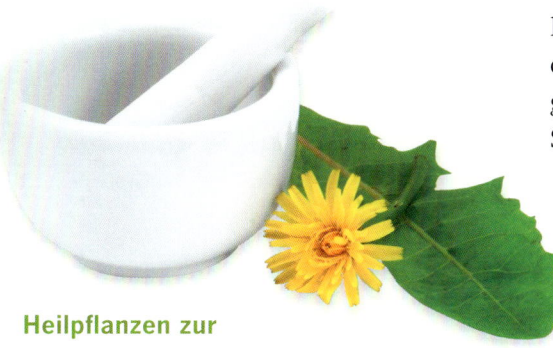

Heilpflanzen zur Entgiftung der Leber:

- Mariendistel *(Sylibum marianum)*: enthält Silymarin, ein Flavonoid, das die Leber schützt, regeneriert und ihre Proteinproduktion anregt.
- Boldo *(Peumus boldus)* und Desmodium.
- Löwenzahn *(Leontodon taraxacum)*: regt die Verdauungsorgane und die Entgiftung durch die Leber und die Galle an.

Heilpflanzen zur Unterstützung der Verdauung:

- Ingwer *(Zingiber officinale)*: unterstützt die Verdauung und ist sehr hilfreich bei Blähungen, Völlegefühl, Darm- und Magenkrämpfen. Ingwer verschafft auch bei Reizdarm-Beschwerden Linderung.

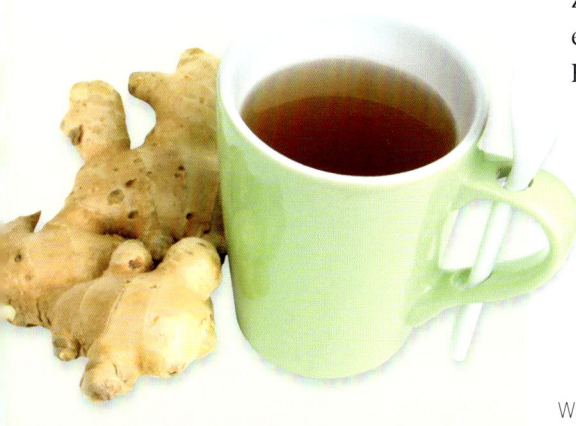

Wer an Zöliakie leidet, muss sich lebenslang glutenfrei ernähren. Dadurch wird der Darm den Umständen entsprechend gesund erhalten und das Auftreten der Symptome wird weitgehend verhindert.

Zöliakie-Symptome

Je nach Alter der betreffenden Person können unterschiedliche Symptome auftreten. Bei kleinen Kindern können z. B. Wachstumsverzögerungen und Verdauungsprobleme auftreten. Wenn die Krankheit erst später auftritt, kommt es zu Problemen, die auf den ersten Blick nicht mit der Verdauung in Zusammenhang stehen, wie z. B. Dermatitis oder Anämie (da die Aufnahme von Eisen erschwert ist). Oftmals besteht diese Krankheit latent und ohne erkennbare Symptome bei einer völlig normalen Darmschleimhaut, obwohl glutenhaltige Lebensmittel verzehrt werden. Manchmal leiden diese Menschen an unbegründeter Erschöpfung und Mattigkeit.

Die typischen Anzeichen für Zöliakie sind: chronischer Durchfall und schlechte Nährstoffaufnahme, Nährstoffmangelerscheinungen, Gewichtsverlust und Anämie (durch eine gestörte Aufnahme von Eisen). Oftmals treten Unterleibsschmerzen, Blähungen und allgemeine Erschöpfung auf. Bei der Diagnose von Zöliakie ist über die Symptome hinaus eine Blutanalyse notwendig, bei der das Blut auf die Marker HLA-DQ2/DQ8 untersucht wird, sowie eine Biopsie (Gewebeentnahme). Die erkrankte Person muss daraufhin eine glutenhaltige Diät einhalten, wobei die Blutmarker durch Blutanalysen weiterhin überprüft werden. Der Verdacht auf Zöliakie wird durch eine Biopsie mittels

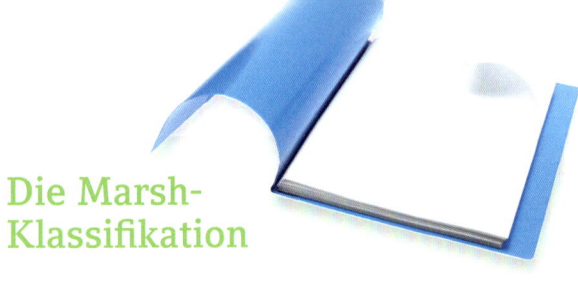

Die Marsh-Klassifikation

Mit der Marsh-Klassifikation werden Kriterien festgelegt, nach denen eine histologische Veränderung des Darms ausgewertet werden kann.

- MARSH 0: normales Darmepithel
- MARSH I: Beschädigung, die eine Infiltration zulässt; intraepitheliale Lymphozythen
- MARSH II: hyperplastische Beschädigung
- MARSH III: Gewebsschwund

Endoskopie oder durch den Einsatz einer Crosby-Watson-Sonde im Zwölffingerdarm und im Leerdarm histologisch untersucht und gegebenenfalls bestätigt. Die spezifischen Antikörper bei Zöliakie gehören zur Klasse der Immunoglobuline A (IgA). Bei den entscheidenden Blutmarkern handelt es sich um Antitransglutaminase der Klasse IgA. Sollten die IgAs in unzureichender Menge vorliegen, werden die IgGs (Immunogobulin G) bestimmt. Die Ermittlung der Gesamtheit an IgAs dient der Feststellung eines IgA-Mangels. In diesem Fall werden sodann die IgGs ausgezählt.

Ursachen von Zöliakie

Verschiedene Faktoren begünstigen den Ausbruch dieser Krankheit. Einer davon ist eine erhöhte Durchlässigkeit der Darmwand, wodurch Makromoleküle in den Körper gelangen, die allergische Reaktionen auslösen. Hinzu kommt ein Anstieg der Neurotransmitter Histamin, Serotonin oder des Gewebshormons Prostaglandin.

Zwar ist Zöliakie keine Erbkrankheit, allerdings ist eine genetische Veranlagung für ihren Ausbruch entscheidend. Es besteht eine enge Verbindung mit den Genen der Gruppe HLA (*Human Leucocyte Antigen*, humane leucozytenartige Antigene; eine Gruppe von Genen, die eine wichtige Rolle für die Funktion des Immunsystems spielen), genau gesagt mit den Molekülen HLA-DQ2 und HLA-DQ8. Rund 90 % der Zöliakie-Kranken wurden positiv auf DQ2 getestet.

Ursachen für die Beschädigung der Darmwand

Eine unvollständige Verdauung von Prolaminen führt zur Bildung von allergieauslösenden Peptiden. Die Peptide passieren die Epithelschicht der Darmwand dank ihrer Durchlässigkeit. Dabei verändert das Enzym Transglutaminase die Struktur der Peptide, damit sie vom Immunsystem erkannt werden. Das Darmepithel entzündet sich und es kommt zu einer Immunreaktion, bei der Antikörper gebildet werden. Durch die Lymphozythen in den Zellen nimmt die Durchlässigkeit der Darmwand während dieser Immunreaktion zu und das Darmepithel verändert weiter seine Struktur.

Für eine bessere Kennzeichnung von glutenhaltigen Lebensmitteln

Mittlerweile gibt es eine internationale Arbeitsgemeinschaft (WGPAT, *Working Group on Prolamin Analisis and Toxicity*; Arbeitsgemeinschaft zur Analyse und Toxizität von Prolaminen), die sich zum Ziel gesetzt hat, neue und genauere Analysemethoden zur Bestimmung von prolaminhaltigen Lebensmitteln zu erarbeiten.

Ungeeignete Lebensmittel bei Zöliakie

- Lebensmittel, die Gluten enthalten: Weizen, Hafer, Gerste, Roggen, Triticale (eine Kreuzung aus Weizen und Roggen), Dinkel und Kamuth, wie auch deren Derivate.
- Industriell verarbeitete Produkte bergen ein gewisses Risiko, da Glutenfreiheit hierbei nicht mit Sicherheit garantiert werden kann.
- Bei abgepackten Produkten muss darin enthaltenes Gluten mittlerweile deutlich sichtbar in der Liste der Zutaten gekennzeichnet sein.
- Alle nicht konfektionierten, handwerklichen Produkte, glutenfreie Diätprodukte mit Weizenstärke und alle nicht etikettierten Lebensmittel ohne genaue Angabe der Inhaltsstoffe.
- Vorsicht mit Speisen in Bars, Restaurants oder aus Großküchen in Schulen oder Betrieben.
- Kein Öl wiederverwenden, in dem bereits glutenhaltige Speisen zubereitet wurden.
- Vorsicht mit Reis- oder Maismehl aus Supermärkten oder vom Bäcker. Sie können Spuren von anderem Getreide enthalten und Kreuzreaktionen auslösen.
- Brötchen, Kuchen, Torten, Konditoreiwaren
- Plätzchen, Zwieback und andere Backwaren
- Nudeln und Hartweizengrieß
- Milch und malzhaltige Getränke, gebrannte oder fermentierte Getränke auf Getreidebasis
- Joghurt mit Fruchtstücken
- Pasteten
- Fischkonserven mit verschiedenen Soßen
- Bonbons und Kaubonbons

Natürliche Behandlungsmethoden von Zöliakie

Durch Ernährungsumstellung:
- Nährstoffe, die die Darmschleimhaut wiederherstellen: L-Glutamin
- Bei Darmentzündung: Omega-3-Fettsäuren
- Zur besseren Nährstoffversorgung: Folsäure, Cobalamin, Vitamin B_6, alle fettlöslichen Vitamine, Kupfer, Selen und Zink
- Eisen, nur im Fall eines bestätigten Mangels
- Pankreasenzyme
- Selen
- Zink
- Meerwasser

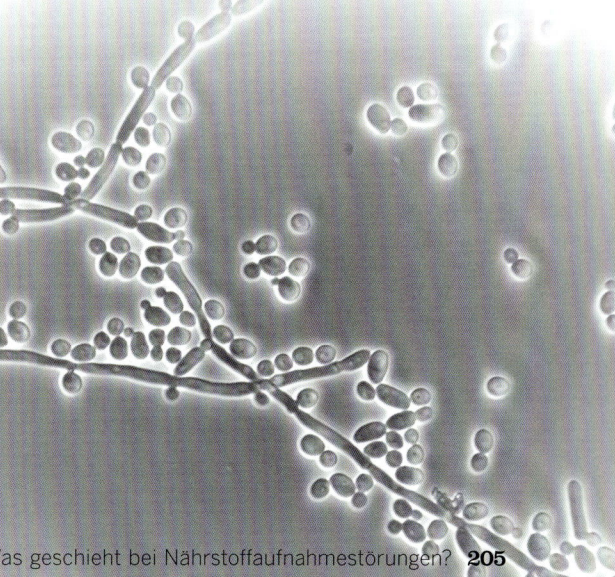

Was tun bei …

- **…Blähungen?** Essen Sie weniger Zucker, nehmen Sie insbesondere zwischen den Mahlzeiten viel Flüssigkeit auf, achten Sie auf die Zusammenstellung der Nahrungsmittel, essen Sie in einer entspannten Atmosphäre, trinken Sie vor reichhaltigen Mahlzeiten Aloe-Vera-Saft und flüssiges Chlorophyll, nehmen Sie ein Nahrungsergänzungsmittel mit Verdauungsenzymen ein, verwenden Sie Kräuter in der Küche (Kumin, Fenchel, Dill, Minze), essen Sie langsam, nehmen Sie nur kleine Bissen in den Mund und zerkauen Sie die Nahrung sorgfältig, nehmen Sie Verdauungsenzyme und ein Nahrungsergänzungsmittel mit Acidophilus ein, um Ihre Darmflora wiederherzustellen.

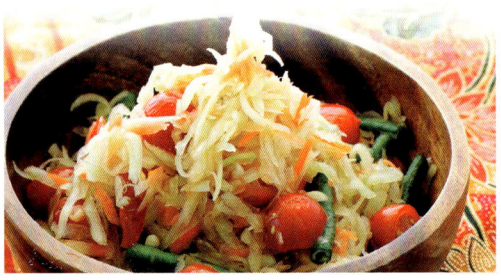

- **… Verstopfung?** Essen Sie weniger Milchprodukte, weniger gesättigte Fette, weniger Zucker und trinken Sie weniger Tee und Kaffee. Essen Sie mehr frisches Obst, Keimlinge und Gemüse. Nehmen Sie viel Flüssigkeit zu sich und sorgen Sie für viel Bewegung. Ebenso können Sie Aloe-Vera-Saft trinken, ein Nahrungsergänzungsmittel mit gesundheitsfördernden Bakterien, Algen, Meerwasser, Vitamin C und Bioflavonoiden einnehmen.

Achten Sie auf die Gesundheit Ihres Darms

- **Wenn Sie einen empfindlichen Magen haben:** erkennbar am Zustand der Zungenfurche. **Empfohlene Nahrungsergänzungsmittel:** Verdauungsenzyme. **Ernährungstipp**: Achten Sie auf die Zusammenstellung Ihrer Kost und verwenden Sie vorzugsweise Getreidesorten wie Hirse, Vollkornreis, Wurzelgemüse (Rüben, Karotten oder Pastinaken), rundes Gemüse (Kürbis) und Kräuter wie Minze oder Fenchel. **Weitere Empfehlung:** bewusstes Kauen der Nahrung.

- **Schmerzhafte Blähungen im Magen:** erkennbar an Schmerzen bei Druck auf den Magen. **Empfohlene Nahrungsergänzungsmittel:** Verdauungsenzyme, salzsäurehaltige Nahrungsergänzungsmittel. **Ernährungstipp:** Vermindern Sie den Verzehr von Nahrungsmitteln, die bei Ihnen Blähungen auslösen – Kraut, Kohl, Zwiebeln… **Weitere Empfehlung:** bewusstes Kauen der Nahrung.

- **Unzureichende Verdauung im Magen:** erkennbar an übelriechendem Stuhlgang von beiger Farbe und Magenblähungen nach dem Essen. **Empfohlene Nahrungsergänzungsmittel:** Verdauungsenzyme, Aloe-Vera-Saft, flüssiges Chlorophyll und essenzielle Fettsäuren. **Ernährungstipp:** Selleriesaft, Kürbiskerne, grünes Blattgemüse, Gemüsesuppen mit Algen. **Weitere Empfehlung:** bewusstes Kauen der Nahrung.

- **Unruhige Verdauung im Magen:** erkennbar am Zustand der Zungenfurche.

Empfohlenes Nahrungsergänzungsmittel: Verdauungsenzyme. **Ernährungstipp:** Achten Sie auf die Zusammenstellung Ihrer Kost und verzehren Sie bevorzugt Getreide wie Hirse sowie Vollkornreis, Wurzelgemüse (Rüben, Karotten oder Pastinaken), rundes Gemüse wie Kürbis und Kräuter wie Minze und Fenchel. **Weitere Empfehlung:** bewusstes Kauen der Nahrung.

- **Der Magen hat nicht ausreichend Verdauungssäfte:** erkennbar an einem brennenden Gefühl auf der Zunge. **Empfohlenes Nahrungsergänzungsmittel: Salzsäurehaltige** Nahrungsergänzungsmittel. **Empfohlene Heilkräuter:** Teeaufgüsse aus Löwenzahn.

- **Schwache Milz**: erkennbar an einem aufgeblähten, schmerzenden Bauch, Durchfall und geriffelten Zungenkanten. **Empfohlenes Nahrungsergänzungsmittel:** mit gesundheitsfördernden Bakterien. **Ernährungstipp:** Azukibohnen, Mungbohnen, Alfalfa-Keimlinge; Getreide wie Hirse, Gerste und Hafer; Wurzelgemüse (Pastinaken, Karotten), Süßkartoffeln, Rote Beete; chlorophyllreiche Gemüse (Blattgemüse, Keimlinge, Algen, Kohl, Mangold, Ingwer, Fenchel)

- **Schlechter Zustand der Bakterienflora:** erkennbar an einer aufgedunsenen Zunge mit weißem oder gelblichem Belag. **Empfohlenes Nahrungsergänzungsmittel:** mit gesundheitsfördernden Milchsäurebakterien. **Ernährungstipp:** Algen, Keimlinge, eingelegtes und fermentiertes Gemüse, Getreide wie Gerste. **Weitere Empfehlung:** Entspannungsübungen.

- **Unzureichende Vitaminaufnahme im Darm:** erkennbar an einer zerfurchten Zunge. **Empfohlene Nahrungsergän-** zungsmittel: Verdauungsenzyme, Vitamine der B-Gruppe und Aloe-Vera-Saft.

- **Verstärkte Besiedlung des Darms mit Hefepilzen:** erkennbar an vermehrter Schuppenbildung auf der Kopfhaut, einer schlechten Verdauung und einem schwachen Immunsystem. **Empfohlenes Nahrungsergänzungsmittel:** mit gesundheitsfördernden Bakterien, essenziellen Fettsäuren und Selen. **Weitere Empfehlung:** Essen Sie weniger Kohlenhydrate.

- **Bei geschwollener Zunge mit weißem Belag:** Essen Sie weniger Milchprodukte, dafür aber mehr Algen, Alfalfa, Gerste und nehmen Sie Chlorella-Algen ein. Auch ein Nahrungsergänzungsmittel mit gesundheitsfördernden Bakterien ist zu empfehlen.

- **Bei geröteter und schuppiger Haut:** **Empfohlene Nahrungsergänzungsmittel:** Zink, Vitamin B6, essenzielle Fettsäuren, Antioxidantien wie Vitamin C und E. **Ernährungstipp:** Ernähren Sie sich vorzugsweise von Vollkorngetreide, Hafer, Hirse, Quinoa, Gerste und Samenfrüchten (Kürbiskerne, Sonnenblumenkerne), Bierhefe und Meeresalgen.

- **Bei brüchigen Nägeln mit weißen Flecken:** **Empfohlene Nahrungsergänzungsmittel:** Zink und essenzielle Fettsäuren. **Ernährungstipps:** Vollkorngetreide (Quinoa, Hirse), Samenfrüchte (Kürbiskerne, Sonnenblumenkerne), Algen.

- **Bei rissigen und rauen Lippen:** **Empfohlene Nahrungsergänzungsmittel:** mit Vitaminen der B-Gruppe. **Ernährungstipp:** grünes Blattgemüse, Algen, Sonnenblumenkerne, Kürbiskerne, Nüsse und Weizenkeimlinge.

Für Max und Nil.

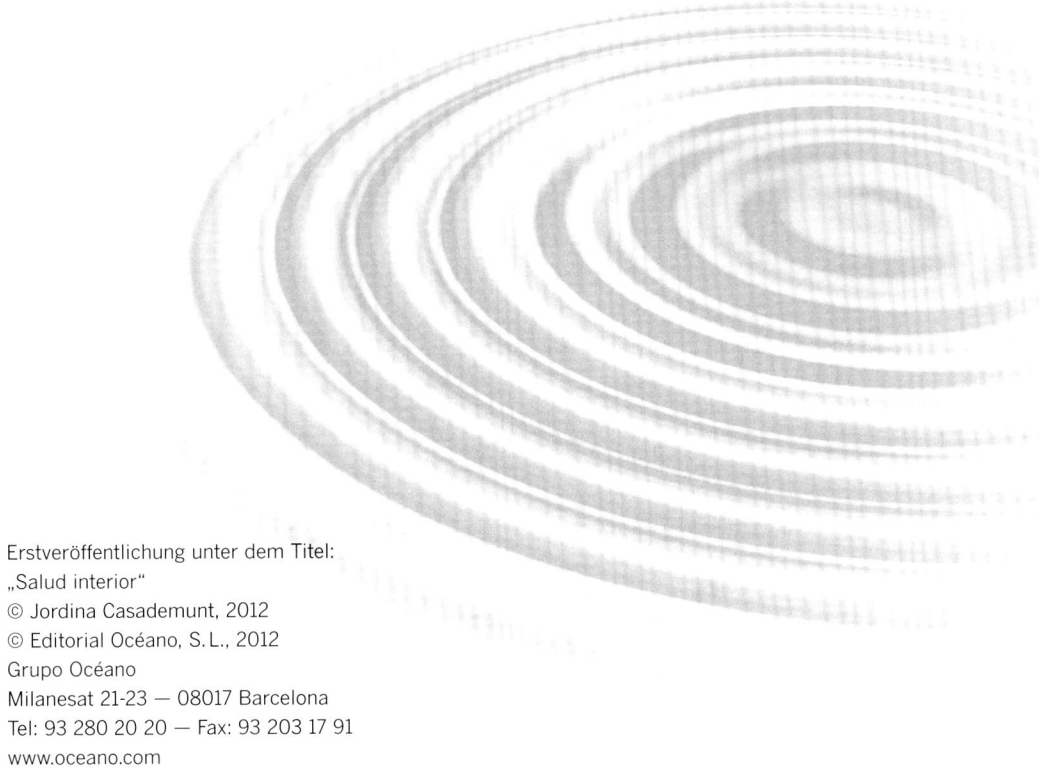

Erstveröffentlichung unter dem Titel:
„Salud interior"
© Jordina Casademunt, 2012
© Editorial Océano, S.L., 2012
Grupo Océano
Milanesat 21-23 — 08017 Barcelona
Tel: 93 280 20 20 — Fax: 93 203 17 91
www.oceano.com

Genehmigte Lizenzausgabe
tosa GmbH
Industriestraße 19
64407 Fränkisch-Crumbach 2015
www.tosa-verlag.de

ISBN 978-3-86313-501-0

Lektorat: Brigitte Neumann
Satz und Umschlaggestaltung: design cat GmbH

Bildnachweis:

Shutterstock: Aaron Amat 179/Aleshyn_Andrei 9/ Andrii Gorulko 97/aslysun 15/ bogdanhoda 145/Casther 119/Maks Narodenko 102/Marish Cover Back/mihalec 86/Nattika 83/progressman 184/Swapan Photography 141

Alle weiteren Bilder von Dreamstime.